NOUVEAUX CAHIERS DE L'INFIRMIÈRE

18

Neurologie

Soins infirmiers

CHEZ LE MÊME ÉDITEUR

NOUVEAUX CAHIERS DE L'INFIRMIÈRE

sous la direction de

L. PERLEMUTER
Professeur émérite

J. QUEVAUVILLIERS
Professeur émérite

G. PERLEMUTER
Praticien hospitalier universitaire

B. AMAR
Cadre infirmier-formateur

L. AUBERT
Directeur d'école paramédicale

L. PITARD
Infirmière diplomée d'État

18

avec à l'intérieur un « cahier d'entraînement »

Neurologie

Soins infirmiers

Marc VERNY
Neurologue-gériatre, professeur des universités, praticien hospitalier, hôpital de la Salpêtrière, Paris

Bertrand MERCIER
Neurologue, ancien chef de clinique-assistant, hôpital de la Salpêtrière, Paris

Marc SANSON
Neurologue, maître de conférences des universités, praticien hospitalier, hôpital de la Salpêtrière, Paris

Nathalie DOBIGNY-ROMAN
Neurologue-gériatre, ancien chef de clinique-assistant, hôpital d'Orléans

Avec la collaboration de :

Ahmed IDBAIH, *neurologue, service de neurologie Mazarin, hôpital de la Salpêtrière*

Anne BLANCHER et Stéphanie CARTALAT-CAREL, *neurologues, anciennes internes des hôpitaux de Paris*

Séverine GAILLARD et Sandrine LE GOANVIC, *IDE, Fédération de neurologie Mazarin, hôpital de la Salpêtrière*

ainsi que l'équipe infirmière du service de neurologie de l'hôpital de la Salpêtrière et les monitrices de l'IFSI de la Croix-Rouge

4e édition

MASSON

978-2-294-01928-9

ELSEVIER MASSON S.A.S. 62 rue Camille-Desmoulins, 92442 Issy-les-Moulineaux Cedex

Avant-propos de la collection

Le programme de formation en soins infirmiers articule les activités de soins avec la pathologie médicale et chirurgicale. L'ensemble de l'enseignement des Instituts de formation en soins infirmiers (IFSI) est donc harmonisé avec celui des autres pays de la Communauté européenne.

L'objectif de la collection des *Nouveaux Cahiers de l'Infirmière* est de répondre aux critères de formation et d'exercice de la profession d'infirmier. Nous avons donc respecté le découpage et le contenu des enseignements en modules, considérant ainsi la grande liberté pédagogique des IFSI.

Comment cette collection des Nouveaux Cahiers de l'Infirmière *a-t-elle été réalisée ?*

Elle a été confiée à des équipes d'enseignants, médecins, cadres infirmiers, connus pour leur compétence pédagogique et pour la qualité de leur travail en commun. Le but est de répondre aux besoins réels des IFSI. Les directeurs de cette collection se sont montrés particulièrement vigilants à cet égard.

Que contiennent ces Nouveaux Cahiers de l'Infirmière *?*

On trouvera dans chaque fascicule l'exposé concernant *les connaissances* — le savoir — mais aussi, dans les modules de soins, des fiches concernant le savoir-faire (*protocoles de soins*, *protocoles d'examen*) et le savoir-être (*démarches infirmières*). Les cas concrets permettent au lecteur de se situer par rapport à des situations réelles.

L'utilisation quotidienne des médicaments par les infirmières et leur responsabilité de plus en plus grande dans la surveillance des traitements nous ont incités à inclure, pour chaque pathologie, des rubriques de *pharmacologie pratique* où sont indiqués non seulement les noms commerciaux des médicaments mais aussi leurs principales propriétés, contre-indications, effets indésirables et la surveillance.

La démarche infirmière fait l'objet d'un développement entièrement nouveau au début des cahiers de pathologies. Sont ainsi développés : l'accueil du patient, les soins infirmiers spécifiques, le plan de soins infirmiers, les diagnostics prévalents, les transmissions, la sécurité sanitaire, les modalités de sortie du patient. La démarche de soins est illustrée par des cas cliniques.

La forme des Nouveaux Cahiers de l'Infirmière *est entièrement nouvelle*

Nous avons voulu que la lecture en soit agréable, et surtout que la mémorisation soit largement facilitée. L'impression en couleurs et en deux colonnes, la clarté de la mise en page et la disposition des schémas et des illustrations ont fait l'objet de tous les efforts du comité de rédaction et des éditeurs.

Nous désirons que cette collection soit *votre* collection. Nous serons donc attentifs aux remarques et aux suggestions que vous voudrez bien nous faire. Auteurs, directeurs et éditeurs de la collection des *Nouveaux Cahiers de l'Infirmière* ont travaillé avec enthousiasme pour que les lecteurs et lectrices disposent d'ouvrages qui leur permettent de réussir dans les meilleures conditions leur diplôme d'État. Il en vaut la peine !

Léon PERLEMUTER, Jacques QUEVAUVILLIERS, Gabriel PERLEMUTER,
Béatrice AMAR, Lucien AUBERT, Laurence PITARD

Mode d'emploi de la nomenclature anatomique

La nouvelle nomenclature anatomique française est de plus en plus utilisée dans les facultés. Il nous a donc semblé nécessaire de l'intégrer de manière progressive dans cet ouvrage.

- Chaque figure propose un double légendage : les légendes en ancienne nomenclature avec en-dessous de celles-ci, en italique et entre parenthèses, la nouvelle nomenclature, comme sur la figure ci-dessous.
- Au niveau du texte, nous avons décidé de laisser l'ancienne nomenclature, celle-ci étant jusqu'à maintenant la plus connue et de ne pas adopter le système de double nomenclature pour favoriser la lecture du texte.

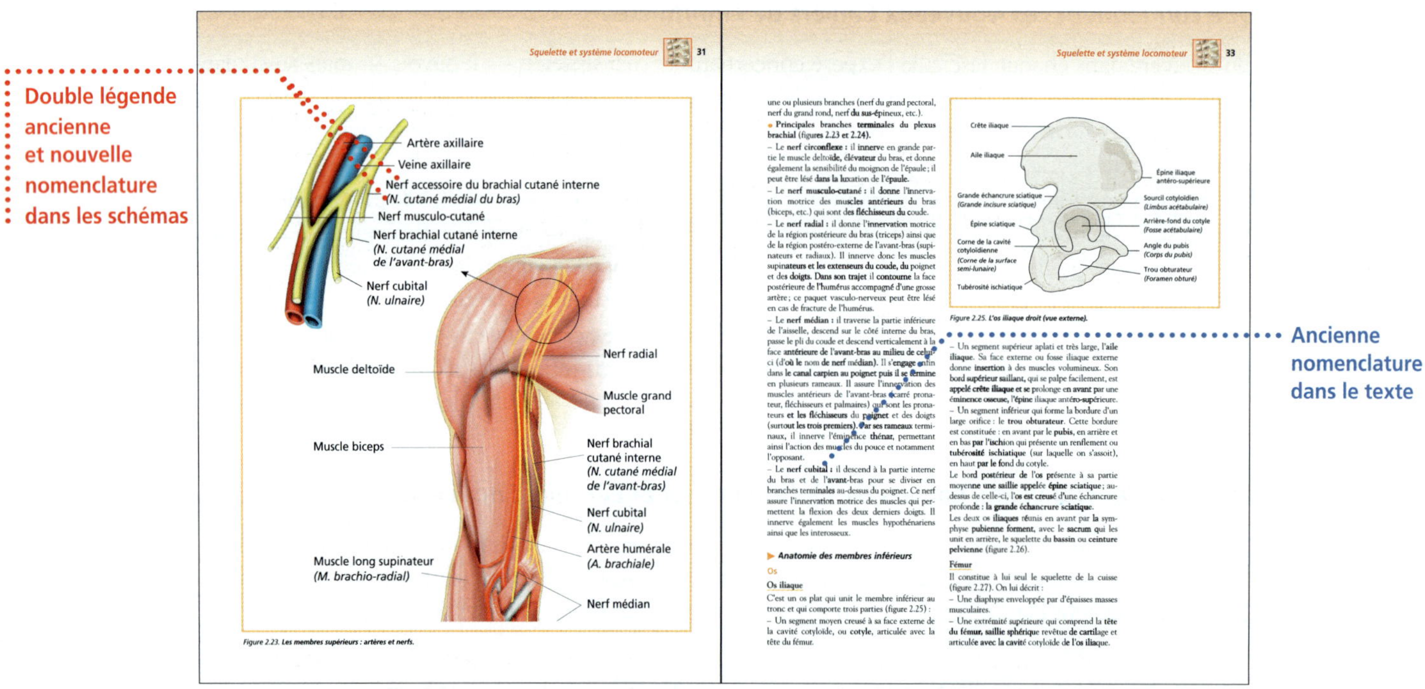

Avant-propos

Cet ouvrage d'enseignement de la neurologie est destiné aux élèves infirmier(e)s et vise à leur présenter de manière claire et aussi complète que possible une spécialité médicale souvent perçue comme complexe.

Il est vrai que l'anatomie du système nerveux est compliquée, de même que sa physiologie qui reste encore mal comprise à bien des égards. Les maladies qui atteignent le système nerveux sont, pour certaines, encore mal explicitées sur le plan étiopathogénique, voire nosologique; ainsi les progrès actuels des sciences fondamentales et des techniques d'exploration ne cessent de bousculer les anciennes classifications basées essentiellement sur les descriptions cliniques.

Notre objectif est de donner à l'étudiant(e) en soins infirmiers des notions de pathologie précises qui lui permettent d'appréhender le patient neurologique sans être désarmé par les plaintes et les questions de celui-ci, de lui donner un enseignement pratique qui le guide dans sa démarche de soins et de diagnostic.

Pour cela, nous commencerons, comme désormais dans tous les cahiers de la collection, par un chapitre essentiellement pratique sur la démarche infirmière face au patient neurologique, puis suivra un rappel des notions d'anatomie et de physiologie du système nerveux indispensables à la compréhension de la pathologie neurologique.

Nous présenterons ensuite dans un volet sémiologique les principaux symptômes rencontrés en neurologie.

Puis seront décrites les grandes pathologies du système nerveux central et périphérique, ainsi que le rôle infirmier qui s'y rapporte.

Enfin, nous aborderons les examens complémentaires utiles au médecin, dont le patient peut vouloir s'enquérir des modalités pratiques.

Remerciements

Nous remercions tout particulièrement Anne Blancher et Stéphanie Cartalat, neurologues, AIHP, Séverine Gaillard et Sandrine Le Goanvic, IDE, pour leur précieuse collaboration à cet ouvrage.

Table des matières

Sommaire des fiches

CAS CLINIQUE

DÉMARCHE INFIRMIÈRE

DIAGNOSTIC

PROTOCOLE DE SOINS

PHARMACOLOGIE

Liste des abréviations

ACA	Artère cérébrale antérieure
ACI	Artère carotide interne
ACM	Artère cérébrale moyenne ou sylvienne
ACP	Artère cérébrale postérieure
AIT	Accident ischémique transitoire
AVC	Accident vasculaire cérébral
BNM	Biopsie neuro-musculaire
CV	Champ visuel
DSC	Débit sanguin cérébral
ECG	Electrocardiogramme
EMG	Electromyogramme
EOG	Electro-oculogramme
ETO	Echographie cardiaque transoesophagienne
ETT	Echographie cardiaque transthoracique
HAD	Hospitalisation à domicile
HC	Hématome cérébral
HED	Hématome extradural
HIC	Hypertension intracrânienne
HLH	Hémianopsie latérale homonyme
HM	Hémorragie méningée
HSD	Hématome sous-dural
IRM	Imagerie par résonance magnétique
MAV	Malformation artério-veineuse
MC	Métastase cérébrale
NORB	Névrite optique rétrobulbaire
PC	Perte de connaissance
PL	Ponction lombaire
PUM	Potentiel d'unité motrice
ROT	Réflexe ostéo-tendineux
RPM	Résidu post-mictionnel
SEP	Sclérose en plaques
SIIPS	Soins infirmiers individualisés à la personne soignée
SN	Système nerveux
SNA	Système nerveux végétatif ou autonome
SNC	Système nerveux central
SNG	Sonde naso-gastrique
SNP	Système nerveux périphérique
SNP	Système nerveux parasympathique
SN	Système nerveux orthosympathique
SPECT	*Single Photon Emission Computed Tomography*
TB	Tronc basilaire
TC	Traumatisme crânien
TCP	Tumeur cérébrale primitive
TEMP	Tomographie par émission monophotonique
TEP	Tomographie par émission de positons
UM	Unité motrice
VNC	Vitesse de conduction nerveuse

La démarche infirmière face aux personnes atteintes d'affections du système nerveux

1

Accueil et prise en charge du patient et de sa famille

Comment entre-t-on en service de neurologie ?

Devant un symptôme persistant tel que céphalée, perte de sensibilité, atteinte de la mobilité physique, perte de la mémoire… il existe plusieurs cas :

- **Consultation du médecin traitant** qui, après un examen général et/ou des examens complémentaires, oriente la personne vers un neurologue.
- **La personne consulte directement un neurologue** qui, à partir d'un examen neurologique approfondi et d'examens complémentaires (scanner, IRM…), va déterminer ou orienter un diagnostic et mettre en place un traitement. Ce même neurologue assurera le suivi du patient tout au long de sa maladie.
- **Installation d'emblée d'un symptôme grave, voire menaçant le pronostic vital :** la personne est adressée au service des urgences pour être réorientée ensuite vers un service de neurologie ou de neurochirurgie.

L'hospitalisation

- **Un diagnostic a pu être établi suite aux examens réalisés en ville :** le médecin détermine avec le patient une hospitalisation de jour (retour au domicile le soir), de semaine (inférieure à 5 jours en semaine) ou traditionnelle, afin de débuter le traitement.
- **Le neurologue n'a pas établi le diagnostic ou il est incertain :** il organise alors avec les secrétaires et les infirmier(e)s du service une hospitalisation pour effectuer les examens complémentaires nécessaires.

Accueil dans le service

Une hospitalisation est toujours source d'anxiété, de peur. Le rôle de l'équipe médicale est capital à ce moment précis.

Accueil et rôle infirmier en 4 points

1. Il faut assurer un accueil chaleureux et rassurant tout d'abord, en présentant le service et les différentes personnes du service présentes. Il est important que ce moment se déroule dans la sérénité afin de ne pas provoquer de stress supplémentaire.
2. Établir l'admission administrative, entrer le patient dans le système informatique de l'hôpital, sortir son dossier.
3. Organiser le dossier infirmier et faire le recueil de données, éventuellement en collaboration avec la famille. Cette étape permet de déterminer les degrés d'autonomie du patient, ses besoins ainsi que les diagnostics infirmiers. Si des problèmes sociaux se posent, c'est dès ce moment qu'il faut contacter l'assistante sociale.
4. Enfin, fournir au patient et à sa famille les informations relatives au séjour : téléphone, télévision, fonctionnement de la sonnette, horaires des visites…, et l'inviter à solliciter l'équipe en cas de besoin.

En neurologie, les patients peuvent présenter un handicap moteur et/ou des troubles de la conscience dont il faut évaluer le degré et en informer l'équipe afin de mettre en place rapidement les actions appropriées.

Soins infirmiers spécifiques

Soins techniques

Protocoles d'examens

Les examens, en neurologie, sont très nombreux. Ils permettent d'affirmer ou d'infirmer un diagnostic, de suivre l'évolution de la maladie.

Le rôle de l'infirmier(e) est d'informer le patient de l'examen, de lui expliquer l'intérêt et le déroulement de celui-ci. L'infirmier(e) utilisera, si besoin, les protocoles de préparation liés à l'examen.

Il est important d'être à l'écoute du malade ; en effet, tout examen est source d'angoisse.

Les examens, faits le plus souvent en neurologie, sont :

- **un examen clinique :** il est pratiqué par le médecin et permet d'émettre des hypothèses diagnostiques et d'orienter les examens complémentaires ;
- **imagerie neuroradiologique :** radio du crâne, scanner, IRM (voir *Démarche infirmière*, page 147), écho doppler, doppler transcrânien, artériographie cérébrale, myélographie (voir *Démarche infirmière*, page 148), SPECT (*Single Photon Emission Computed Tomography*) ;
- **explorations électrophysiologiques :** EEG, EMG, polysomnographie, potentiels évoqués ;
- **ponction lombaire ;**
- **biopsie neuro-musculaire** (voir *Protocole de soins*, page 125) ;
- **prélèvements sanguins** : immunologie, biochimie, hématologie et microbiologique ;
- **d'autres examens** peuvent être nécessaires pour affiner le diagnostic.

Gestes techniques

- **Utilisation de produits cytotoxiques et usage de la chambre implantable** pour les patients ayant une tumeur cérébrale ;
- **alimentation entérale et parentérale** (pose de sonde naso-gastrique, soins et surveillance d'une sonde de gastrostomie) ;
- **aspiration bronchique.**

Les autres gestes techniques (prélèvements veineux et artériels ; injections sous-cutanées, intramusculaires, intraveineuses ; pose et surveillance de cathéter court ; pose et surveillance de sonde urinaire ; administration de traitements intraveineux…) sont les mêmes que dans les autres spécialités.

Protocoles de techniques de soins

En neurologie, il existe surtout des protocoles thérapeutiques qui incluent bien sûr une technique de soins :

- **bolus de corticoïdes** pour les patients ayant une sclérose en plaques ;
- **protocoles de chimiothérapie** pour les patients ayant une tumeur cérébrale ;
- **protocole d'immunoglobuline** pour les patients ayant une neuropathie périphérique ;
- **protocole d'administration d'antiépileptiques** en urgence.

Ces protocoles doivent être signés par un médecin référent pour être validés et utilisés.

Ces protocoles mentionnent :

– l'indication de ce type de traitement ;

– la voie et le mode d'administration ;

– les examens et la surveillance à faire avant et/ou pendant et/ou après le traitement.

Le protocole est un outil de travail pour l'infirmier(e).

ATTENTION ! Pour appliquer un protocole, il faut une prescription médicale complète.

À côté des protocoles thérapeutiques, on peut trouver :

– protocole d'isolement infectieux et protecteur ;

– protocole de prélèvements lors de suspicion de maladie de Creutzfeldt-Jacob ;

– protocole de gestes techniques (mentionnés auparavant) mais qui sont propres à chaque service (chacun a sa façon de faire !).

DÉMARCHE INFIRMIÈRE

PONCTION LOMBAIRE

Mme X., 34 ans, est hospitalisée ce jour pour une ponction lombaire. Elle présente un déficit au niveau des membres inférieurs depuis plusieurs semaines qui commence à altérer la marche. Elle a consulté un neurologue qui lui a proposé une hospitalisation afin d'effectuer quelques examens et de définir l'origine de ses troubles pour établir un diagnostic.

À son arrivée dans le service, l'infirmier(e) l'accueille, l'installe dans sa chambre, et réalise un recueil de données.

Mme X. semble très anxieuse à l'idée de subir une ponction lombaire, elle a peur d'avoir mal mais craint aussi le résultat.

RÔLE INFIRMIER

• **Information du patient** : concernant le déroulement de l'examen, l'heure prévue, l'intérêt.

• **Évaluer l'anxiété** : celle-ci concerne le plus souvent la douleur. Lui expliquer qu'il lui sera posé un patch anesthésiant au niveau du point de ponction une demi-heure avant. Lui faire verbaliser ses peurs et répondre à ses questions.

Si l'anxiété est très importante, le médecin peut prescrire une prémédication à visée anxiolytique.

• **Au moment de l'examen** : installer la patiente (assise avec un oreiller entre les bras, le dos rond ou allongée sur le côté en position fœtale ou en « chien de fusil »), préparer la désinfection en fonction du protocole utilisé; mise à disposition des aiguilles, tubes, pansements.

Surveiller les réactions de la patiente, lui parler, la rassurer; un malaise vagal peut survenir; évaluer la douleur.

• **À la fin de l'examen**, assurer l'étiquetage et l'acheminement des tubes dans les différents laboratoires.

• **Après l'examen** : l'objectif est de prévenir et de dépister un syndrome post-PL (céphalées, nausées, vomissements) apparaissant en position debout et disparaissant en position couchée.

Informer de la nécessité du repos strict au lit pendant 24 heures.

Mettre la sonnette à disposition.

Recommander de boire régulièrement.

En cas de céphalées, administrer sur prescription médicale des antalgiques, en évaluer l'efficacité.

Lorsqu'un syndrome post-PL s'installe et ne cède pas, un *Blood-patch* est réalisé en milieu chirurgical par un anesthésiste.

Les résultats de la ponction lombaire seront communiqués à la patiente par un médecin pendant l'hospitalisation si celle-ci est suffisamment longue, sinon lors d'un rendez-vous de consultation.

Soins éducatifs et relationnels

Éducation et information

Traitements et pathologie

Il est important d'expliquer l'intérêt des traitements, le respect des horaires de prises, le besoin de régularité.

Rappeler qu'il ne faut jamais arrêter brutalement un traitement en dehors d'une prescription médicale (surtout chez les épileptiques et les parkinsoniens), respecter les doses prescrites.

Favoriser la prise au cours des repas pour éviter les brûlures d'estomac.

Apprendre au patient à reconnaître les effets secondaires pour les signaler, mais aussi l'efficacité.

Hygiène de vie au quotidien

ALIMENTATION. De manière générale, l'alcool et les excitants sont à éviter, surtout lors de la prise de traitements antiépileptiques où ils sont formellement déconseillés.

Si le patient suit un régime sans sel, revoir avec lui les aliments autorisés; si besoin organiser une rencontre avec la diététicienne, lui rappeler qu'il existe du sel de substitution en l'absence de contre-indications.

LOISIRS ET ACTIVITÉS. Il faut continuer dans la mesure du possible les activités antérieures en respectant le temps de repos. C'est un atout capital pour garder le moral, il est important de conserver une vie sociale et relationnelle satisfaisante.

HANDICAP. Il est parfois nécessaire d'adapter l'environnement lorsque la mobilité physique est atteinte; il faut alors mettre le patient et sa famille en relation avec le kinésithérapeute, l'ergothérapeute, les associations...

Le suivi médical

Expliquer à quel point il est important d'être rigoureux sur le plan médical, par le respect des rendez-vous, des examens de contrôle.

Prise en charge psychologique

Les personnes atteintes d'une affection du système nerveux peuvent présenter à plus ou moins long terme des troubles moteurs, visuels, urinaires, des fonctions supérieures...

Tous ces bouleversements deviennent parfois invalidants, entraînant une dépendance, et même une altération de l'image corporelle, de l'estime de soi.

Le retentissement sur la vie quotidienne et les activités professionnelles, sociales et familiales, est parfois considérable. Certains patients et même leur entourage proche sont souvent en détresse psychologique.

La présence et l'écoute sont indispensables, l'équipe est un repère. Il ne faut pas hésiter à solliciter l'aide du psychologue. Le soutien moral est complémentaire du traitement médical.

Prise en charge de la douleur

Les douleurs en neurologie sont d'origines très variées : douleurs purement neurologiques (fourmillements, brûlures, céphalées parfois très intenses, décharges électriques, broiements), douleurs d'origine psychologique, ainsi que les douleurs liées à l'altération de l'état cutané et à l'alitement ou en relation avec d'autres pathologies.

Le dépistage de la douleur est parfois difficile car de nombreux patients présentent une altération de la communication verbale, voire une aphasie, des troubles de la conscience ou une confusion.

L'infirmier(e) doit s'adapter en repérant des signes ou des attitudes évoquant la douleur. Il est important de travailler en équipe pour cette évaluation et de faire de la douleur une priorité notamment pour aborder les soins d'hygiène (voir page 58).

Soins d'hygiène et de confort

Les soins d'hygiène et de confort sont des actes de soins infirmiers relevant du rôle propre de l'infirmier(e). Ils s'effectuent en collaboration avec les aides-soignants et autres acteurs de soins (article R. 4311-5 du décret n° 2004-802 du 29 juillet 2004).

De nombreuses pathologies en neurologie peuvent rendre, à plus ou moins long terme, le patient dépendant, c'est-à-dire ayant perdu toute ou partie de son autonomie. Ce patient (qu'il soit dans une phase curative ou palliative) nécessitera une attention particulière, notamment pour les soins d'hygiène et de confort.

Les soins d'hygiène permettent d'assurer la propreté du corps et d'en préserver l'intégrité. L'infirmier(e) doit tenir compte des besoins du patient mais aussi de ses habitudes. C'est un moment très privilégié puisqu'il favorise les échanges verbaux mais aussi le contact physique.

Les soins de confort (tout ce qui constitue le bien-être) demandent à l'infirmier(e) d'avoir une attention particulière aux besoins du corps. Il/elle doit être attentif(ve) à tout symptôme pouvant conduire à un inconfort. Son rôle sera donc de prévenir les inconforts, de les corriger, d'en atténuer les effets.

Tableau 1.1 Réponse aux différents symptômes.

Symptômes	*Manifestations*	*Soins*	*Acteurs de soins*
Asthénie	Plaintes spontanées du patient Irritabilité Impatience Traits tirés	Être à l'écoute Regrouper les soins afin de favoriser le repos Limiter les visites en accord avec la famille Mettre en place un traitement médicamenteux	Infirmier(e) Aide-soignant Médecin Kiné
Déshydratation	Présence d'un pli cutané Sécheresse de la cavité buccale	Faire boire régulièrement en utilisant du matériel adapté (pipette, paille, eau gélifiée...) Perfusion sous-cutanée si incapacité d'avaler (sur prescription médicale)	Médecin Infirmier(e) Aide-soignant
Anxiété	Verbalisation de l'anxiété Agressivité, tension...	Être à l'écoute Rassurer le patient face à son anxiété Répondre à ses interrogations Le mettre en relation avec une psychologue, si besoin	Médecin Psychologue Infirmier(e) Aide-soignant

Tableau 1.1 Réponse aux différents symptômes. (suite)

Symptômes	*Manifestations*	*Soins*	*Acteurs de soins*
Troubles du sommeil	Plaintes spontanées du patient Insomnie, hypersomnie	Permettre au patient d'exprimer les causes du trouble de son sommeil (cauchemars, angoisses, peurs...) Mettre en place un traitement prescrit et évaluer son efficacité Améliorer l'environnement	Médecin Infirmier(e) Aide-soignant
Douleurs physiques	Plaintes spontanées Gémissements, pleurs, visage crispé, mains sur le territoire douloureux en dehors ou pendant des soins	Évaluer la douleur (EVA, EVS...) Mettre en place un traitement antalgique, évaluer l'efficacité et réajuster si besoin Utiliser le toucher, massage dans le but de soulager, décontracter Installer le malade dans une position qui lui est antalgique Éviter l'ankylose par la mobilisation	Médecin Infirmier(e) Aide-soignant Kiné
Troubles de la déglutition	Fausses routes à répétition Infection pulmonaire due à une inhalation	Adapter l'alimentation (alimentation mixée, utilisation d'eau gélifiée en cas de fausses routes aux liquides) Si troubles de déglutition majeurs, arrêter l'alimentation *per os*; une alimentation par voie parentérale ou entérale sera discutée	Médecin Infirmier(e) Aide-soignant Diététicienne
Altération de la cavité buccale	Douleurs lors de la déglutition, de salive, d'eau ou d'aliments Constatation de lésions, mycose, ulcérations...	Assurer une hygiène bucco-dentaire parfaite, soit par un brossage régulier des dents, soit par des soins de bouche (médicamenteux ou non) Hydrater la cavité buccale Si douleurs insupportables, ne pas hésiter à utiliser un gel anesthésiant local Utiliser de la vaseline pour les lèvres sèches ou si la langue présente des croûtes (pour les décoller)	Médecin Infirmier(e) Aide-soignant
Nausées, vomissements		Mettre en place un traitement préventif et curatif Adapter l'alimentation au goût du patient	Médecin Diététicienne Infirmier(e) Aide-soignant
Diarrhée, constipation	Plaintes du patient (douleurs abdominales, nausées, vomissements) Date des dernières selles Fréquence	Si diarrhée : adapter un régime alimentaire associé ou non à un traitement médical, bien hydrater Si constipation : adapter un régime alimentaire associé ou non à un laxatif, si besoin utiliser les lavements	Médecin Infirmier(e) Aide-soignant Diététicienne
Incontinence ou rétention urinaire	La rétention doit être suspectée si impossibilité d'uriner, douleurs sus-pubiennes à la palpation, inconfort, agitation Est incontinente toute personne ayant des pertes d'urines incontrôlées, non ressenties	Emmener aux toilettes tant que possible Hygiène importante pour éviter toute infection urinaire Port de protection, pénilex, sonde urinaire suivant l'état cutané du patient	Médecin Infirmier(e) Aide-soignant

Tableau 1.1 Réponse aux différents symptômes. (suite)

Symptômes	Manifestations	Soins	Acteurs de soins
Escarres, mycose	Présence de rougeurs aux points d'appuis Érythèmes dans la région périnéale, sous les seins	Pour éviter les escarres : assurer la propreté du corps, faire des changements de position régulièrement, mettre un matelas antiescarres, assurer des massages préventifs d'escarres… Si escarres, assurer la réfection des pansements et évaluer à chaque fois l'escarre Pour éviter les mycoses : assurer la propreté du corps, éviter la macération, appliquer traitement selon prescription	Infirmier(e) Aide-soignant
Encombrement	Présence de râles crépitants, de sécrétions	Mettre en position 3/4 Aspiration si besoin Mettre traitement si prescription Soins de bouche pour récupérer les sécrétions Arrêt temporaire de toute alimentation	Médecin Infirmier(e)

Plan de soins infirmiers

Méthodologie de la démarche de soins

Définition. C'est un processus intellectuel par lequel l'infirmier(e) détermine, met en œuvre et évalue les actions du rôle propre infirmier dans le cadre d'un contrat de soins avec la personne soignée. Elle doit être opérationnelle, c'est une aide pour atteindre la finalité : le soin.

Le recueil de données. C'est la première étape ; elle sera réalisée grâce à différents moyens :

- **l'observation ;**
- **l'entretien avec le patient et/ou son entourage ;**
- **le dossier médical :** il fournit des informations concernant les précédentes hospitalisations, rendez-vous médicaux…

L'analyse. Il s'agit de rassembler, scruter, décomposer, comprendre les informations obtenues afin d'identifier le ou les problèmes posés ; le but étant d'aboutir aux notions de dépendance et d'indépendance.

La pose du diagnostic infirmier. Il est composé d'un énoncé, de facteurs favorisants et des signes observés.

Les objectifs de soins. C'est la formulation du résultat attendu chez le patient à l'issue des interventions : les **actions de soins**.

Évaluation, réajustement. Il s'agit d'apporter une appréciation sur le travail et un jugement sur l'atteinte ou non des objectifs. On aboutit éventuellement à une révision des actions de soins.

Diagnostics infirmiers prévalents

Définition générale

D'après l'ANADI : « le *diagnostic infirmier est l'énoncé d'un jugement clinique sur les réactions d'une personne, d'une famille, ou d'une collectivité, à des problèmes de santé présents ou potentiels, ou à des processus de vie. C'est à partir des diagnostics infirmiers que l'infirmier choisit les interventions visant la promotion ou le recouvrement de la santé.* »

Définition des diagnostics prévalents

Les diagnostics prévalents sont les diagnostics le plus souvent rencontrés dans la spécialité.

Liste des diagnostics prévalents en neurologie par maladie

Voir tableau 1.2.

Tableau 1.2 Liste des diagnostics prévalents en neurologie par maladie.

Accidents vasculaires cérébraux	Mobilité physique réduite Communication verbale altérée Incapacité partielle ou totale d'accomplir les soins personnels Entretien inefficace du domicile Déficit de soins personnels : s'alimenter Négligence de l'hémicorps Diminution chronique de l'estime de soi, ou, de l'image corporelle Irrigation tissulaire inefficace Trouble de la perception sensorielle Maintien inefficace de l'état de santé Exercice du rôle perturbé
Épilepsie	Connaissances insuffisantes (par rapport à sa maladie, son traitement) Risque de traumatisme Diminution chronique de l'estime de soi, de l'image corporelle Déni non constructif Stratégies d'adaptation individuelles inefficaces
Sclérose en plaques	Mobilité physique réduite Trouble de la perception sensorielle (visuelle, kinesthésique, tactile) Élimination urinaire altérée Opérations de la pensée perturbées Incapacité partielle ou totale d'accomplir ses soins d'hygiène Entretien inefficace du domicile Sentiment d'impuissance Stratégies d'adaptation familiale compromises
Sclérose latérale amyotrophique	Mobilité physique réduite Mode de respiration inefficace Incapacité partielle ou totale d'avaler Communication verbale altérée Deuil anticipé Risque de tension dans l'exercice du rôle de l'aidant naturel Risque de fausse route Incapacité partielle ou totale d'accomplir ses soins personnels Entretien inefficace du domicile
Maladie de Parkinson	Mobilité physique réduite Déficit de soins personnels : se laver/effectuer ses soins d'hygiène Déficit de soins personnels : s'alimenter Communication verbale altérée Risque de fausse route Risque de syndrome d'immobilité

Tableau 1.2 Liste des diagnostics prévalents en neurologie par maladie. (suite)

Syndrome Guillain et Barré	Mode de respiration inefficace Trouble de la perception sensorielle Mobilité physique réduite Peur ou anxiété
Tumeur cérébrale	Douleur aiguë ou chronique Opérations de la pensée perturbées Trouble de la perception sensorielle Incapacité partielle ou totale d'accomplir ses soins personnels Communication verbale altérée Mobilité physique réduite Deuil anticipé
Myasthénie	Mode de respiration inefficace ou dégagement inefficace des voies respiratoires Communication verbale altérée Déficit de soins personnels : s'alimenter Mobilité physique réduite Trouble de la perception sensorielle Anxiété
Coma (inconscience)	Risque de syndrome d'immobilité Incapacité totale d'accomplir ses soins personnels Risque de suffocation Incapacité de maintenir une respiration spontanée Mode de respiration inefficace
Paraplégie	Mobilité physique réduite Trouble de la perception sensorielle (kinesthésique et tactile) Incontinence urinaire réflexe Image corporelle perturbée Dysfonctionnement sexuel Exercice du rôle perturbé Incapacité partielle ou totale d'accomplir ses soins personnels Deuil anticipé Entretien inefficace du domicile

Les transmissions infirmières

Il s'agit d'un compte-rendu des actions réalisées auprès du patient et de sa famille sur une période donnée.

C'est le moment clé pour l'équipe qui prend en charge le patient pour assurer la continuité des soins.

LES TRANSMISSIONS SONT ORALES ET ÉCRITES :

- **Écrites** : elles doivent être claires, précises, lisibles, datées et signées. En neurologie, on insistera particulièrement sur la vigilance, la mobilité physique, l'état psychologique, la communication verbale ou non verbale, la douleur. Les patients sont très fluctuants, notamment sur le plan de la conscience.
- **Orales** : c'est un moment d'échange et de communication entre les équipes; elles sont complémentaires et concourent à une prise en charge globale et de qualité du patient.

En neurologie, les transmissions portent plus particulièrement sur :
– l'état de conscience et de vigilance du patient ;
– les déficits sensitifs moteurs dont la mobilité physique du patient ;
– l'état cutané ;
– la communication.

Soins infirmiers individualisés à la personne soignée (SIIPS)

Critères d'évaluation de la qualité des soins et des résultats

La méthode dite des SIIPS (soins infirmiers individualisés à la personne soignée) est un moyen d'apprécier quantitativement, globalement et synthétiquement, les soins infirmiers lors du séjour d'un malade.

Ainsi, il est possible de :

- **connaître la structure et l'intensité des soins pour le séjour de chaque patient ;**
- **visualiser l'évolution et la variabilité des soins ;**
- **aider à optimiser les ressources ;**
- **repérer certains aspects de l'organisation du travail.**

La méthodologie des SIIPS s'appuie sur quatre principes :
– la démarche de soins ;
– le dossier de soins infirmiers ;
– le classement des soins ;
– l'appréciation de l'ensemble des soins demandés par le patient.

La grille des SIIPS s'appuie sur trois fonctions de soins :

- **soins de base :** alimentation, locomotion, élimination, hygiène et confort ;
- **soins techniques :** tout soin fait directement au lit du malade ;
- **soins relationnels et/ou éducatifs** (malades et/ou famille).

Des coefficients, allant de 1 (patient autonome) à 20 (patient totalement dépendant), sont attribués à ces différents soins (voir tableau 1.3, page 11). La cotation s'effectue chaque jour (le moment est choisi par l'ensemble de l'équipe), et est reportée sur la feuille de cotation. Elle sera enlevée du dossier infirmier à la sortie du patient et transmise aux personnes intéressées.

Sécurité sanitaire

Traçabilité des immunoglobulines intraveineuses

DÉFINITION DE LA TRAÇABILITÉ : toute mesure qui permet, à partir d'une identité enregistrée, de retrouver à la fois l'historique, l'utilisation et la localisation d'un produit sanguin.

BUT : assurer une sécurité optimale pour le patient.

Les immunoglobulines humaines sont un produit dérivé du sang issu d'un grand nombre de donneurs.

Leurs indications en neurologie sont les suivantes :

- **polyradiculonévrite** aiguë ou chronique ;
- **neuropathie multifocale** avec bloc de conduction moteur ;
- **neuropathie** associée à une gammapathie monoclonale dans certains cas ;
- **myasthénie ;**
- **polymyosite.**

La feuille de traçabilité doit être remplie au moment de la pose de chaque flacon. Elle sera ensuite envoyée à la pharmacie. Le double (feuille rose) sera conservé dans le dossier transfusionnel.

Toute apparition d'effets secondaires (malaise, fièvre, frisson, dyspnée, tachycardie...), doit être signalée sur la feuille de traçabilité et faire l'objet d'un appel au service de pharmacovigilance de l'hôpital et au médecin du service.

Précautions d'hygiène à prendre lors de l'hospitalisation de patients atteints de la maladie de Creutzfeldt-Jakob

En référence à la circulaire n° 138 du 13 mars 2001, des recommandations précises relatives à l'ESST ont été proposées à tous les établissements hospitaliers afin d'éviter la contamination de l'agent de la maladie de « Creutzfeldt-Jakob » :

– évaluer le niveau de risque pour les patients;

– évaluer les actes à risque;

– mettre en œuvre des procédures d'inactivation des agents infectants.

Pour les actes comportant un contact avec les tissus considérés comme potentiellement infectants (moelle, tissu cérébral, méninge, tissu lymphoïde), il est recommandé d'utiliser en 1er choix des dispositifs médicaux à usage unique. Le matériel recyclé doit faire l'objet d'une traçabilité spécifique pour chaque patient.

DANS L'HYPOTHÈSE D'UNE CONTAMINATION, tout le matériel utilisé subit une procédure de décontamination, les dossiers patients sont examinés afin d'identifier les personnes pouvant avoir subi des actes contaminants et les informer.

DANS L'HYPOTHÈSE D'UN PATIENT ATTEINT DE LA MALADIE DE CREUTZFELDT-JAKOB :

- **Isolement :** nécessité d'une chambre individuelle (malade dépendant parfois agité); housse pour les matelas, oreillers, traversins, linge à usage unique, matériel de soin dans la chambre (boîte à aiguilles, antiseptiques...); extérieur de la chambre : surblouses, gants, masques...
- **Protection du personnel :** ce sont les précautions habituelles concernant les produits biologiques (sang, sécrétion...) avec une particularité pour la ponction lombaire : se référer au protocole en vigueur au sein de l'hôpital (double emballage des tubes et prévenir les différents laboratoires, protection avec visière, tablier...)
- **En cas de décès :** une autopsie est toujours proposée et très conseillée (visée diagnostique et scientifique). Solliciter la famille et prévenir le service d'anatomopathologie ainsi que le personnel de l'amphithéâtre, l'incinération est recommandée.

Maladies à déclaration obligatoire

Elles sont au nombre de deux en neurologie :

- **méningite ;**
- **maladie de Creutzfeldt-Jakob.**

Sortie du patient

Préparation et décision de sortie

La sortie du patient se décide généralement après une concertation de l'équipe pluridisciplinaire se composant du médecin, du cadre infirmier, de l'infirmier(e) et de l'assistante sociale, puis dans un second temps avec le patient et/ou la famille.

La concertation de l'équipe médicale et paramédicale permet que la sortie se fasse dans les meilleures conditions; en effet, une réflexion commune évite de commettre des erreurs. Bien sûr, la décision revient toujours au médecin.

Les différents modes de sortie

- **Retour au domicile** : il peut être envisagé pour tout patient qu'il soit autonome, semi-dépendant, dépendant ou palliatif. La différence se fera au niveau de la prise en charge. Pour tout patient, il faut s'assurer qu'il a des ressources humaines, financières, matérielles suffisantes pour le retour à domicile (voir auprès de l'assistante sociale).

Il existe des organismes tels que Santé service, hospitalisation à domicile, soins palliatifs à domi-

Tableau 1.3 Cotation des soins infirmiers.

	Coefficient 1	*Coefficient 4*	*Coefficient 10*	*Coefficient 20*
Soins de base Groupe de soins : – alimentation – locomotion – élimination – hygiène et confort	**Autonomie**	**Dépendance modérée** Dans au moins 2 groupes de soins : – aide ponctuelle ou occasionnelle – installation, incitation – petits soins d'hygiène	**Dépendance majeure** Dans au moins 2 groupes de soins : – aide permanente ou réalisations de la quasi-totalité des soins – boissons fréquentes – aide pour le lever, la marche, la mise au fauteuil – prévention d'escarres – toilette complète	**Dépendance totale** Dans au moins 2 groupes de soins : – suppléance totale (alité permanent) – changes fréquents – changements de position (enfant de 0 à 3 ans)
Soins techniques	**Prédominance de soins légers** – prélèvement ou injection (de 1 à 4/24 h) – surveillance des constantes (< 3 fois/24 h) – médicaments *per os* : distribution et aide de la prise – tubage – sondage vésical – pose de Holter – soins de bouche – instillations oculaires	**Prédominance de soins courts** – prélèvement répété (> 4/24 h) – injections répétées (de 4 à 6/24 h) – perfusion simple – cathétérisme veineux – surveillance des constantes (4 à 8 fois/24 h) – surveillance de drains – surveillance de sondes – surveillance d'irrigation – aérosols – ECG – soins préopératoires – aide pour ponction, biopsie	**Prédominance de soins lourds** – irrigation continue – cathétérisme cardiaque – trachéotomie – plasmaphérèse – ponction complexe – pansement complexe – extension pour fracture – administration de produit sanguin Soins légers et courts répétés : – surveillance des constantes (+ 8 fois/24 h) – injections répétées (+ 5 fois/24 h)	**Prédominance de soins très lourds** – perfusion lourde + diurèse + service des constantes toutes les heures – pansements lourds et répétés (+ 3 fois/24 h) – aspiration itérative – assistance continue
Soins relationnels et éducatifs – malades et/ou famille	**Autonomie** – information succincte et ponctuelle – instruction sur un problème de santé, un régime – observation des comportements	**Dépendance modérée** – reformulations et explications – informations d'aide sur : - l'angoisse - la solitude - la vie hospitalière – relation d'aide à la vie quotidienne	**Dépendance majeure** – aide dans les situations de relations difficiles : dépression, angoisse majeure – stimulations fréquentes pour reprise de conscience – apprentissage de nouveaux comportements, d'auto-soins au malade, à la famille	**Dépendance totale** Accompagnement en situation de crise : – désorientation – agitation extrême – décès

cile, ou tout simplement les infirmières libérales qui assurent les soins auprès de ces patients.

Transfert dans une autre unité de soins tels que centre de rééducation, long séjour, moyen séjour, maison de repos, ou service hospitalier.

Transfert dans une unité de soins palliatifs : il s'adresse à des patients ayant une maladie grave, évolutive ou terminale et dont la prise en charge devient difficile (apparition de douleurs physiques et autres symptômes difficiles à soulager, souffrance morale, spirituelle, sociale…).

Sortie contre avis médical : le patient doit signer une décharge devant un médecin qui l'informe des risques qu'il encourt. L'infirmier(e) note en détail dans son dossier de soins cet événement.

▶ **Décès du patient** : suivre le protocole validé par le service.

POUR TOUTE SORTIE :

▶ **Planifier et envisager la sortie avec le patient et/ou l'entourage.**

▶ **Rencontrer les personnes ressources** et s'assurer qu'il n'y a pas de problèmes sociaux, matériels…

▶ **Vérifier que la date de la prochaine hospitalisation et/ou des examens et/ou des consultations** est bien indiquée sur les papiers de départ.

▶ **Contrôler les documents remplis par le médecin :** ordonnances médicales (traitement, matériels…), ordonnance de soins paramédicaux (infirmiers, kiné, orthophonie…), bon de transport, arrêt de travail. Ces documents doivent être signés, datés, tamponnés; doit aussi être indiquée la durée du traitement, des séances, de l'arrêt.

▶ **S'assurer que le patient et la famille ont eu toutes les informations nécessaires** et ne partent pas avec des points non éclaircis.

▶ **Pour les patients allant dans un autre service, ne pas oublier de faire une fiche de liaison.** Celle ci doit mentionner le nom du patient, un résumé de l'hospitalisation, son état actuel, les problèmes réels et potentiels, les soins paramédicaux qu'il reçoit, les soins effectués avant son transfert. Une bonne fiche de liaison permet une bonne continuité des soins.

À chaque sortie, l'infirmier(e) fait ses transmissions dans le dossier de soins puis le range dans le dossier médical qui sera ensuite archivé.

Patient dépendant

Voici les différents cas de figure :

MAINTIEN À DOMICILE POSSIBLE : mise en place d'une hospitalisation à domicile (HAD), en lien étroit avec le médecin traitant.

SERVICE DE LONG OU MOYEN SÉJOUR, centre de rééducation.

SI LE PATIENT EST DANS UNE PHASE DE SOINS PALLIATIFS

▶ **Maintien à domicile avec HAD.**

▶ **Unité de soins palliatifs.**

▶ **Hospitalisation dans le service référent jusqu'au décès.**

La sortie d'un patient peut être simple en se résumant à quelques formalités (prise de rendez-vous), mais parfois elle mobilise l'ensemble de l'équipe médicale, infirmière, sociale pour trouver la solution la plus appropriée au patient et à sa famille.

Cette organisation prend souvent beaucoup de temps, mais il est important de prendre les bonnes décisions : la qualité de vie en dépend.

Cas clinique

Cas clinique n° 1 : sclérose en plaques

Mme R., 37 ans, entre ce matin pour une poussée de sclérose en plaques. Elle est suivie par un neurologue du service depuis 12 ans, date de sa première poussée. Sa maladie évolue de manière rémittente progressive. Depuis 1 an, Mme R. répond de moins en moins bien aux traitements et récupère peu. Le déficit moteur est aujourd'hui très invalidant. Mme R. se déplace difficilement avec des béquilles, elle est dépendante et des troubles sphinctériens commencent à s'installer (mictions impérieuses).

Elle est divorcée depuis 10 ans, est peu entourée; elle n'a pas d'enfants; elle est en invalidité professionnelle depuis 7 ans.

Vous l'accueillez ce jour, elle est très déprimée, passive, elle parle peu, est amaigrie et dit qu'elle « en a assez de cette vie ».

Le médecin prescrit :

- bilan sanguin : NFS, VS, CRP, hémostase;
- bilan urinaire : bandelette urinaire, ECBU, diurèse des 24 heures;
- sondages urinaires si insuffisance de miction;
- pose de perfusion : glucosé à 5 %, 250 mL en 3 heures;
- bolus de corticoïdes : en intraveineux sur 2 heures, *Solumédrol* 1 gramme/jour pendant 3 jours;
- kinésithérapie motrice;
- avis d'un psychologue;

- avis d'une assistante sociale ;
- pouls, tension artérielle, température/8 heures.

Questions

1. Énoncez les problèmes réels et potentiels de Mme R., développez les actions infirmières qui en découlent.
2. Argumentez deux diagnostics infirmiers pour cette patiente.

Corrigés

1. Énoncez les problèmes réels et potentiels de Mme R., développez les actions infirmières qui en découlent.

Problèmes réels

PROBLÈMES MÉDICAUX

Sclérose en plaques évoluant depuis 12 ans, de forme rémittente progressive (patiente en cours de poussée), entraînant une altération de la mobilité physique et des troubles sphinctériens.

PROBLÈME PSYCHOLOGIQUE

État dépressif, perte d'espoir liée à la progression de la maladie et la perte d'autonomie avec apparition de troubles sphinctériens, favorisée par le manque d'entourage.

PROBLÈME SOCIAL

Invalidité professionnelle liée à l'altération de la mobilité physique.

Problèmes potentiels

- Risque de grabatisation lié à la progression de la maladie.
- Risque d'altération de l'état cutané et d'autres complications (phlébite…) par altération de la mobilité physique.
- Risque d'infection urinaire liée aux troubles mictionnels (vessie mal vidangée) et favorisée par la corticothérapie.
- Dépression majeure.

Plan de soins infirmiers

ACCUEIL ET INSTALLATION DE LA PATIENTE DANS SA CHAMBRE

- Effectuer la prise de sang et assurer le bon acheminement des tubes vers les différents laboratoires.
- Réaliser la bandelette urinaire : recherche de leucocytes, nitrites, protéines, sang, corps cétoniques, densité urinaire, glucose. Noter les résultats et les transmettre au médecin.
- Réaliser l'ECBU en respectant les conditions d'asepsie.
- Mettre en place la surveillance de la diurèse des 24 heures en expliquant le principe à la patiente (garder toutes les urines émises jusqu'au lendemain même heure).
- Prendre le pouls, la tension artérielle, la température.
- Repérer une insuffisance de miction pour mettre en place, si besoin, un sondage.
- Pose de la perfusion : 250 mL en 3 heures
  1 mL = 20 gouttes
  250 mL = 250 × 20 = 5 000 gouttes
  1 heure = 60 minutes
  3 heures = 3 × 60 = 180 minutes
  débit : 5 000/180 = 28 gouttes par minute par excès.

Cas clinique

• Pose du bolus de corticoïdes (après contrôle des résultats du bilan sanguin et urinaire) : reconstituer 1 gramme de *Solumédrol* (méthylprednisolone) dans 20 mL d'eau pour préparation injectable, et diluer cette préparation dans une poche de 250 mL de glucosé à 5 %.

À passer en 2 heures : 270 mL = 5 400 gouttes

2 heures = 2 × 60 minutes = 120 minutes

5 400/120 = 45 gouttes par minute par excès

• Vérification de la perméabilité de la voie veineuse et du bon reflux, de l'absence de douleur, d'inflammation au niveau du point de ponction.
• L'infirmière peut profiter des premières minutes de traitement pour discuter avec la patiente, lui faire verbaliser son ressenti.
• Joindre kinésithérapeute, psychologue, assistante sociale et leur faire part des observations et informations.
• Surveiller régulièrement la perfusion, le débit.
• En collaboration avec l'aide-soignante, planifier les soins d'hygiène et de confort.
• Surveillance de l'état cutané et des mollets (risque de phlébite).

2. Argumentez deux diagnostics infirmiers pour cette patiente.

PERTE D'ESPOIR

Elle est liée à l'évolution de la maladie, la perte d'autonomie, favorisée par le manque d'entourage.

• **Signes** : ses dires, « en a assez de cette vie », son attitude passive, déprimée, triste, elle parle peu, mange peu.
• **Objectifs** : Mme R. verbalise ses sentiments, devient plus active, identifie les ressources qui lui permettront de neutraliser son désespoir, de retrouver le moral.
• **Actions** : relation d'aide et écoute active de la patiente, encouragements à la participation aux soins, stimulation, intervention de la psychologue du service, l'inviter à sortir de sa chambre et à rechercher des contacts.
• **Évaluation** : identifier un changement de comportement ou l'absence totale d'évolution pour réajuster les actions.

RISQUE D'ATTEINTE À L'INTÉGRITÉ DE LA PEAU

Il est lié à l'altération de la mobilité physique et favorisé par la corticothérapie (fonte musculaire, déficit immunitaire).

Signes non observables car il s'agit d'un risque.

• **Objectifs** : pas d'altération de l'état cutané.
• **Actions** : établir un bilan de l'état cutané initial, hygiène corporelle minutieuse avec application de crème au niveau des points d'appui, incitation aux changements de positions, déplacements, surveillance de l'alimentation : suffisante, riche en protéines, hydratation, poids.
• **Évaluation** : état cutané, rougeurs, finesse de la peau, lésion.

Cas clinique n° 2 : tumeur cérébrale

M. M., 44 ans, est atteint d'une tumeur cérébrale (épendymome anaplasique).

ANTÉCÉDENTS :

• Hypertension artérielle ;
• Surdité bilatérale séquellaire de la tumeur, plus une otospongiose.

HISTOIRE DE LA MALADIE :

Découverte de l'épendynome anaplasique disséminé de la fosse postérieure droite en 1996.

Exérèse incomplète en juillet 1996.

De juillet 1996 à juillet 2001, multiples tentatives de traitements : radiothérapie puis 4 lignes de chimiothérapie.

Devant une stabilité de l'état neurologique, avec la 4e ligne de chimiothérapie, il est décidé d'arrêter ce traitement.

Le 10 septembre 2001, M. M. est hospitalisé dans le service de neurologie, pour aggravation de l'état neurologique avec confusion, somnolence, céphalées, vomissements.

À ce jour, le 11 septembre 2001, M. M. est dépendant pour les gestes de la vie quotidienne.

Sur le plan neurologique, il est un peu somnolent, ne semble pas comprendre la plupart des choses qu'on lui écrit (le patient est sourd, donc la communication s'effectue par l'intermédiaire d'une ardoise, et reste très difficile), il ne répond pas aux ordres simples.

Durant, les soins d'hygiène, il a présenté à deux reprises des secousses musculaires de l'hémicorps droit avec absence laissant penser à des crises d'épilepsies partielles.

Sur le plan de la mobilité, il est tétraparétique c'est-à-dire qu'il a une diminution de la force musculaire de ses quatre membres. Il ne peut pas se déplacer et a des difficultés pour effectuer certains mouvements seul. De plus, il présente une raideur des membres.

Sur le plan cutané, il présente une rougeur au niveau du sacrum.

Il est très céphalgique, et douloureux à la mobilisation (visage crispé ; il met ses mains sur la tête, gémit quand on le tourne). Il ne mange pas, car reste nauséeux.

Il est incontinent urinaire et porteur d'une sonde vésicale à demeure.

Il a subi une IRM qui montre une récidive de sa tumeur plus une suspicion de méningite tumorale.

L'EEG fait montre que M. M. fait des crises d'épilepsie partielles, ce qui explique les pertes de contact, ses absences.

Le médecin prescrit :

- *Topalgic* 50 mg le matin et *Topalgic* 100 mg le soir ;
- *Liorésal* (1-1-1) ;
- *Dépakine chrono* 500 (1-0-2) ;
- *Motilium* (1-1-1) ;
- *Didronel* 400 (1-0-0) ;
- *Forlax* 2 sachets ;
- Perfusion B 26 1 500 mL/24 h sur son PAC ;
- *Rivotril* 1/2 ampoule (3 fois/24 h) en intraveineux ;
- *Solumédrol* 20 mg en intraveineux ;

Questions

1. a. Définissez la crise d'épilepsie.

   b. Citez les phases d'une crise. Expliquez brièvement.

   c. Donnez le comportement infirmier lors d'une crise d'épilepsie.
2. Expliquez l'intérêt et le déroulement d'un EEG.
3. En vous appuyant sur le diagnostic médical, sur les éléments cités dans le texte et sur vos connaissances, dégagez les problèmes réels et/ou potentiels de M. M. à ce jour.

Corrigés

1. a. La crise d'épilepsie

Est la manifestation d'une activité électrique brusque, excessive, rapide et anormale d'une partie ou de l'ensemble du cortex cérébral.

b. Les phases de la crise

- ***une phase tonique :*** elle dure de 15 à 20 secondes ; il y a une perte de connaissance avec chute, si la personne est en station debout, suivie d'une rigidité musculaire, morsure de langue, apnée, cyanose ;
- ***une phase clonique :*** elle dure 20 à 30 secondes ; présence de secousses musculaires de l'ensemble du corps ;

Cas clinique

• ***une phase résolutive :*** coma avec hypotonie musculaire de quelques minutes, la respiration est bruyante à type de ronflement, mousse aux lèvres, perte d'urines;

• ***une phase postcritique :*** retour à la conscience de façon progressive; il peut y avoir amnésie de la crise, des maux de tête, une période de somnolence ou de confusion.

c. Comportement infirmier lors d'une crise d'épilepsie

• assurer la sécurité du patient en l'éloignant de ce qui peut être traumatique pour lui;

• mettre la canule de Guédel (si cela est possible et sans forcer) afin de mettre en sécurité les voies aériennes, puis mettre la bouche en position basse pour faciliter l'évacuation de la salive;

• mettre dès que possible le patient en position latérale de sécurité pour éviter tout risque d'inhalation;

• laisser la crise se dérouler sans essayer de la contenir;

• poser des questions simples et donner des ordres durant la crise afin d'apprécier l'état de conscience;

• installer une voie d'abord avec un robinet si la personne n'en a pas et injecter un traitement antiépileptique (s'il est prescrit); appeler dans tous les cas un médecin;

• rester auprès du patient pour le surveiller, et noter toutes les caractéristiques de la crise;

• prendre la tension, la fréquence respiratoire, la saturation artérielle à l'oxygène;

• surveiller la reprise de la conscience et le réveil;

• à la phase postcritique : laisser le patient se reposer;

• surveillance neurologique régulière (pouls, tension, FR, conscience).

2. Expliquez l'intérêt et le déroulement d'un EEG

L'EEG (électroencéphalogramme) est un examen qui permet d'étudier l'activité électrique du cerveau et de voir si une personne est en crise.

Cet examen est indolore, dure une vingtaine de minutes. Il est important de rester immobile durant l'examen.

On pose des électrodes sur le cuir chevelu à l'aide d'une pâte spéciale. Les électrodes détectent l'activité cérébrale et la transmettent à un appareil qui les enregistre sur une feuille. L'enregistrement est interprété et transmis au médecin concerné.

3. Problèmes réels et potentiels

Problèmes réels

Problème neurologique se manifestant par une confusion, une somnolence, des céphalées, des vomissements, ayant pour conséquence la pratique d'une IRM qui montre une récidive de la tumeur cérébrale.

Problème d'épilepsie lié à la progression tumorale se manifestant par des secousses musculaires et des absences, et confirmée par l'EEG.

Problème de mobilisation lié à son état général, sa tétraparésie, sa douleur, se manifestant par l'impossibilité d'effectuer seul des mouvements.

Problème de douleurs lié à la progression tumorale se manifestant par des gémissements, un visage crispé, les mains sur le territoire douloureux et ayant pour conséquence un inconfort.

Problème de communication lié à sa surdité (séquellaire de sa tumeur, otospongiose), rendu d'autant plus difficile par sa confusion et sa somnolence.

Incapacité d'effectuer ses soins personnels liée à son état général.

Problèmes potentiels

• Risque de nouvelles crises d'épilepsie.

• Risques liés à l'immobilisation : escarres, constipation, troubles thromboemboliques, ankylose, positions vicieuses, encombrement, infection urinaire.

• Risque d'infection urinaire lié à la présence d'une sonde vésicale.

- Risque d'infection lié à la chambre implantable.
- Risque de décès lié à la progression tumorale.

Cas clinique n° 3 : accident vasculaire cérébral

Le 5 juin 2005, après un court séjour au service des urgences de l'hôpital et l'avis d'un neurologue du service, M. R., âgé de 62 ans, artisan boulanger, est transféré dans le service de neurologie pour un accident ischémique cérébral sylvien superficiel gauche (dans le territoire de l'artère cérébrale moyenne gauche). Dans ses antécédents, on note une hypertension artérielle, un diabète de type II et un tabagisme encore actif. Le scanner cérébral pratiqué lors de l'admission au service des urgences est jugé normal.

Questions

1. Avant tout examen du patient et uniquement sur le diagnostic posé au service des urgences, quels signes cliniques est susceptible de présenter ce patient droitier ?
2. Son épouse qui l'accompagne vous signale que M. R. n'arrive pas à parler normalement alors qu'il semble tout comprendre. Quel type de trouble du langage présente M. R. ?
3. Quel est l'élément de l'énoncé qui permet de conclure à la nature ischémique de l'accident vasculaire ?
4. Quels sont les facteurs de risques vasculaires présentés par le patient ?
5. Dégagez les problèmes réels et potentiels de M. R. justifiant votre vigilance.
6. Avant toute prescription médicale, quels paramètres recueillez-vous et faites-vous figurer dans le dossier de soins infirmiers ?
7. La pression artérielle est à 19/10 et vous semble élevée. À 14 heures, vous communiquez votre inquiétude au médecin qui rentre dans la chambre pour examiner le patient. Le médecin du service vous annonce qu'il faut respecter et ne pas abaisser immédiatement la tension artérielle mais continuer une surveillance de la pression artérielle et lui communiquer les chiffres toutes les 4 heures. Rédigez des transmissions ciblées sous la forme d'un tableau sur ce dernier point.

Corrigés

1. Signes cliniques

- Hémiplégie droite (à prédominance brachiofaciale).
- Hémianesthésie droite.
- Aphasie.
- Hémianopsie latérale homonyme droite.

2. Type de trouble du langage

Aphasie motrice ou de Broca.

Commentaires : l'aphasie motrice, antérieure ou de Broca se distingue classiquement de l'aphasie postérieure ou de Wernicke. Cette dernière est marquée principalement par des troubles de la compréhension associés à un jargonnage.

3. Élément de l'énoncé qui permet de conclure à la nature ischémique de l'accident vasculaire

Le scanner cérébral normal.

Commentaires : en cas d'accident ischémique constitué, le scanner cérébral est le plus souvent normal pendant 24 à 48 heures après le début de la symptomatologie neurologique par opposition aux accidents hémorragiques. La présence de sang dans le parenchyme cérébral et/ou dans les espaces méningés apparaît en hyperdensité spontanée dès les premiers signes neurologiques (sans injection d'iode) dans la majorité des cas.

4. Facteurs de risques vasculaires présentés par le patient

- Âge.
- Sexe masculin.

Cas clinique

- Tabagisme.
- Hypertension artérielle.
- Diabète type II anciennement appelé diabète non insulinodépendant.

Commentaires : l'âge et le sexe sont des facteurs de risque vasculaires non modifiables sur lesquels aucune prescription médicale ne peut intervenir contrairement aux autres.

5. Problèmes réels et potentiels de M. R. justifiant votre vigilance

Problèmes réels

ACCIDENT VASCULAIRE CERÉBRAL

- problème de communication (compréhension et expression) lié à l'aphasie ;
- problème d'anxiété réactionnelle à la pathologie ;
- problème de mobilisation liée au déficit moteur ;
- problème d'autonomie (hygiène, alimentation, prise des médicaments) ;
- problème socioprofessionnel lié à l'invalidité.

INTOXICATION TABAGIQUE

Problème de sevrage nicotinique (arrêt brutal du tabagisme).

HYPERTENSION ARTÉRIELLE

Problème d'équilibration des chiffres tensionnels.

Commentaire : à la phase aigue d'un accident ischémique constitué une pression artérielle modérément élevée n'est pas traitée.

DIABÈTE TYPE II

Problème d'équilibration de la glycémie.

Commentaire : un équilibre strict du diabète est nécessaire à la phase aiguë d'un accident ischémique constitué nécessitant parfois le recours à une insulinothérapie transitoire.

Problèmes potentiels

RISQUE D'AGGRAVATION NEUROLOGIQUE

Commentaire : à la phase aigue, un patient présentant un accident vasculaire cérébral est instable sur le plan neurologique et est susceptible de s'aggraver brutalement et secondairement.

RISQUE DE SYNDROME ANXIO-DÉPRESSIF LIÉ À LA MALADIE ET SES CONSÉQUENCES ET AU SEVRAGE NICOTINIQUE

RISQUE DE COMPLICATIONS DE DÉCUBITUS

- escarre en particulier dans les régions sacrées et talonnières ;
- thrombose veineuse profonde ;
- encombrement et infection broncho-pulmonaire ;
- infection urinaire ;
- constipation ;
- attitude vicieuse et rétractions tendineuses liées à la raideur pyramidale.

RISQUE DE DÉSHYDRATATION ET DE DÉNUTRITION

RISQUE DE DÉSÉQUILIBRE DE L'HYPERTENSION ARTÉRIELLE

RISQUE DE DÉSÉQUILIBRE DU DIABÈTE TYPE II

6. Paramètres

- Score de Glasgow (vigilance).

Commentaire : ce score préférentiellement réservé à l'évaluation des patients traumatisés crâniens permet d'évaluer de manière objective la vigilance dans toute pathologie susceptible de l'altérer.

- Fréquence cardiaque et pression artérielle (paramètres cardiovasculaires).
- Fréquence respiratoire, oxymétrie/saturation au saturomètre (paramètres respiratoires).
- Température.
- Glycémie capillaire.
- Bandelette urinaire à partir des urines d'une miction spontanée.
- Surveillance de la diurèse de 24 heures.
- Score de la douleur « Échelle Visuelle Analogique ».
- Poids.
- Taille.

7. Transmissions

Date	Cibles	Transmissions	Signature
05/06/2005 14h00	Hypertension artérielle	**Donnée (D) :** HTA : 19/10 **Action (A) :** Information médecin **Résultat (R) :** Pas de traitement Surveillance à 4 heures (18 h 00) : PA = 18/9 Information du médecin	Mme Dupont IDE

Cas clinique n° 4 : céphalée

Mme M., âgée de 32 ans, est hospitalisée pour exploration de céphalées chroniques. Elle vous dit que depuis plusieurs semaines elle souffre de « migraines » touchant l'hémiface gauche et survenant plusieurs fois par jour « comme de violentes décharges électriques ». Entre « ces coups d'éclairs fulgurants », elle vous dit qu'il persiste une douleur mais plus tolérable. Le traitement (*Tégrétol*) récemment prescrit par son neurologue traitant la soulage très bien.

Questions

1. a. La patiente présente-t-elle une symptomatologie migraineuse ?
   b. Sinon, quel diagnostic évoquez-vous ?
2. La douleur de la patiente touche la joue et la région mandibulaire gauches en respectant le front gauche. Quels sont le ou les nerfs sensitifs concernés.
3. Dans le cadre de l'exploration des douleurs de la patiente, une IRM cérébrale est prescrite. La patiente vous demande la signification de ce sigle, le déroulement de l'examen, la différence avec un scanner cérébral et si elle peut conserver ses bijoux en or pendant l'examen. Que lui répondez-vous ?
4. Citez les contre-indications de cet examen.
5. Malgré vos informations destinées à la rassurer, la patiente appréhende l'examen qui doit avoir lieu le lendemain. Il est 1 heure, elle n'arrive pas à dormir et vous demande « un comprimé pour dormir ». Vous appelez le médecin de garde qui, après avoir vu la patiente, prescrit un 1/2 comprimé de *Léxomil*. À quelle grande classe pharmacologique appartient ce médicament ? Quelles sont les 4 propriétés des molécules de cette classe ? Quelle est sa dénomination commune internationale ? Dans un tableau, consignez vos transmissions ciblées.

Cas clinique

Corrigés

1. a. La patiente présente-t-elle une symptomatologie migraineuse ?

Non.

1. b. Sinon, quel diagnostic évoquez-vous ?

Le tableau clinique présenté par la patiente évoque une névralgie du trijumeau secondaire.

Commentaire : on parle de névralgie faciale ou névralgie du trijumeau qui peut être primaire (= essentielle = idiopathique = sans cause retrouvée = maladie de Trousseau) ou secondaire (à une autre pathologie). La persistance de douleur entre les décharges paroxystiques est un argument en faveur d'une forme secondaire de la maladie.

2. Nerf(s) sensitif(s) concerné(s)

- La branche maxillaire du nerf trijumeau (V2).
- La branche mandibulaire du nerf trijumeau (V3).

3. L'IRM

- IRM = imagerie par résonance magnétique.
- C'est un examen neuroradiologique qui permet d'obtenir des images (coupes) du cerveau comme le scanner. Mais contrairement au scanner basé sur les rayons X, l'IRM utilise la résonance magnétique nucléaire et permet une exploration du cerveau dans les 3 plans de l'espace. L'examen n'est pas douloureux, il dure entre 30 et 60 minutes et a lieu dans une « espèce » de tunnel obscure et bruyant. Parfois, une injection de produit de contraste, du gadolinium, dans une veine du bras est nécessaire pour mieux visualiser certaines structures cérébrales.
- En raison du champ magnétique, vous ne devez avoir aucun corps métallique sur vous : barrettes à cheveux, clés, bijoux métalliques. Les bijoux en or sont théoriquement autorisés mais en pratique il faut retirer tous les bijoux, la composition exacte des bijoux n'est pas toujours connue.

4. Contre-indications de l'IRM

- Claustrophobie.
- Port d'un stimulateur cardiaque (*pace maker*) qui est susceptible de se dérégler sous l'influence du champ magnétique dégagé par l'appareil.
- Présence de corps étrangers magnétiques susceptibles de se déplacer sous l'action du champ magnétique (implant cochléaire, certaines valves cardiaques, éclat métallique dans l'œil, certains clips neurochirurgicaux).
- Le premier trimestre de grossesse.

5. Le Léxomil

- Classe pharmacologique : benzodiazépines.
- Propriétés : molécule hypnotique, myorelaxante, anticomitiale et anxiolytique.
- DCI (Dénomination Commune Internationale) : Bromazépam.

Date	*Cibles*	*Transmissions*	*Signature*
05/06/2005 01 h 00	Anxiété/sommeil	**Donnée (D) :** A des difficultés à s'endormir, appréhende l'IRM **Action (A) :** Informations rassurantes sur le déroulement de l'examen Appel médecin de garde Prescription : 1/2 cp de *Léxomil* **Résultat (R) :** 02 h 00 : la patiente dort	Mme Dupont IDE

Rappels anatomiques et physiologiques

2

Introduction

Le système nerveux (SN) est constitué :

- **du système nerveux central** (SNC), comportant l'encéphale et la moelle épinière ;
- **du système nerveux périphérique** (SNP) ;
- **du système nerveux végétatif ou autonome** (SNA).

Cette séparation entre SNC et SNP est arbitraire, elle vise à simplifier l'étude de cette structure complexe qu'est le SN. En réalité, les 2 systèmes sont étroitement intriqués et ne peuvent être dissociés sur le plan fonctionnel (figures 2.1 et 2.2).

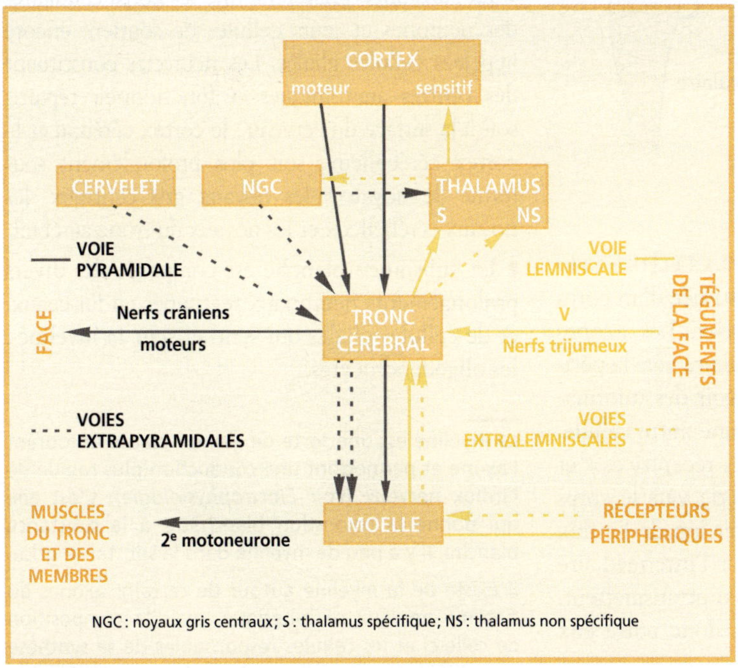

NGC : noyaux gris centraux ; S : thalamus spécifique ; NS : thalamus non spécifique

Fig. 2.2 Schéma du système nerveux central.

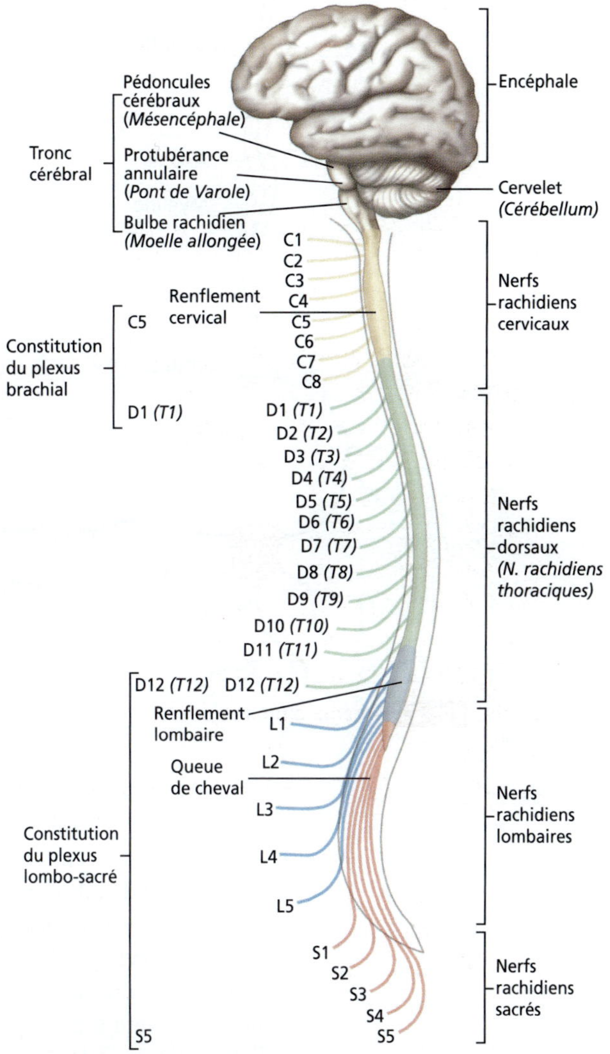

Fig. 2.1 Présentation générale du système nerveux.

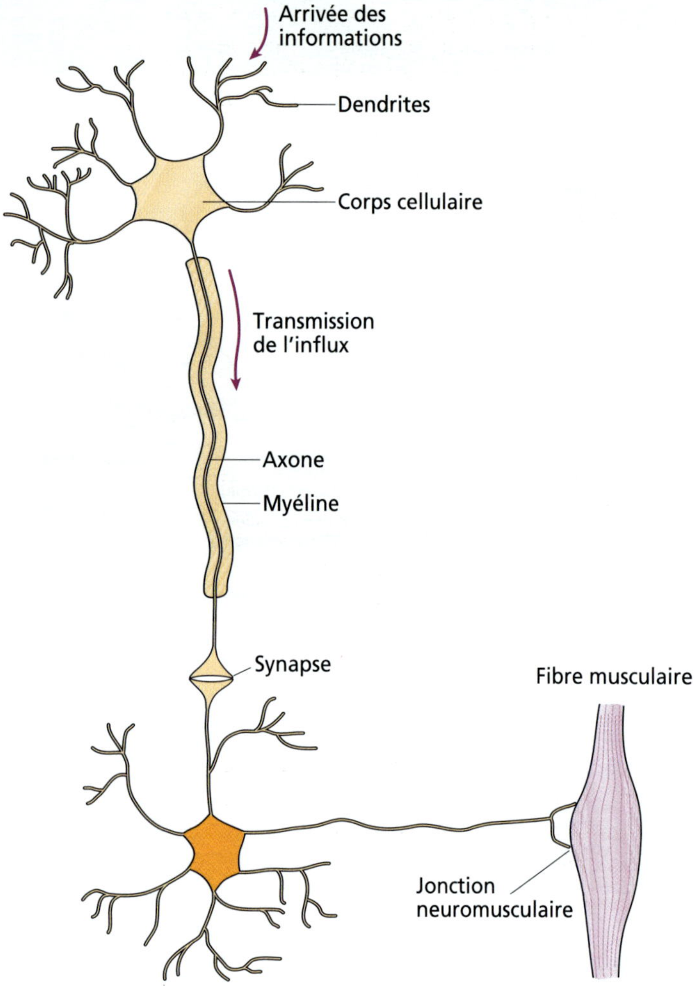

Fig. 2.3 **Schéma d'un neurone.**

Tableau 2.1. **Le système nerveux.**

Système nerveux central	
Hémisphères cérébraux	cortex substance blanche noyaux gris centraux
Étage sous-tentoriel	tronc cérébral cervelet
Moelle épinière	substance grise substance blanche
Système nerveux périphérique	
À partir du corps cellulaire du motoneurone dans la corne antérieure de la moelle	
Racines médullaires	
Plexus	
Nerfs périphériques et nerfs crâniens (naissant du tronc cérébral)	
Muscles	
Système nerveux autonome	
Système orthosympathique	
Système parasympathique	

La structure élémentaire est la cellule nerveuse ou neurone. Elle est constituée d'un corps cellulaire où naît l'influx nerveux. Les axones conduisent l'influx du corps cellulaire vers la périphérie. Le corps peut aussi recevoir des informations correspondant à l'influx d'une autre cellule. Les dendrites sont les « antennes réceptrices » et conduisent l'influx de la périphérie vers le corps cellulaire (figure 2.3). La transmission de l'influx d'un neurone à l'autre se fait par l'intermédiaire d'une substance chimique : le neurotransmetteur. Les neurones « communiquent » donc entre eux et forment un réseau complexe.

Le système nerveux central ou cérébro-spinal est constitué de la substance grise et de la substance blanche. Ces appellations proviennent de la différence de coloration observée à l'examen du cerveau en *post mortem*.

- **La substance grise** renferme les corps cellulaires des neurones et leurs cellules de soutien, encore appelées cellules gliales. Les neurones constituent des centres anatomiques et fonctionnels répartis soit à la surface du cerveau : le cortex cérébral et le cortex cérébelleux, soit plus profondément sous forme de noyaux : les noyaux gris centraux, les noyaux cérébelleux et les noyaux du tronc cérébral.
- **La substance blanche** est composée des divers prolongements neuronaux regroupés en faisceaux, et de cellules gliales qui synthétisent la myéline : les oligodendrocytes.

La myéline est une sorte de gaine isolante entourant l'axone et permettant une conduction plus rapide de l'influx nerveux (voir *Électrophysiologie*). C'est elle qui donne la coloration blanchâtre à la substance blanche. Il y a peu de myéline dans la substance grise.

Il existe de la myéline autour de certains axones du système nerveux périphérique, mais la composition de celle-ci et les cellules responsables de sa synthèse sont différentes de celles de la myéline centrale.

La substance blanche est donc constituée des voies de passage du message nerveux. On distingue les voies ascendantes ou afférentes qui transportent les messages des récepteurs périphériques vers les centres supérieurs (voies sensitives et sensorielles), et les voies efférentes ou descendantes qui amènent les ordres des centres vers les organes effecteurs périphériques (voies motrices). Il existe également des voies de connexions interhémisphériques permettant la circulation des informations entre des aires controlatérales. Le corps calleux est la plus importante.

En d'autres termes, la substance grise du SNC (où sont regroupés les corps cellulaires des neurones) est la source du message nerveux. Ce sont les unités « pensantes ». La substance blanche est constituée du « câblage » permettant la transmission de ce message des récepteurs sensitifs périphériques vers le cortex sensitif et du cortex moteur vers les effecteurs périphériques : les muscles.

Encéphale

On appelle encéphale toute la partie du SN situé dans la boîte crânienne. Celle-ci est inextensible, ce qui explique que la présence de tout processus expansif entraîne une hypertension intracrânienne.

Le système nerveux cérébro-spinal est enveloppé de trois tuniques : les **méninges**.

On distingue :

- *la dure-mère*, feuillet externe et résistant;
- *l'arachnoïde* en situation intermédiaire, richement vascularisée et synthétisant une partie du LCR (liquide céphalo-rachidien);
- *la pie-mère*, tunique interne au contact du cerveau et de la moelle.

Ces feuillets sont innervés — à la différence du système nerveux lui-même. La présence d'un facteur irritant — agent infectieux, inflammation, sang… — ou leur mise en tension sont extrêmement douloureuses.

L'encéphale est divisé en deux étages séparés par la tente du cervelet.

L'étage sous-tentoriel est constitué du tronc cérébral et du cervelet. L'étage supratentoriel comprend les hémisphères cérébraux — séparés par la faux du cerveau.

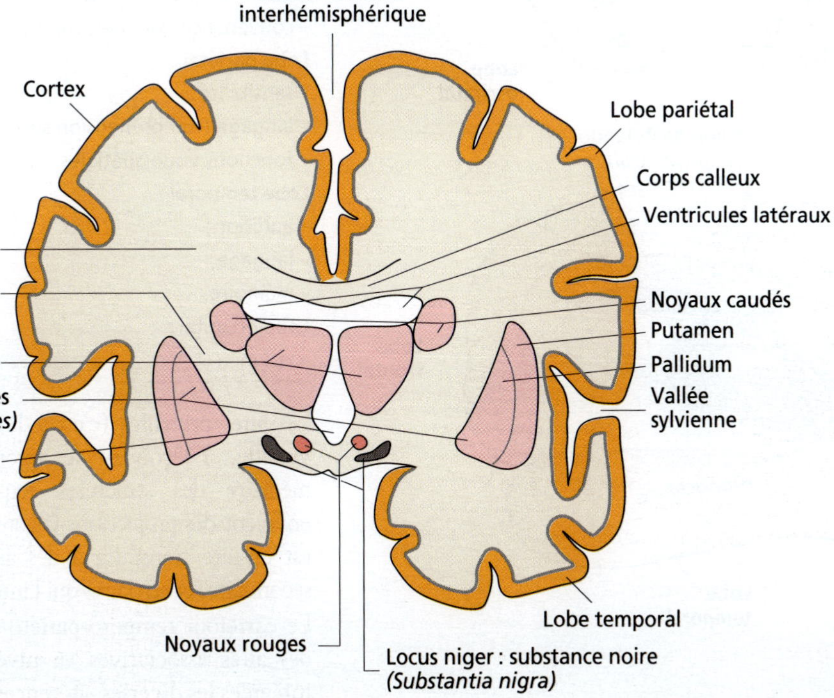

Fig. 2.4 Coupe frontale du cerveau : noyaux gris centraux.

Hémisphères cérébraux

Les deux hémisphères cérébraux sont constitués de substance blanche, lieu de passage des grandes voies ascendantes (qui partent de la périphérie et atteignent le cerveau : ce sont les voies sensitives qui conduisent les messages captés par les récepteurs périphériques aux centres corticaux qui les analysent) et descendantes (qui naissent du cerveau et rejoignent la périphérie : ce sont les voies motrices qui transmettent l'ordre moteur vers les muscles), et d'une écorce de substance grise : le cortex (figure 2.5).

La capsule interne est traversée par les voies motrices pyramidales et les radiations thalamiques (qui transmettent le message sensitif du thalamus au cortex pariétal).

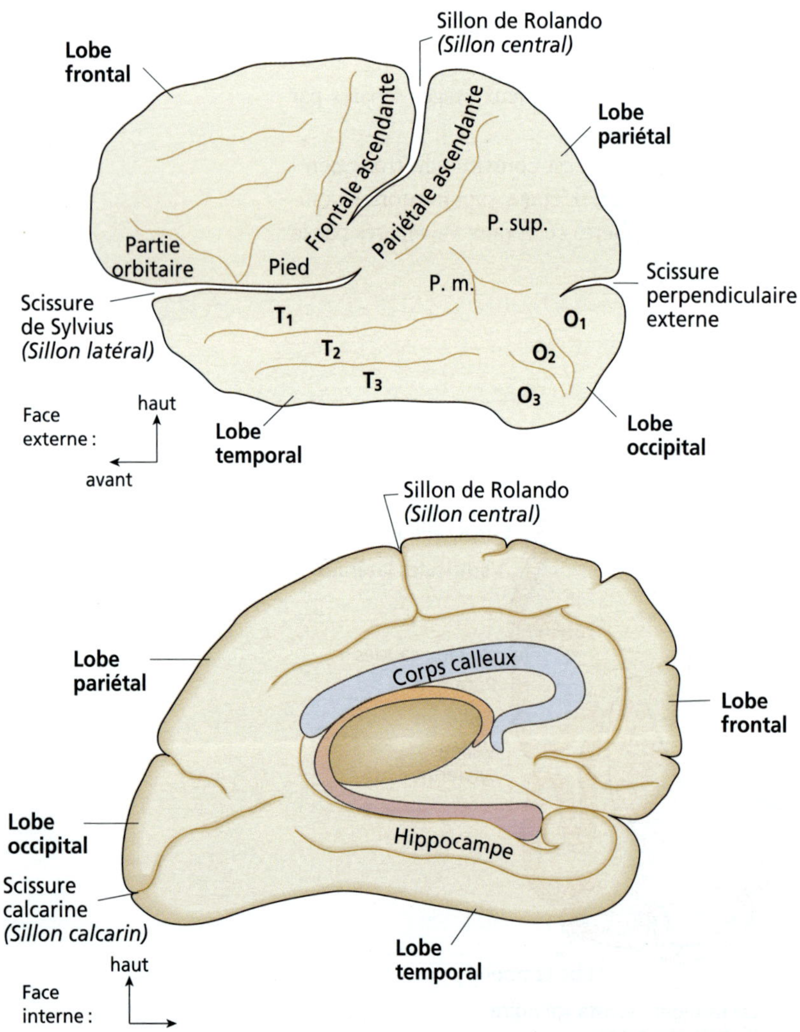

Fig. 2.5 Cortex cérébral : les différentes circonvolutions.

Le cortex est divisé en plusieurs lobes par des scissures et des sillons plus ou moins profonds. Les lobes sont subdivisés en régions distinctes : les circonvolutions cérébrales. Elles correspondent à des aires fonctionnelles différentes (figure 2.5).

Le lobe frontal est le plus volumineux, il est situé à la partie antérieure de l'encéphale, en avant du sillon de Rolando. Il comprend les aires motrices (aire frontale ascendante) et les aires prémotrices impliquées dans la programmation motrice. Les circonvolutions les plus antérieures sont très liées au contrôle comportemental.

En arrière se trouve le lobe pariétal qui reçoit les influx sensitifs (aire pariétale ascendante).

Le lobe temporal est situé en dessous de la scissure de Sylvius et à la partie inférieure et interne de l'encéphale. Il comporte les aires auditives, une partie des aires du langage et des zones fonctionnelles impliquées dans les processus de mémorisation (cortex hippocampique).

Enfin, en arrière de la scissure calcarine siège le lobe occipital, à la partie postérieure de l'encéphale. Les aires visuelles se trouvent à son niveau.

Lobe frontal (le plus volumineux du cerveau humain) :
- motricité volontaire ;
- programmation motrice ;
- langage (expression surtout) ;
- planification, organisation intellectuelle ;
- convenances sociales, comportements.

Lobe pariétal :
- sensibilité ;
- langage (compréhension surtout) ;
- fonctions visuo-spatiales.

Lobe temporal :
- audition ;
- langage ;
- mémoire.

Lobe occipital :
- vision.

Les aires primaires (c'est-à-dire motrice, sensitive, visuelle…) reçoivent des informations par l'intermédiaire des structures sous-jacentes qui leur envoient des projections (figure 2.6). L'information est ensuite transmise à des aires adjacentes dites secondaires et tertiaires qui l'intègrent et l'analysent.

Le carrefour temporo-pariéto-occipital comprend des aires associatives au niveau desquelles sont intégrées les diverses afférences issues des aires primaires, secondaires et tertiaires. Ces aires associa-

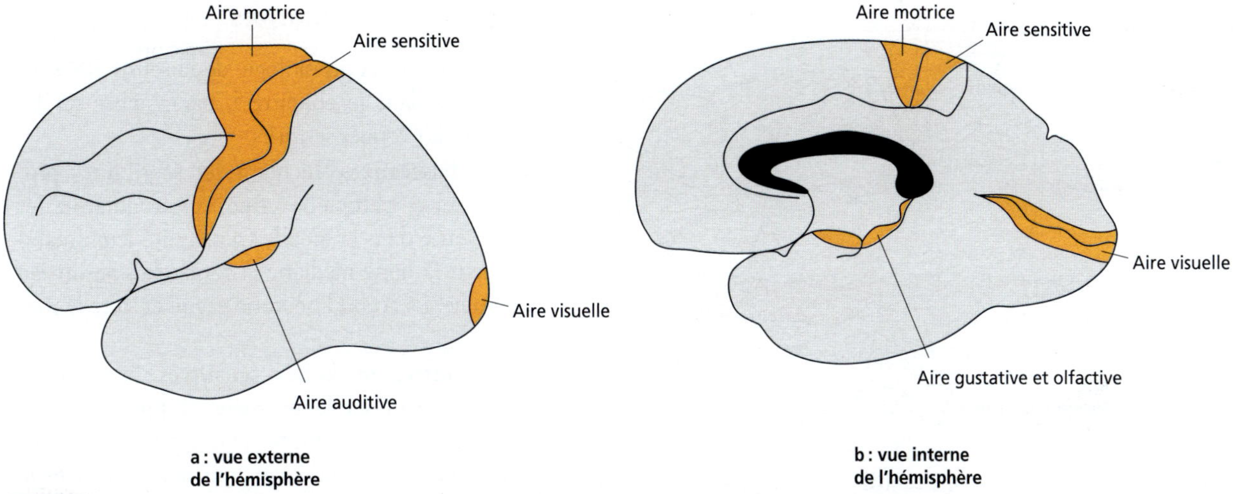

Fig. 2.6 Les aires primaires. a. Vue externe de l'hémisphère. b. Vue interne.

tives permettent une information hautement élaborée à partir des informations sensitives, sensorielles et intellectuelles.

En raison de la décussation des voies longues (voir *Tronc cérébral*), l'hémicorps droit est pris en charge par l'hémisphère gauche et réciproquement, tant sur le plan moteur que sensitif. Il en est de même pour la vision : l'hémichamp visuel droit est « vu » par l'hémisphère gauche.

Le cerveau est un organe latéralisé, c'est-à-dire que les fonctions sont réparties différemment entre le côté droit et le côté gauche. Les fonctions intellectuelles ne sont pas réparties de façon identique sur les deux hémisphères : le langage est pris en charge par l'hémisphère gauche chez les droitiers, tandis que l'hémisphère droit gère les fonctions visuo-spatiales. Du fait de la prépondérance de la fonction langage, on parle d'hémisphère dominant pour le gauche chez le droitier et d'hémisphère mineur pour le droit, toujours chez le droitier.

Noyaux gris centraux et thalamus

Le cerveau est une structure plus ou moins symétrique composée des deux hémisphères cérébraux et de gros noyaux situés dans sa profondeur, entre le tronc cérébral et le cortex : les noyaux gris centraux (figure 2.4).

Parmi les noyaux gris centraux, on distingue le thalamus, le noyau caudé et le noyau lenticulaire constitué du putamen et du pallidum. Ils représentent les centres effecteurs moteurs principaux du système extrapyramidal (voir *Maladie de Parkinson*).

L'initiative et le déclenchement du mouvement volontaire naissent du cortex moteur et sont véhiculés par la voie pyramidale. Parallèlement l'influx est transmis aux noyaux gris centraux qui entretiennent et régulent le mouvement. Ils assurent ainsi l'automatisme des mouvements et des postures. Cette fonction n'est pas consciente.

Les afférences sensitives parviennent en grande majorité au thalamus qui les intègre et les projette sur le cortex pariétal.

Il existe des connexions directes entre le thalamus et les autres noyaux gris centraux qui permettent au système de fonctionner de manière autonome.

D'autres noyaux sont situés sous le thalamus (corps de Luys impliqué dans le contrôle extrapyramidal de la motricité) et à la face postérieure de celui-ci (corps genouillé externe situé sur les voies optiques, corps genouillé interne placé sur les voies auditives).

L'hypothalamus joue un rôle majeur dans le contrôle végétatif et endocrinien.

Tronc cérébral

Le tronc cérébral est situé entre la moelle épinière et le cerveau proprement dit. Il est composé, de bas en haut, du bulbe qui assure la jonction avec la moelle épinière cervicale, de la protubérance et des pédoncules cérébraux qui sont connectés aux hémisphères cérébraux (figure 2.7).

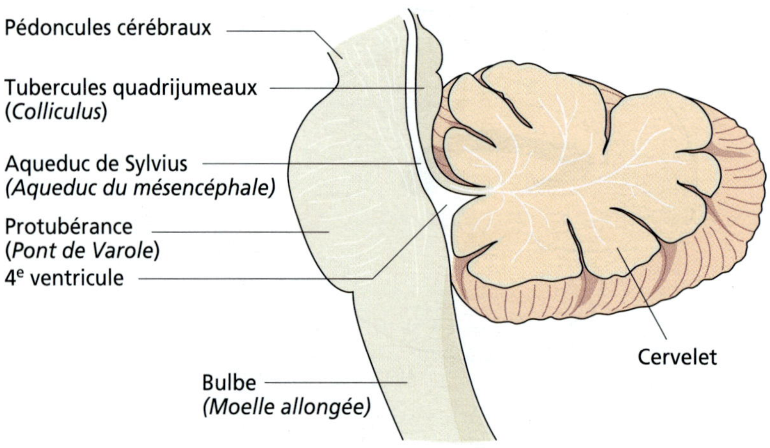

Fig. 2.7 Tronc cérébral et cervelet : coupe sagittale de l'étage sous-tentoriel.

LE TRONC CÉRÉBRAL est le siège de nombreux centres et structures de relais :

- **Les noyaux des nerfs crâniens** (noyaux moteurs, sensitifs, sensoriels et végétatifs).
- **La substance noire** ou locus niger est un noyau situé sur les voies de la motricité extrapyramidale et joue un rôle capital dans le contrôle de la motricité volontaire (voir *Maladie de Parkinson*).
- **Les tubercules quadrijumeaux antérieur et postérieur** représentent des centres relais des voies optiques et auditives (cochléaires).

IL EXISTE DES CONNEXIONS COMPLEXES entre les différents noyaux du tronc cérébral, avec les structures médullaires et avec les centres supérieurs.

- **La formation réticulaire** assure la coordination des noyaux des nerfs crâniens. Elle exerce également un rôle dans le maintien et l'activation de la vigilance.
- **La bandelette longitudinale postérieure** est un élément capital qui préside à la synergie des mouvements oculaires.
- **Les voies cochléaires** sont complexes et sont détaillées dans le chapitre 5, paragraphes sur les potentiels évoqués auditifs.

En raison de sa situation anatomique, le tronc cérébral est le lieu de transit et de relais des grandes voies ascendantes spino-corticales et descendantes cortico-spinales. Les premières s'enrichissent au passage des fibres émanant des noyaux sensitifs des nerfs crâniens, les secondes des voies extrapyramidales (motricité non volontaire).

Voies ascendantes

L'anatomie et la physiologie de la sensibilité sont détaillées dans le chapitre 5, paragraphes sur les potentiels évoqués sensitifs.

- **Les faisceaux** véhiculant les sensibilités profonde et superficielle, fine, discriminative et consciente dans la moelle (sensibilité lemniscale) croisent la ligne médiane et font relais au niveau du bulbe. Le second neurone gagne ensuite le thalamus.
- **Les autres modalités sensitives :** thermique, algique, superficielle grossière et proprioceptive inconsciente (sensibilité extralemniscale) sont véhiculées par des faisceaux qui, soit traversent le tronc cérébral sans s'y arrêter, soit y font relais. Ils gagnent ensuite tous le thalamus non spécifique ou le cervelet.

Voies descendantes

- **La voie pyramidale** est la voie de la motricité volontaire. Elle naît dans le cortex moteur (aire frontale ascendante), traverse la capsule interne et atteint le pédoncule cérébral. Au cours de son trajet dans le tronc cérébral, elle abandonne une partie des fibres aux noyaux moteurs des nerfs crâniens. Les autres atteignent le bulbe et traversent la ligne médiane au niveau de la pyramide bulbaire (d'où le nom du faisceau) puis cheminent dans la moelle jusqu'au second motoneurone.
- **La motricité** est également sous la dépendance des voies extrapyramidales. Il s'agit principalement des faisceaux cérébello-spinal (contrôle de la motricité par le cervelet) et rubro-spinal (contrôle de la motricité par les noyaux gris centraux).

Cervelet

Le cervelet est situé à la face postérieure du tronc cérébral auquel il est uni par les pédoncules cérébelleux.

Il régule l'activité motrice : il coordonne l'action des différents muscles au cours du mouvement volontaire. Il adapte le tonus musculaire et participe au maintien de l'équilibre. Il règle en permanence ces paramètres en fonction des informations sensitives reçues de la périphérie : la position des membres et des segments de membres les uns par rapport aux autres (sensibilité proprioceptive) et la position et le déplacement de la tête et du cou (système vestibulaire). Ces renseignements lui parviennent par l'intermédiaire de structures du tronc cérébral. Le cortex cérébelleux régule l'activité des noyaux moteurs des nerfs crâniens et des centres moteurs médullaires par l'intermédiaire des noyaux du tronc.

Moelle épinière

La moelle épinière est située dans le canal rachidien et s'étend du bulbe au cône terminal au niveau de la première vertèbre lombaire.

Les grandes voies motrices et sensitives la traversent et constituent la substance blanche, située en périphérie (figure 2.8).

Sur une coupe transversale de la moelle, on observe la disposition des différents faisceaux : les voies de la sensibilité proprioceptive et superficielle fine (ou sensibilité lemniscale) cheminent dans les cordons postérieurs de la moelle et constituent les faisceaux de Goll et Burdach.

La sensibilité extralemniscale est véhiculée par les faisceaux spino-thalamique antérieur (sensibilité superficielle non discriminative) et spino-thalamique latéral (sensibilité thermique et algique) tous les deux situés dans le cordon antérieur.

La voie pyramidale siège dans le cordon latéral.

Les voies de la motricité extrapyramidale (faisceaux réticulo-spinal, rubro-spinal, vestibulo-spinal…) se distribuent dans les cordons antérieur et latéral de la moelle.

Toutes les fibres motrices, qu'elles appartiennent au système pyramidal ou extrapyramidal, se terminent au niveau des motoneurones de la corne antérieure et se répartissent aux différents étages médullaires.

La substance grise médullaire est centrée par le canal de l'épendyme. Elle a une forme de papillon constitué de deux cornes antérieures et postérieures et d'une colonne intermédiaire.

La corne antérieure est le siège des corps cellulaires des neurones moteurs (ou motoneurones). C'est à ce niveau que le premier neurone moteur issu de l'encéphale fait synapse avec le second motoneurone. Le neurone périphérique quitte la moelle par la racine antérieure et entre dans la constitution du nerf périphérique.

Les fibres sensitives provenant des récepteurs périphériques atteignent la moelle par la racine postérieure et gagnent la corne postérieure. Celles qui véhiculent la sensibilité extralemniscale se terminent dans la corne postérieure et font synapse avec le deuxième neurone sensitif. Celui-ci croise la ligne médiane et rejoint le faisceau spino-thalamique

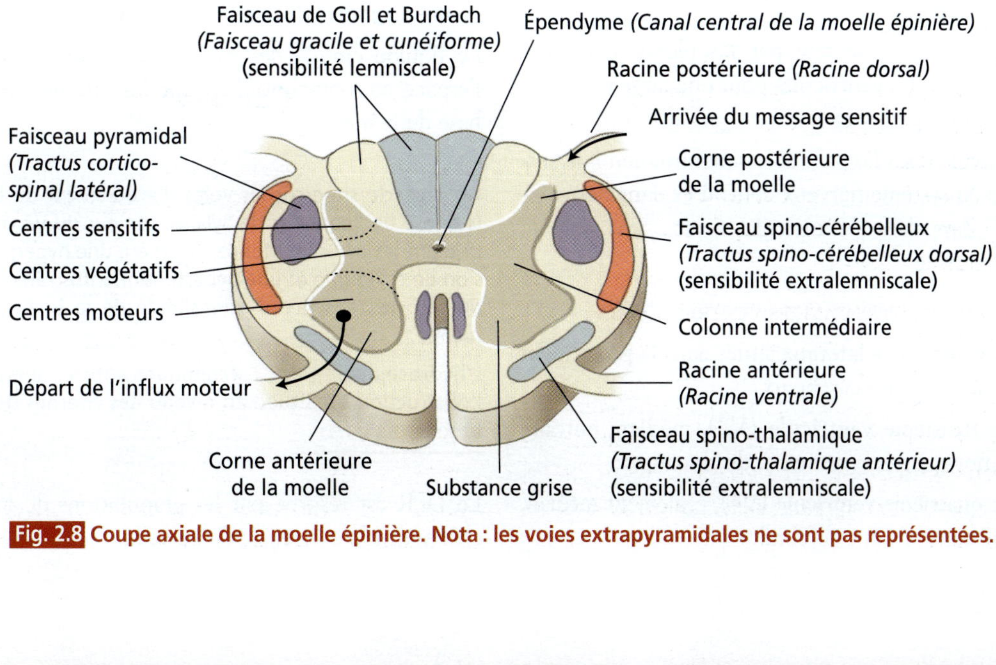

Fig. 2.8 Coupe axiale de la moelle épinière. Nota : les voies extrapyramidales ne sont pas représentées.

controlatéral. La corne postérieure constitue ainsi le point de départ de la voie extralemniscale.

Les fibres de la sensibilité lemniscale transitent par la corne postérieure, rejoignent le cordon postérieur et entrent dans la constitution des faisceaux de Goll et Burdach (voie lemniscale).

SUR LE PLAN FONCTIONNEL, on distingue :

- **Un niveau segmentaire** : la moelle est divisée en plusieurs étages fonctionnels. Chacun comporte une racine motrice droite et gauche qui « sortent » et une racine sensitive droite et gauche qui « arrivent ».

Le niveau vertébral d'émergence des racines hors du canal rachidien détermine le niveau médullaire. Par exemple, le niveau médullaire D4 correspond au segment de moelle d'où naît la quatrième racine dorsale — c'est-à-dire celle qui émerge entre la 4e et la 5e vertèbres dorsales.

Il faut remarquer qu'en raison de la différence de longueur entre la canal rachidien et la moelle, le niveau médullaire ne correspond pas forcément à la vertèbre située en regard. Ainsi, le dernier niveau médullaire S5 est en regard de la première vertèbre lombaire L1.

Le réflexe ostéo-tendineux (ROT) étudié en clinique correspond au réflexe médullaire élémentaire : la percussion du tendon par le marteau-réflexe stimule les fibres sensitives l'innervant. L'information arrive jusqu'à la moelle par la corne postérieure et est transmise aux cellules de la corne antérieure. Les motoneurones ainsi activés stimulent les muscles qu'ils innervent : on observe alors une contraction musculaire en réponse. Le réflexe ostéo-tendineux permet donc d'explorer la boucle afférence sensitive-efférence motrice au niveau d'un seul segment médullaire. Une interruption à un niveau quelconque de cette boucle entraîne la disparition du ROT (maladie du neurone périphérique ou de la racine).

- **Entre plusieurs niveaux médullaires adjacents, il existe des connexions entre les neurones impliqués dans une fonction donnée.** Par exemple, les différents motoneurones innervant les muscles élévateurs de l'épaule sont reliés entre eux.
- **La moelle est aussi le lieu de transit** des grandes voies motrices et sensitives.

Liquide céphalo-rachidien (LCR)

Le système nerveux central (cerveau et moelle) « baigne » dans un liquide stérile, pauvre en cellules (moins de 5 éléments par mm^3) et en protéines (moins de 0,5 g/L). Sa pression est d'environ 12 cm d'eau.

Ce liquide est sécrété par les plexus choroïdes situés dans les ventricules pour une large part (500 à 700 cm^3 par jour).

Il circule dans l'espace sous-arachnoïdien à la surface du système nerveux central et dans des cavités (appelées ventricules) et un canal : l'épendyme.

IL EXISTE QUATRE CAVITÉS VENTRICULAIRES :

- **2 ventricules latéraux** situés dans la profondeur des hémisphères cérébraux ;
- **le troisième ventricule** (V3), médian, entouré des noyaux gris centraux et du thalamus ;
- **le quatrième ventricule** (V4), également médian, situé dans le tronc cérébral.

Les ventricules communiquent par des orifices : le trou de Monro entre les ventricules latéraux et V3, l'aqueduc de Sylvius entre V3 et V4.

Le V4 communique avec le canal de l'épendyme, creusé au centre de la moelle.

Le liquide circule des cavités ventriculaires vers l'espace sous-arachnoïdien par les citernes de la base du crâne.

Un obstacle situé sur les voies d'écoulement du LCR (sténose de l'aqueduc de Sylvius, tumeur du V3 comprimant les trous de Monro...) génère une hyperpression de ce liquide et une hypertension intracrânienne du fait de l'absence d'extensibilité de la boîte crânienne.

L'hydrocéphalie est « communicante » lorsque l'obstruction est située au niveau des citernes de la base.

Le LCR est résorbé par les granulations de Pacchioni, sur la convexité du cerveau.

Système nerveux périphérique

Le système nerveux périphérique comporte les nerfs rachidiens ou périphériques. Leur anatomie et leur physiologie sont expliquées dans le chapitre sur les neuropathies.

Il comprend aussi les nerfs crâniens qui naissent des noyaux du tronc cérébral et sont destinés à la face et au cou. Il existe douze paires de nerfs crâniens.

ON DISTINGUE

- **Les nerfs sensoriels** : le nerf olfactif (première paire des nerfs crâniens ou I), le nerf optique (II) et la huitième paire crânienne (VIII) avec son contingent auditif : le nerf cochléaire et son contingent vestibulaire (impliqué dans le maintien de l'équilibre).
- **Les nerfs moteurs** : les nerfs oculomoteurs (III, IV et VI) permettent les mouvements des yeux ; le nerf facial (VII) assure la motricité de la face : c'est le nerf de la mimique ; le grand hypoglosse (XII) prend en charge la motricité de la langue.
- **Les nerfs sensitifs :** le nerf trijumeau (V) — ainsi nommé parce qu'il est composé de trois troncs principaux — est la cinquième paire des nerfs crâniens. Il assure l'innervation sensitive de la face.
- **Les nerfs mixtes** : les neuvième (IX), dixième (X) et onzième (XI) paires crâniennes prennent en charge la motricité et la sensibilité de la sphère oro-pharyngo-laryngée. Le X a de plus une fonction végétative pour les organes cardio-respiratoires et les viscères.

Nerfs crâniens :

I : N. olfactif
II : N. optique
III : N. moteur oculaire commun ou oculomoteur
IV : N. pathétique ou trochléaire
V : N. trijumeau
VI : N. moteur oculaire externe ou abducens
VII : N. facial
VIII : N. cochléo-vestibulaire
IX : N. glosso-pharyngien
X : N. vague ou pneumogastrique
XI : N. spinal ou accessoire
XII : N. hypoglosse

Système nerveux autonome ou végétatif

Le système nerveux autonome ou végétatif a pour fonction de réguler le milieu intérieur. Il contrôle le système cardio-vasculaire, le système génito-vésico-sphinctérien, la motricité digestive, la motricité pupillaire, les sécrétions sudorales et salivaires...

ON LE DIFFÉRENCIE EN 2 SYSTÈMES : le système nerveux orthosympathique (SNΣ) et le système nerveux parasympathique (SNPΣ). Ces deux systèmes agissent de manière le plus souvent antagoniste (par exemple, action tachycardisante et vasoconstrictrice du SNΣ, effet bradycardisant et vasodilatateur du SNPΣ).

ILS SONT CONSTITUÉS DE :

- **Centres situés au niveau du tronc cérébral et de la moelle.**
- **Un neurone dit préganglionnaire,** cholinergique (qui libère l'acétylcholine, médiateur au niveau de cette synapse).
- **Un ganglion** situé dans la chaîne sympathique latéro-vertébrale, à distance de l'organe qu'il

innerve pour le SN sympathique ; au niveau de cet organe pour le SN parasympathique.

- **Un neurone postganglionnaire** cholinergique dans le SNPΣ, adrénergique (qui libère l'adrénaline, médiateur au niveau de cette synapse) dans le SNΣ.

IL EXISTE EN PERMANENCE UN CONTRÔLE assuré par voie réflexe par les afférences sensitives et provenant de récepteurs particuliers : par exemple, les baro-récepteurs situés au niveau du sinus carotidien et de la crosse aortique activent le SNΣ lorsque la tension artérielle chute lors du passage en orthostatisme, permettant ainsi une vasoconstriction réflexe qui maintient une tension artérielle suffisante. La défaillance de ce système est responsable d'une hypotension orthostatique.

Sémiologie

3

Examen neurologique

Le diagnostic neurologique se fonde sur l'interrogatoire et l'examen clinique du patient.

Interrogatoire

L'interrogatoire est un temps capital car de nombreuses affections neurologiques sont diagnostiquées sur la description du symptôme et son évolution dans le temps (la migraine par exemple). L'interrogatoire est « libre » c'est-à-dire que le patient doit pouvoir exprimer librement sa plainte. Puis il est « dirigé » par des questions adaptées qui visent à préciser les caractéristiques du ou des symptômes (type de la douleur, topographie exacte, facteurs déclenchants ou apaisants…) et leur évolution (le déficit moteur est-il stable ou s'aggrave-t-il ?…).

Il faut bien sûr éviter d'influencer le malade ou de lui suggérer trop fortement les réponses.

Dans la mesure du possible, l'interrogatoire d'un proche, du médecin traitant ou du personnel soignant qui a pris en charge le malade doit être recueilli. Il permet souvent une meilleure anamnèse, notamment quand le patient est dément ou confus.

Il faut réclamer l'ensemble des documents médicaux en possession du patient (radiographies et examens sanguins déjà effectués…) ou du médecin traitant (comptes rendus de consultations ou d'hospitalisations antérieures…). Les médicaments reçus sont également intéressants à connaître, même s'ils sont arrêtés, même s'ils ne sont pas prescrits pour l'affection neurologique.

Examen neurologique

L'examen neurologique est la seconde étape du raisonnement neurologique.

Il nécessite un minimum de matériel : un marteau-réflexe, une pointe mousse, un morceau de coton ou une compresse, une épingle, un diapason et deux tubes de verre rempli l'un d'eau froide, l'autre d'eau chaude.

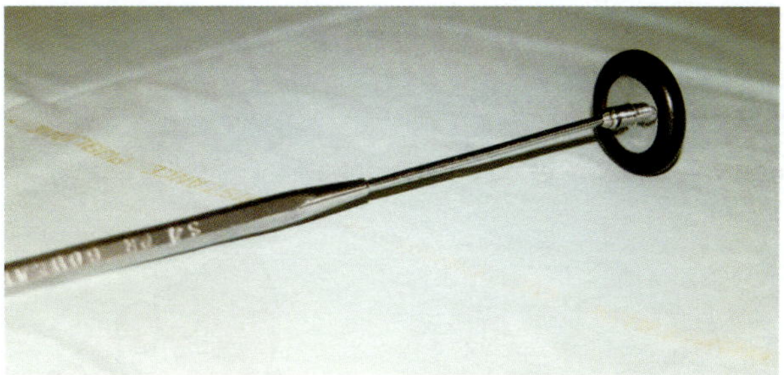

Fig. 3.1 Marteau-réflexe.

Un examen bien fait peut durer une demi-heure ou une heure, parfois plus !

Il se déroule selon un ordre variable, adapté à chaque plainte, mais doit toujours être complet et systématique.

Nous proposons ici un exemple de séquences d'examen.

Examen moteur

Dans un premier temps, le médecin teste la force musculaire : la force globale des 4 membres est appréciée par le maintien de positions s'opposant à la pesanteur. L'incapacité de maintenir la position ou une chute asymétrique d'un côté évoque un déficit moteur.

Manœuvre de Barré : garder les jambes à la verticale, patient couché sur le ventre (décubitus ventral), genoux fléchis à 90°.

Manœuvre de Mingazzini : en décubitus dorsal, hanches et genoux fléchis à 90°.

Le Barré aux membres supérieurs : maintenus horizontalement, coudes tendus, poignets en dorsiflexion maximale. Un déficit discret ne se traduit que par une asymétrie du maintien de la dorsiflexion du poignet, la main déficitaire devenant « creuse » (figure 3.2).

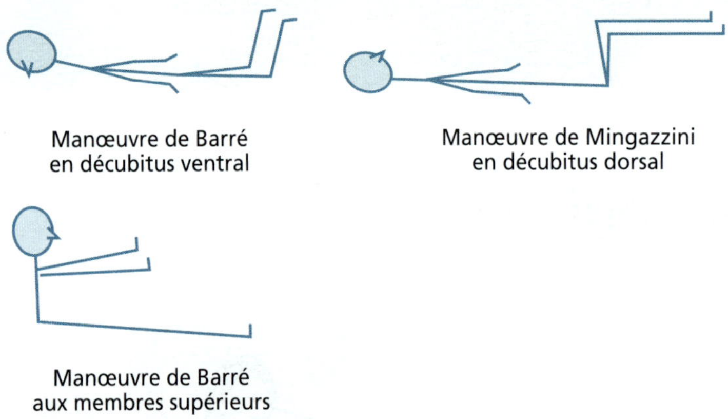

Fig. 3.2 **Manœuvres de Barré et de Mingazzini.**

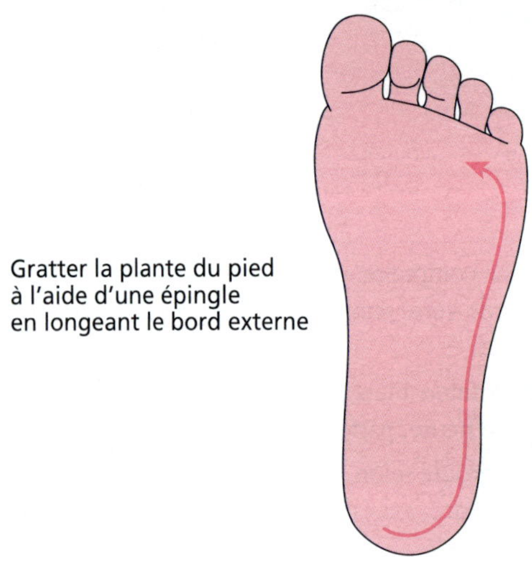

Fig. 3.3 **Recherche du signe de Babinski.**

La force motrice est ensuite testée muscle par muscle : c'est l'examen segmentaire de la force musculaire ou *testing*. Cette étude est parfois faite par le kinésithérapeute qui cote l'effort fourni selon une échelle en 5 grades (voir *Déficits moteurs*).

Les réflexes ostéo-tendineux (ROT) s'étudient à l'aide du marteau. Le patient doit être détendu, les membres relâchés. Le médecin percute le tendon concerné et observe la réponse musculaire.

Tableau 3.1 **Les différents réflexes ostéo-tendineux.**

Aux membres supérieurs	*Aux membres inférieurs*
ROT bicipital	ROT rotulien
ROT tricipital	ROT achilléen
ROT stylo-radial	
ROT cubito-pronateur	

Lorsque l'on gratte le bord externe de la plante des pieds à l'aide d'une pointe mousse, on observe une réponse en flexion des orteils.

Le signe de Babinski est une réponse anormale à type d'extension classiquement « lente et majestueuse » du gros orteil. Il est constamment pathologique et est spécifique d'une atteinte pyramidale (figure 3.3).

L'ÉTUDE DES NERFS CRÂNIENS est systématique et ne doit négliger aucune paire.

IL FAUT AUSSI APPRÉCIER LE TONUS MUSCULAIRE en mobilisant de façon passive les membres et le cou. Le patient doit cette fois encore être détendu. Le tonus peut être diminué (hypotonie) dans une atteinte cérébelleuse, ou exagéré (hypertonie) dans un syndrome pyramidal ou extrapyramidal.

LES MOUVEMENTS VOLONTAIRES sont examinés en observant la gesticulation spontanée du patient et en lui demandant d'effectuer quelques épreuves : mettre le doigt sur le nez ou le talon sur le genou controlatéral, faire les marionnettes ou des moulinets par exemple… Des gestes malhabiles, dépassant leur but, mal coordonnés évoquent une atteinte du cervelet (syndrome cérébelleux). Des mouvements ralentis, enraidis, peu amples s'inscrivent dans un syndrome extrapyramidal (voir *Maladie de Parkinson*).

IL FAUT TOUJOURS METTRE DEBOUT UN PATIENT ALITÉ, SAUF CONTRE-INDICATION MÉDICALE, afin de savoir s'il a un équilibre stable ou non. Il convient aussi de le faire marcher, éventuellement en l'aidant. La marche est riche d'informations : elle révèle un déficit moteur modéré (steppage par exemple), une perte du ballant d'un membre supérieur (voir *Maladie de Parkinson*), une instabilité de la marche et des demi-tours…

Le steppage est caractérisé par une chute de la pointe du pied qui accroche le sol et que le patient compense en levant plus haut le genou. Il traduit un déficit des muscles releveurs du pied.

Examen de la sensibilité

La sensibilité, ou plus exactement les sensibilités, sont explorées méthodiquement, aux 4 membres, à la face et sur le tronc. Lorsqu'il existe un manque de sensibilité (hypoesthésie) à une ou plusieurs modalités, il faut en préciser la topographie.

Celle-ci est reproduite sur un schéma daté qui sert de référence pour suivre l'évolution.

Sensibilité profonde :
- sens de position du gros orteil ;
- diapason (sensibilité vibratoire ou pallesthésie).

Sensibilité superficielle fine :
- épreuve du compas ;
- graphesthésie ;
- stéréognosie ;
- coton ou compresse.

Sensibilité superficielle grossière :
- tact au doigt.

Sensibilité thermo-algique :
- épreuve des tubes d'eau chaude et froide ;
- piqûre.

La sensibilité vibratoire (pallesthésie) est explorée par le diapason que l'on fait vibrer et que l'on place en regard des diverses structures osseuses (coude, poignet, crête iliaque, genou, cheville, articulation métacarpo-phalangienne du gros orteil…).

Pour étudier le sens de position des articulations, on fait bouger le gros orteil ou l'index vers le haut et vers le bas puis on l'immobilise dans une position que le patient doit reconnaître les yeux fermés.

L'épreuve du compas consiste à poser les deux branches du compas sur la peau du patient qui doit normalement sentir deux points de contact. Les branches sont rapprochées progressivement jusqu'à ce que le patient ne distingue plus qu'un seul point. On note cet écartement de compas. S'il est trop important, il existe une atteinte de la sensibilité discriminative.

On peut également dessiner fictivement des chiffres ou des lettres sur le dos des pieds du malade à qui l'on demande de les reconnaître les yeux fermés (sensibilité graphesthésique).

On place un objet (trombone, rondelle de caoutchouc, stylo…) dans la main du patient. Il doit — sans le regarder — palper et reconnaître l'objet. S'il n'y parvient pas, on parle d'astéréognosie.

Étude du champ visuel

Le champ visuel (CV) s'explore facilement en demandant au patient de fixer son regard droit devant (il peut par exemple regarder le nez de l'examinateur). On agite deux doigts successivement dans les quatre quadrants du CV. On demande au malade d'attraper « le doigt qui bouge ».

Une **hémianopsie latérale homonyme** droite ou gauche (HLH) est une amputation du CV droit ou gauche, c'est-à-dire que le patient ne voit rien de ce qui est situé à sa droite ou à sa gauche.

Une HLH évoque une atteinte des voies optiques en arrière du chiasma optique.

Étude des fonctions supérieures

Elle fait partie intégrante de l'examen neurologique.

Sans entrer dans les détails, on peut schématiquement tester la mémoire et l'orientation dans le temps et l'espace en demandant la date, le lieu où l'on se trouve, la date de naissance, le nom du président de la République…

Le langage, les praxies, les gnosies (voir les paragraphes sur l'aphasie, l'apraxie et l'agnosie), le raisonnement et le jugement peuvent également être étudiés en consultation ou au lit du patient. Toutefois, une évaluation plus précise des fonctions intellectuelles nécessite des tests spécialisés, longs à faire passer. Cette évaluation psychométrique est au mieux effectuée par certains psychologues spécialisés.

Conclusion

Au terme d'un interrogatoire bien conduit et d'un examen soigneux et systématique, le diagnostic est souvent fait ou largement orienté. Dans le premier cas, la démarche diagnostique s'arrête là et le médecin a suffisamment d'éléments en main pour proposer une attitude thérapeutique. Dans le second, il demande des examens complémentaires, biologiques, radiologiques ou électrophysiologiques, orientés par sa réflexion clinique pour confirmer son hypothèse. Rares sont les situations où malgré un interrogatoire et un examen rigoureux le diagnostic reste hésitant. Les examens complémentaires sont alors demandés un peu au hasard et ont moins de chance d'apporter la solution.

En conclusion, il faut insister sur le fait que malgré les progrès considérables des techniques biologiques, génétiques, radiologiques…, la neurologie reste une discipline essentiellement clinique.

Céphalées

Généralités

Les maux de tête ou céphalées et les algies faciales constituent un des premiers motifs de consultation en médecine et plus encore en neurologie.

LES CÉPHALÉES PEUVENT AVOIR DES CAUSES MULTIPLES. Nous limiterons notre description à un petit nombre d'entre elles, pour leur fréquence (migraines, céphalées de tension, toutes deux bénignes) ou leur gravité : tumeurs cérébrales, méningites, hémorragies méningées, maladie de Horton doivent être reconnues précocement et traitées.
Parmi les algies faciales, nous étudierons la névralgie essentielle du trijumeau ainsi que l'algie vasculaire de la face.

LE DIAGNOSTIC ÉTIOLOGIQUE est le plus souvent évoqué dès l'interrogatoire. Toute la difficulté réside à reconnaître parmi ces affections celles qui nécessitent des investigations à la recherche d'une lésion intracrânienne.
Les téguments de la face et du crâne, les muqueuses bucco-pharyngées et sinusiennes, l'appareil bucco-dentaire, l'oreille et le globe oculaire sont des tissus sensibles dont la stimulation peut être très douloureuse. À l'opposé, le contenu intracrânien est peu sensible : seuls les méninges, les vaisseaux et les nerfs crâniens sensitifs sont susceptibles d'être douloureux. Néanmoins ces structures peuvent provoquer des douleurs faciales dont la voie emprunte essentiellement le nerf trijumeau : ce sont les douleurs projetées.

Étiologies des céphalées :
- Migraine commune ou accompagnée.
- Céphalée de tension.
- Hypertension intracrânienne (tumeur, malformation vasculaire, abcès...).
- Syndrome méningé (méningite infectieuse, néoplasique, hémorragie méningée...).
- Maladie de Horton.
- Affections locales : ophtalmologiques, ORL, stomatologiques.

Étiologies des algies faciales :
- Névralgie essentielle de Trousseau.
- Algie vasculaire de la face.
- Algies faciales symptomatiques d'une affection ophtalmologique, ORL ou stomatologique.

Céphalées bénignes

Migraine commune

Description

Plus fréquente chez la femme, la migraine touche 15 % de la population. Le plus souvent pulsatile, en hémicrânie alternante tantôt droite tantôt gauche, elle survient toujours par crises (une céphalée continue ne peut pas être une migraine) qui durent de quelques heures à un jour, parfois davantage. Elle s'accompagne de nausées, de vomissements, d'une phono-photophobie qui pousse le (la) malade à s'isoler du bruit et à se mettre dans l'obscurité. Les facteurs déclenchants de la crise sont variés et différents d'un individu à l'autre. Les plus évocateurs sont les facteurs alimentaires (alcool, chocolat), psychologiques (surmenage, stress ou au contraire repos comme dans la « migraine du week-end »), hormonaux (migraine cataméniale = survenant au moment des règles).
Parfois le diagnostic est plus difficile car un ou plusieurs des éléments caractéristiques décrits plus haut font défaut.

Migraine accompagnée

Dans ce cas, la céphalée est annoncée par une aura, c'est-à-dire :
- **des troubles visuels** : taches ou points lumineux (scotomes scintillants) dans un hémichamp visuel ;
- **parfois suivis de troubles sensitifs** (paresthésies d'un hémicorps).

Cette aura dure environ une vingtaine de minutes et disparaît à l'apparition de la céphalée.

Traitement

Il repose selon les cas sur :

LE CONTRÔLE DES FACTEURS DÉCLENCHANTS quand ils sont identifiés (aliments, stress...).

LE TRAITEMENT DE LA CRISE qui doit être instauré dès le début des symptômes (*Gynergène caféiné*, aspirine) ou au début de la céphalée pour les triptans qui sont de puissants vasoconstricteurs artériels (voir *Pharmacologie*).

LE TRAITEMENT DE FOND est indiqué lorsque les crises sont fréquentes (supérieures à une par semaine)

PHARMACOLOGIE

TRIPTANS

SUMATRIPTAN *Imigrane*	comp. 50, 100 mg (posologie max. 300 mg/24 h) sol. injectable 6 mg/0,5 mL SC (posologie max. 12 mg/24 h) spray nasal 10 mg/0,1 mL spray nasal 20 mg/0,1 mL (posologie max. 40 mg/24 h)
NARATRIPTAN *Naramig*	comp. 2,5 mg (posologie max. 5 mg/24 h)
ZOLMITRIPTAN *Zomig*	comp. 2,5 mg (posologie max. 10 mg/24 h)
ÉLÉTRIPTAN *Relpax*	comp. 20 mg et 40 mg (posologie max. 80 mg/24 h)
ALMOTRIPTAN *Almogran*	comp. 12,5 mg (posologie max. 25 mg/24 h)

INDICATION

Traitement de la céphalée de la crise migraineuse : prendre 1 dose dès le début de la céphalée, *et non pas dès le début de l'aura.*

CONTRE-INDICATIONS

Allergie, coronaropathie, AVC, traitement par ergotamine ou méthysergide (*Désernil*).

PRÉCAUTIONS D'EMPLOI

Si l'efficacité de la première dose a été partielle, possibilité de la prise d'une deuxième dose identique. Respecter entre les deux prises au moins 1 h (*Imigrane* injectable), 2 h (*Imigrane* comprimés, *Imigrane* spray, *Zomig*), ou 4 h (*Naramig*). Ne pas prendre une deuxième dose au cours de la même crise si la première dose n'a pas eu d'efficacité.

PHARMACOLOGIE

TARTRATE D'ERGOTAMINE

TARTRATE D'ERGOTAMINE *Gynergène caféiné*	2 comp. dès le début des symptômes, à renouveler si besoin 20 min après. Ne pas dépasser 6 comp. par jour. Ne pas dépasser 10 comp. par semaine. Suppositoires si vomissements intenses.

ACTION

Vasoconstriction artérielle.

INDICATION

♥♥♥ Traitement de la crise migraineuse.

CONTRE-INDICATIONS

♠ Artériopathies oblitérantes.

♠ Insuffisance coronarienne.

♠♠♠ Association aux macrolides (*Érythrocine, Josacine...*) ou aux bêta-bloquants.

PRÉCAUTIONS, EFFETS INDÉSIRABLES

Risque d'ergotisme, c'est-à-dire de nécrose des extrémités par vasoconstriction périphérique en cas de prise concomitante de bêtabloquants ou de macrolides.

PHARMACOLOGIE

ANTIMIGRAINEUX

ANTISÉROTONINERGIQUE *Sanmigran*	Posologie à atteindre progressivement — 3, voire 6 comp./j.
DÉRIVÉ DE L'ERGOT DE SEIGLE *Dihydroergotamine*	30 gouttes ou 1 comp. — trois fois par jour, avant les repas
ANTIDÉPRESSEUR TRICYCLIQUE *Laroxyl*	Posologie à adapter individuellement — Gouttes à 4 % et comp. à 25 et 50 mg
BÊTA-BLOQUANT *Avlocardyl*	1 à 3 comp. de 40 mg

INDICATION

♥♥♥ Traitement de fond des migraines invalidantes.

CONTRE-INDICATIONS

♠♠♠
- *Sanmigran* : prise d'alcool, glaucome, hypertrophie prostatique.
- *DHE* : association aux macrolides, allergie aux dérivés de l'ergot.
- *Laroxyl* : glaucome, hypertrophie prostatique, certaines associations médicamenteuses.
- *Avlocardyl* : asthme, insuffisance cardiaque, bradycardie, bloc auriculo-ventriculaire, phénomène de Raynaud.

EFFETS INDÉSIRABLES

- *Sanmigran* : somnolence, lassitude, nausées.
- *DHE* : nausées.
- *Laroxyl* : sécheresse des muqueuses, constipation, troubles de l'accommodation.
- *Avlocardyl* : peu d'effets indésirables.

ou particulièrement invalidantes. Il repose sur les bêta-bloquants, la pizotifène (*Sanmigran*), la *Dihydroergotamine* (*DHE*), l'amitriptyline (*Laroxyl*).

La migraine est une affection fréquente et bénigne :
- large prédominance féminine;
- hémicrânies alternantes;
- pulsatiles;
- survenant par crises prolongées de quelques heures à un jour;
- favorisée par certains facteurs alimentaires ou hormonaux;
- antécédents familiaux fréquents.

Céphalées de tension

Au moins aussi fréquentes que les migraines, elles sont considérées comme des céphalées psychosomatiques et seraient liées à une contraction anormale ou une difficulté de relâchement des muscles cervicaux. Elles sont bilatérales, souvent continues, à type de pesanteur, de pression sur la nuque et le cou, ou parfois le front et les tempes.

Une simple psychothérapie associée à des anxiolytiques-myorelaxants ou des antidépresseurs constitue la base du traitement.

Hypertension intracrânienne (HIC)

L'HIC reflète l'augmentation du contenu de la boîte crânienne : soit du parenchyme cérébral (œdème cérébral, tumeur), soit du compartiment sanguin (hématome intracérébral), soit du compartiment liquidien (hydrocéphalie). Cette augmentation dans un volume non extensible entraîne une augmentation de la pression intracrânienne d'autant plus marquée qu'elle s'est installée rapidement (hématome).

CLINIQUEMENT, l'HIC associe :

- **Une céphalée** prédominante en fin de nuit ou le matin initialement, puis permanente, d'aggravation progressive.
- **Des nausées,** parfois des vomissements faciles, en jets, qui soulagent la céphalée.
- **De façon inconstante, des signes visuels** (éclipses visuelles transitoires, baisse de l'acuité visuelle).

L'œdème papillaire bilatéral au fond d'œil confirme le diagnostic mais il peut faire défaut, notamment chez le sujet âgé.

- **À un stade tardif apparaissent des signes de souffrance cérébrale diffuse** : ralentissement intellectuel, troubles de la vigilance et surtout les signes d'engagement (notamment mydriase) nécessitant une thérapeutique urgente.

Signes devant faire penser à une HIC :
- céphalées de fin de nuit ou matinales;
- soulagées par des vomissements faciles, « en jet »;
- troubles visuels;
- ralentissement psychomoteur.

LE TRAITEMENT de l'HIC repose sur :

- **Le contrôle de la douleur et des facteurs aggravants** : repos dans la pénombre, sédatifs, contrôle de l'hypertension artérielle, antalgiques.
- **Les corticoïdes** surtout efficaces dans l'œdème tumoral (voir *Tumeurs cérébrales*).
- **Les agents osmotiques** (mannitol ou glycérol) efficaces en urgence mais dont l'effet s'épuise rapidement.
- **L'hyperventilation contrôlée sous intubation** de façon à obtenir une pCO_2 à 30 mmHg (également en cas d'urgence).
- **Surtout, il faut traiter la cause lorsque cela est possible** : exérèse chirurgicale d'une tumeur, évacuation d'un hématome, dérivation d'une hydrocéphalie.

Étiologies de l'HIC :
- tumeurs cérébrales;
- hématomes cérébral, sous-dural ou extradural;
- abcès intracérébral;
- HIC bénigne;
- hydrocéphalie.

Syndrome méningé : hémorragie méningée, méningite

Les méninges (dure-mère, arachnoïde et pie-mère; le liquide céphalorachidien circule entre l'arachnoïde et la pie-mère) constituent les enveloppes du système nerveux central. La présence d'un processus irritatif (sang, agents infectieux…) dans les méninges se manifeste par :

UNE CÉPHALÉE en casque, intense.

LA RAIDEUR MÉNINGÉE : c'est le signe principal : la tentative de flexion de la nuque se heurte à une résistance invincible (alors que les mouvements de latéralité sont préservés) s'accompagnant parfois d'une flexion des membres inférieurs (signe de Brudzinski). L'impossibilité de garder les membres inférieurs étendus quand on les lève au-dessus du plan du lit (signe de Kernig) traduit le même phénomène, de même que l'attitude du patient, prostré, « en chien de fusil ».

LA PHOTOPHOBIE.

LES NAUSÉES ET LES VOMISSEMENTS.

L'HYPERESTHÉSIE CUTANÉE.

Tableau 3.2 Syndrome méningé.

Symptômes	*À l'examen*
céphalées	patient prostré, en chien de fusil
vomissements	raideur de nuque
photophobie, phonophobie	signe de Kernig et de Brudzinski

LA CONSTATATION D'UN SYNDROME MÉNINGÉ CONSTITUE TOUJOURS UNE URGENCE, LE PLUS SOUVENT VITALE. Il faut individualiser deux tableaux différents :

- **L'hémorragie méningée** : la céphalée est apparue brutalement, d'une seconde à l'autre en coup de tonnerre dans un ciel serein, le plus souvent à l'occasion d'un effort.

Le diagnostic est confirmé par le scanner qui visualise une hyperdensité spontanée au niveau des méninges, et/ou la ponction lombaire retrouvant le sang dans le LCR. L'artériographie recherche la cause du saignement, le plus souvent un anévrisme artériel, le traitement reposant alors sur la chirurgie (pose d'un clip sur l'anévrisme) ou sur la neuroradiologie interventionnelle (embolisation endovasculaire à l'aide de particules appelées coils).

- **La méningite** : le syndrome méningé, apparu en quelques heures ou quelques jours s'inscrit dans un contexte infectieux franc avec fièvre et frissons. Un tel tableau impose la ponction lombaire en urgence.

En cas de méningite bactérienne (liquide purulent, à polynucléaires altérés, avec hypoglycorachie), une antibiothérapie prolongée, en perfusion, à forte dose doit être instituée immédiatement car le pronostic vital et fonctionnel dépend de la précocité du traitement.

En revanche, les méningites aiguës virales (liquide clair lymphocytaire, sans hypoglycorachie) sont d'évolution bénigne spontanément. Cependant bien souvent, on ne peut éliminer formellement une méningite bactérienne ; c'est pourquoi, dans le doute, une antibiothérapie est souvent prescrite.

CONDUITE À TENIR : mesures générales et surveillance.

- **Surveillance des constantes hémodynamiques** (pouls, tension artérielle qui doit être impérativement contrôlée en cas d'hémorragie méningée), **de l'électrocardiogramme** (surtout en cas d'hémorragie méningée où il peut être altéré : apparition de troubles du rythme, de troubles de la repolarisation).
- **Surveillance de la température,** surtout en cas de méningite bactérienne : le retour à l'apyrexie confirme l'efficacité du traitement.
- **Surveillance de l'état de conscience** : compréhension des ordres simples, réponse aux stimuli sensoriels (bruit) et nociceptifs (douleur). Surveillance des réflexes pupillaires. Toute aggravation doit bien entendu être signalée au médecin.

Maladie de Horton (ou artérite temporale)

Maladie inflammatoire de l'artère carotide externe et de ses branches (d'où le terme d'artérite), elle touche presque exclusivement les sujets âgés (la moyenne d'âge est de 70 ans). Cette maladie associe :

- **Une céphalée superficielle,** continue, avec des paroxysmes volontiers déclenchés par l'effleurement du cuir chevelu (peigne), de siège temporal ou occipital, irradiant parfois dans le cou ou la mâchoire.
- **Une fièvre** avec amaigrissement, altération de l'état général, et syndrome inflammatoire biologique.
- **Parfois des douleurs musculaires** des racines des membres (pseudopolyarthrite rhizomélique).
- **Des complications oculaires avec risque de cécité** qui font le pronostic de la maladie. Il faut donc reconnaître et traiter la maladie avant leur apparition.

EN FAIT, LE DIAGNOSTIC devra être évoqué systématiquement devant toute céphalée chronique, fièvre ou syndrome inflammatoire inexpliqué du sujet âgé.

L'EXAMEN CLINIQUE recherche une abolition des pouls temporaux, un aspect nodulaire, œdématié ou inflammatoire de la peau en regard des artères temporales.

La confirmation est apportée par la biopsie de l'artère temporale qui peut cependant être normale.

Le traitement repose sur une corticothérapie prolongée.

Algies faciales

Névralgie faciale essentielle ou maladie de Trousseau

C'est une affection à prédominance féminine, touchant les sujets de plus de 50 ans.

La douleur est très brève, paroxystique, fulgurante. Elle survient par accès entre lesquels le patient ne ressent aucune douleur. Elle est ressentie violemment comme une décharge électrique, parfois déclenchée par l'effleurement d'une zone cutanée appelée « zone gâchette », toujours la même chez un même patient. Enfin, le siège de la douleur est strictement unilatéral et limité à un seul territoire du nerf trijumeau, généralement celui du nerf maxillaire supérieur (aile du nez, gencive et lèvre supérieures).

L'examen neurologique est strictement normal.

L'évolution est discontinue, des périodes douloureuses alternant avec des phases de rémission.

L'étio-pathogénie de cette névralgie essentielle, donc sans étiologie retrouvée, reste discutée et mal connue.

Le traitement permet le plus souvent de supprimer ou de diminuer les accès. Il repose sur la prescription de carbamazépine *(Tégrétol)*, de diphénylhydantoïne *(Di-hydan)* (voir *Épilepsie*) ou de clonazépam *(Rivotril)*. En cas d'échec du traitement médical, on peut proposer une destruction du ganglion de Gasser (qui contient les corps cellulaires des neurones sensitifs constituant la cinquième paire des nerfs crâniens), le plus souvent par thermocoagulation par voie percutanée.

Névralgie essentielle de Trousseau :
- douleur fulgurante;
- survenant par accès très brefs;
- pas de fond douloureux permanent;
- strictement limitée au territoire d'une des branches du trijumeau;
- zone gâchette;
- examen neurologique normal.

Algie vasculaire de la face

C'est une affection de cause mal connue que l'on rapproche de la migraine au moins par son mécanisme vasculaire et son traitement. Au contraire de celle-ci, elle touche surtout l'homme.

Elle survient de façon très particulière par périodes douloureuses de quelques semaines ou mois durant lesquelles le patient souffre quotidiennement à la même heure. Chaque accès dure de 30 minutes à 2 heures et s'accompagne d'une injection conjonctivale, d'un larmoiement et d'une rhinorrhée (écoulement nasal). La douleur a un siège fixe souvent rétro-orbitaire au niveau de l'angle interne de l'œil.

Le traitement est comparable à celui de la migraine avec un traitement de l'accès douloureux par antalgiques simples type aspirine ou par dérivés de l'ergotamine *(Gynergène)* et un traitement de fond comprenant les bêta-bloquants *(Avlocardyl)*, le méthylsergide *(Désernil)* ou les corticoïdes. Il faut surtout éviter tout geste local intempestif.

Céphalées et algies faciales symptomatiques

Les algies faciales peuvent être la conséquence de pathologies locales ou locorégionales, notamment oculaires (glaucome), stomatologiques (troubles de l'articulation temporo-mandibulaire, pulpites ou dents incluses…) ou ORL (sinusites…). Ces algies symptomatiques sont permanentes ou intermittentes par crises plus prolongées. Il convient devant la moindre atypie de réaliser des examens complémentaires à la recherche de ces étiologies.

Les céphalées peuvent aussi être symptomatiques d'une cause générale comme par exemple une polyglobulie, une hypertension artérielle mal contrôlée, une hypercapnie…

POINTS CLÉS

▶ Distinguer :
- les **céphalées fréquentes et bénignes** : migraines, céphalées de tension;
- et les **céphalées révélant une affection grave** : méningite, hémorragie méningée, hématome, tumeur cérébrale, maladie de Horton.

Troubles de l'équilibre. Vertiges. Vomissements en neurologie

Introduction

Les troubles de l'équilibre, l'instabilité de la station debout et de la marche, les « vertiges » sont des symptômes fréquents. Il convient de distinguer par un interrogatoire minutieux les sensations vertigineuses qui sont une impression d'instabilité, de déséquilibre et de « tête qui tourne », d'un vertige vrai qui est défini comme une sensation désagréable de mouvement (de rotation le plus souvent) des objets par rapport au malade ou du malade par rapport aux objets : le patient « voit les objets tourner autour de lui », « comme sur un manège ». L'instabilité à la marche peut être source de chutes parfois traumatiques.

Nous étudierons ici les trois grands types d'atteintes responsables de troubles de l'équilibre et de « vertiges » (les guillemets signifient que même s'il s'agit le plus souvent de sensations vertigineuses, le malade s'exprimera en terme de vertiges) : il s'agit des syndromes vestibulaires, cérébelleux et de l'ataxie proprioceptive.

Syndrome vestibulaire

Rappel anatomique

La huitième paire des nerfs crâniens est constituée de deux contingents : le nerf cochléaire responsable de l'audition et le nerf vestibulaire qui participe au contrôle postural.

L'appareil récepteur périphérique du système vestibulaire est le labyrinthe constitué des canaux semicirculaires, de l'utricule et du saccule situés dans l'oreille interne, dans le rocher. Ils sont sensibles aux accélérations et aux décélérations de la tête.

Le nerf vestibulaire naît du labyrinthe, parcourt le conduit auditif interne accolé au nerf cochléaire, atteint le tronc cérébral au niveau du sillon bulbo-protubérantiel et gagne les noyaux vestibulaires situés dans le bulbe.

De ces relais, l'information est transmise au cervelet et aux noyaux oculomoteurs, mais aussi aux noyaux gris centraux et au cortex pariétal, permettant une adaptation posturale du tronc et des yeux.

Sémiologie vestibulaire

Le syndrome vestibulaire se traduit par un vertige vrai plus ou moins pénible. Il s'associe à des nausées et des vomissements.

À L'EXAMEN on retrouve :

- **Une instabilité posturale** avec une tendance — lors de la station debout prolongée les pieds joints — à tomber toujours du même côté. Cette tendance à la chute latéralisée est aggravée ou déclenchée par l'occlusion des yeux, c'est le signe de Romberg vestibulaire.
- **Une déviation de la marche** d'un même côté.
- **Une déviation des index** lorsqu'ils sont pointés droit devant et que le malade ferme les yeux.
- **Un nystagmus** : mouvement périodique des globes oculaires qui comprend une déviation lente alternant avec une secousse rapide (saccade). Il peut être horizontal, horizonto-rotatoire, vertical ou multidirectionnel. Le nystagmus est défini par le sens de la secousse rapide (car elle est plus visible). Le sens de la secousse lente indique le côté de l'appareil vestibulaire lésé. Ainsi, un nystagmus battant vers la droite (la secousse rapide va vers la droite) traduit une lésion du système vestibulaire gauche.

CES SYMPTÔMES TRADUISENT UNE PERTURBATION DE L'APPAREIL VESTIBULAIRE soit au niveau central (à l'intérieur du tronc cérébral et au niveau des efférences à partir des noyaux vestibulaires), soit au niveau périphérique c'est-à-dire au niveau du labyrinthe, du nerf vestibulaire jusqu'à sa terminaison dans les noyaux vestibulaires dans le bulbe cérébral.

Syndrome vestibulaire périphérique

Il se manifeste par un vertige rotatoire intense, pénible, et par des vomissements. À l'examen, la déviation des index, la tendance à la chute, la secousse lente du nystagmus horizonto-rotatoire se font du même côté (du côté opposé à la lésion) : on dit que le syndrome vestibulaire est harmonieux.

Tableau 3.3 Syndrome vestibulaire.

Syndrome vestibulaire central	*Syndrome vestibulaire périphérique*
sensations vertigineuses	vertiges intenses et vomissements
déviation de la marche et des index	déviation de la marche et des index
Romberg mal latéralisé	Romberg bien latéralisé
nystagmus	nystagmus
DYSHARMONIEUX	HARMONIEUX

Tableau 3.4 Syndrome cérébelleux.

Cinétique	asynergie dysmétrie et hypermétrie adiadococinésie dyschronométrie
Statique	instabilité en tous sens non aggravée par la fermeture des yeux élargissement du polygone de sustentation démarche ébrieuse altération des réactions de posture
Hypotonie, dysarthrie et troubles de l'écriture	

LES ÉTIOLOGIES PRINCIPALES comprennent les causes virales (labyrinthite, neuronite vestibulaire), le vertige paroxystique bénin positionnel (grand vertige rotatoire déclenché par le décubitus latéral, très bref, d'évolution bénigne puisque les accès disparaissent en quelques jours ou semaines), la sclérose en plaques (plaque de démyélinisation située à l'entrée du nerf dans le tronc cérébral), la maladie de Ménière (maladie associant des épisodes vertigineux successifs et une perte progressive et irréversible de l'audition) et le neurinome de la huitième paire des nerfs crâniens (tumeur bénigne développée aux dépens des deux contingents cochléaire et vestibulaire).

Vertige paroxystique bénin de position :
- survenue dans des conditions stéréotypées (en se couchant);
- après une brève latence;
- d'un vertige intense et transitoire;
- reproduit par une position précise de la tête (décubitus latéral droit ou gauche);
- régression spontanée en quelques jours ou semaines.

Maladie de Ménière :
- grands vertiges survenant par épisodes successifs;
- bourdonnement d'oreilles et surdité progressive;
- irréversible.

Syndrome vestibulaire central

Les vertiges et nausées sont inconstants. Il existe le plus souvent une sensation assez vague d'instabilité posturale. Le nystagmus est multidirectionnel. À l'examen, la déviation des index, la tendance à la chute, la secousse lente du nystagmus quand ils coexistent ne se font pas toujours du même côté : le syndrome vestibulaire est dysharmonieux.

Examens complémentaires

Différentes techniques d'exploration du système vestibulaire existent. Ce sont les épreuves caloriques (l'instillation d'eau chaude ou froide dans chacun des conduits auditifs externes successivement permet d'obtenir une stimulation de chaque vestibule qui se manifeste par un nystagmus), les épreuves rotatoires (le patient est placé dans un fauteuil et subit une mise en mouvement rotatoire qui stimule les deux vestibules), l'électronystagmogramme ou ENG (technique d'enregistrement du nystagmus spontané ou provoqué par les épreuves précédentes). Ces examens sont utiles pour confirmer l'atteinte vestibulaire et préciser le côté lésé.

Syndrome cérébelleux

Le cervelet est une structure située à la partie postérieure de l'encéphale, à l'étage sous-tentoriel dans la fosse postérieure. Il est impliqué dans la régulation des gestes fins et précis, dans le tonus musculaire, dans les phénomènes d'adaptation posturale, la marche et la station debout.

Son atteinte lors de processus ischémique (accident vasculaire cérébral (AVC) dans le territoire vertébro-basilaire), hémorragique (hématome cérébelleux), tumoral, toxique (alcoolisme aigu ou chronique), paranéoplasique ou dégénératif, est responsable de perturbations du tonus, de la gestualité (syndrome cérébelleux cinétique) et de l'équilibre (syndrome cérébelleux statique).

LE SYNDROME CÉRÉBELLEUX CINÉTIQUE comprend une asynergie (mauvaise synchronisation des différentes phases élémentaires du mouvement), une dysmétrie à type d'hypermétrie (incapacité à régler correctement l'intensité du mouvement en fonction du but à atteindre : celui-ci est dépassé), une adiadococinésie (incapacité d'effectuer des mouvements alternatifs rapides tels que les marionnettes) et une dyschronométrie (retard à la mise en mouvement d'un segment de membre).

En pratique, ces altérations de la motricité sont étudiables lorsque l'on demande au patient de mettre le bout de l'index sur le bout du nez ou le talon sur le genou controlatéral.

Il existe de plus une hypotonie responsable par exemple d'une exagération du ballant des bras à la rotation du tronc.

LE SYNDROME CÉRÉBELLEUX STATIQUE comprend une instabilité de la station debout avec des oscillations en tous sens, non aggravée par la fermeture des yeux, un élargissement du polygone de sustentation (lorsque l'on demande au patient de serrer les pieds, il a tendance à tomber), et une démarche pseudo-ébrieuse en « zigzag », à pas inégaux et hésitants. Les réactions de posture sont anormales : absence de décollement des talons lors de l'accroupissement, élévation des membres inférieurs au-dessus du plan du lit lorsque le patient tente de s'asseoir.

L'ATTEINTE CÉRÉBELLEUSE peut se manifester à travers des troubles de l'écriture (écriture ample et irrégulière) ou de la parole (dysarthrie cérébelleuse scandée et irrégulière) ou encore par un tremblement intentionnel ample et survenant lors des mouvements qu'il gêne parfois considérablement.

Ataxie proprioceptive

L'anatomie des voies sensitives et notamment du système lemniscal est rappelée dans le chapitre consacré à la sémiologie des troubles sensitifs.

Une ataxie proprioceptive est un trouble de l'équilibre résultant d'une perturbation du contrôle exercé par le système lemniscal sur le déroulement des mouvements. En effet, des informations proprioceptives afférentes provenant des articulations et des fuseaux neuro-musculaires sont destinées au cortex sensori-moteur et régulent en permanence le déroulement des gestes et de la marche.

Elle traduit donc une atteinte des cordons postérieurs de la moelle (myélopathie carentielle ou syphilitique) et/ou des grosses fibres myélinisées radiculaires ou tronculaires (voir *Neuropathies périphériques*) mais aussi du thalamus (AVC thalamique) ou du cortex pariétal.

Elle se manifeste par une instabilité de la station debout et de la marche, nettement majorée par la perte du contrôle visuel : dans l'obscurité ou à la fermeture des yeux (signe de Romberg proprioceptif). Cette dernière entraîne chez le sujet debout des oscillations en tous sens non latéralisées. À la marche, les membres inférieurs sont projetés vers l'avant et retombent lourdement sur les talons. Les demi-tours sont très instables. Ces troubles de la marche sont caractéristiques et s'accentuent à l'obscurité ou l'occlusion palpébrale.

Instabilité de la marche

Tendance à la chute latéralisée, aggravée par l'occlusion des yeux (Romberg vestibulaire) → syndrome vestibulaire.

Tendance à la chute non latéralisée, aggravée par l'occlusion des yeux (Romberg proprioceptif) → ataxie proprioceptive.

Tendance à la chute non latéralisée, non déclenchée par la fermeture des yeux → syndrome cérébelleux.

Vomissements en neurologie

Des vomissements isolés peuvent être la seule manifestation d'une affection neurologique. Toutefois, le plus souvent, ils sont associés à d'autres symptômes.

Des vomissements associés à des céphalées évoquent un syndrome méningé, une hypertension intracrânienne ou une migraine. Les caractères de la céphalée sont bien sûr différents selon le diagnostic et ont été détaillés précédemment. Accompagnant des troubles de l'équilibre et des vertiges, les vomissements peuvent s'inscrire dans le cadre d'un syndrome vestibulaire.

Outre les causes digestives, les vomissements sont également observés au cours d'affections cardiovasculaires (malaise vagal, infarctus du myocarde inférieur...), d'intoxications médicamenteuses (intoxication digitalique...) ou de troubles métaboliques (hyponatrémie profonde...).

Causes neurologiques des vomissements :

- migraine;
- syndrome méningé;
- hypertension intracrânienne;
- syndrome vestibulaire périphérique (ou central).

Déficits moteurs central et périphérique

Introduction

L'« ordre » moteur est donné par le cortex frontal (aire frontale ascendante). Il est transmis par la grande voie pyramidale jusqu'aux noyaux moteurs des nerfs crâniens dans le tronc cérébral (innervation motrice de la face) et jusqu'au motoneurone dans la corne antérieure de la moelle (innervation du tronc et des membres). Le second neurone de cette voie de la motricité volontaire appartient au système nerveux périphérique. Il est constitué des nerfs crâniens et des nerfs rachidiens. Ces derniers se regroupent en plexus d'où naissent les nerfs périphériques destinés aux muscles. Le système pyramidal est un système très rapide et très spécialisé.

La motricité est en permanence régulée par des systèmes plurisynaptiques à conduction plus lente : les voies extrapyramidales. Le cervelet et les noyaux gris centraux en sont le point de départ. Ils contrôlent le tonus musculaire et l'adaptent en fonction des informations sensitives profondes reçues en permanence.

Une atteinte du système pyramidal est responsable d'un déficit moteur quantitatif, tandis qu'une atteinte cérébelleuse ou extrapyramidale entraîne un désordre qualitatif de la motricité et du tonus. Nous envisagerons ci-après les déficits moteurs liés à une atteinte centrale ou périphérique de la motricité volontaire.

Tableau 3.5 La force musculaire est cotée de 0 à 5.

0	aucune contraction visible
1	contraction inefficace
2	contraction efficace, mais mouvement impossible contre la pesanteur
3	mouvement possible contre la pesanteur
4	mouvement possible contre résistance
5	mouvement normal

Les paralysies ou déficits moteurs se manifestent par une diminution de la force musculaire de topographie variable : il peut s'agir d'une monoplégie (paralysie d'un seul membre), d'une hémiplégie (paralysie d'un hémicorps c'est-à-dire du membre supérieur et du membre inférieur du même côté respectant ou non l'hémiface homolatérale), d'une paraplégie (paralysie des membres inférieurs), d'une tétraplégie ou quadriplégie (paralysie des quatre membres). On parle de « parésie » lorsque l'atteinte est modérée, et de « paralysie » lorsqu'elle est complète. La paralysie peut être isolée ou associée à des déficits sensitifs (anesthésie, hypoesthésie).

UNE PARALYSIE est due à une lésion de l'un des effecteurs moteurs, du cortex aux muscles. On distinguera plusieurs syndromes selon le niveau de l'atteinte (figure 3.4) :

- **Le syndrome pyramidal** dû à une lésion de la voie pyramidale (voie motrice) à l'intérieur du système nerveux central (hémisphères cérébraux, tronc cérébral, moelle épinière).
- **Le syndrome neurogène périphérique** dû à une lésion du système nerveux périphérique (racines après leur sortie du trou de conjugaison, plexus nerveux, troncs nerveux).
- **Le syndrome myasthénique** dû à l'atteinte de la jonction neuro-musculaire.
- **Le syndrome myogène** dû à l'atteinte du muscle.

Tous ces syndromes ont des caractéristiques cliniques propres qui permettent souvent de les distinguer après un examen attentif. On recueille pour cette distinction 4 types d'informations : existence d'une atrophie musculaire (amyotrophie), de troubles du tonus, de troubles sensitifs associés, de modification des réflexes ostéo-tendineux.

Syndrome pyramidal

Lorsqu'elle vient de se produire, une atteinte massive de la voie pyramidale se manifeste par un déficit moteur flasque, c'est-à-dire hypotonique. En quelques jours ou plus rapidement, l'hypotonie fait place à une hypertonie pyramidale : la paralysie est dite spasmodique car il existe une hypertonie élastique (résistance à l'étirement du membre mobilisé qui se renforce avec le mouvement passif). L'hypertonie spastique prédomine comme la paralysie sur les muscles extenseurs aux membres supérieurs et sur les muscles fléchisseurs aux membres inférieurs. Au décours d'une hémiplégie, l'attitude la plus classique de l'hémicorps paralysé est une flexion du membre supérieur associée à une extension du membre inférieur. La marche — lorsqu'elle est possible — se fait en « fauchant » parce que le membre inférieur est raide, tendu et décrit un arc de cercle à chaque pas tel le geste du faucheur.

Lorsque l'atteinte du membre supérieur est moindre, elle touche les petits muscles des doigts affectant les mouvements fins de la main.

À L'EXAMEN, il existe également un signe de Babinski (extension du gros orteil lorsque l'on gratte le bord externe de la plante du pied), des réflexes ostéo-tendineux anormaux dans le territoire déficitaire, anormalement vifs, diffusés (réponse lors de la stimulation de muscles non concernés par cet arc réflexe), polycinétiques (plusieurs réponses du muscle pour une seule recherche du réflexe) et une trépidation épileptoïde de la rotule ou de la cheville qui peut être recherchée ou spontanée (observée parfois au cours des soins). La paralysie est du côté opposé à la lésion si celle-ci est dans les hémisphères cérébraux ou le tronc cérébral, elle est du même côté que la lésion si celle-ci est dans la moelle épinière.

Syndrome pyramidal :
- déficit moteur;
- hypotonie puis hypertonie spastique;
- signe de Babinski;
- ROT vifs, polycinétiques et diffusés avec extension de la zone réflexogène;
- trépidation épileptoïde de la cheville et de la rotule.

Syndrome neurogène périphérique

À la paralysie sont associés fréquemment des troubles sensitifs (dysesthésies : sensations désagréables anormales sans rapport avec le stimulus; paresthésies : fourmillements) et trophiques. À l'examen clinique, la paralysie est systématisable en terme de territoires nerveux périphériques (racine, plexus ou tronc nerveux, fibres nerveuses distales dans le cas des polyneuropathies), avec à un stade évolué une atrophie des muscles innervés; il existe une hypoesthésie ou une anesthésie à un ou plusieurs modes dans le territoire cutané correspondant ainsi qu'une abolition des réflexes ostéo-tendineux. Des exemples sont donnés dans le chapitre consacré aux neuropathies périphériques.

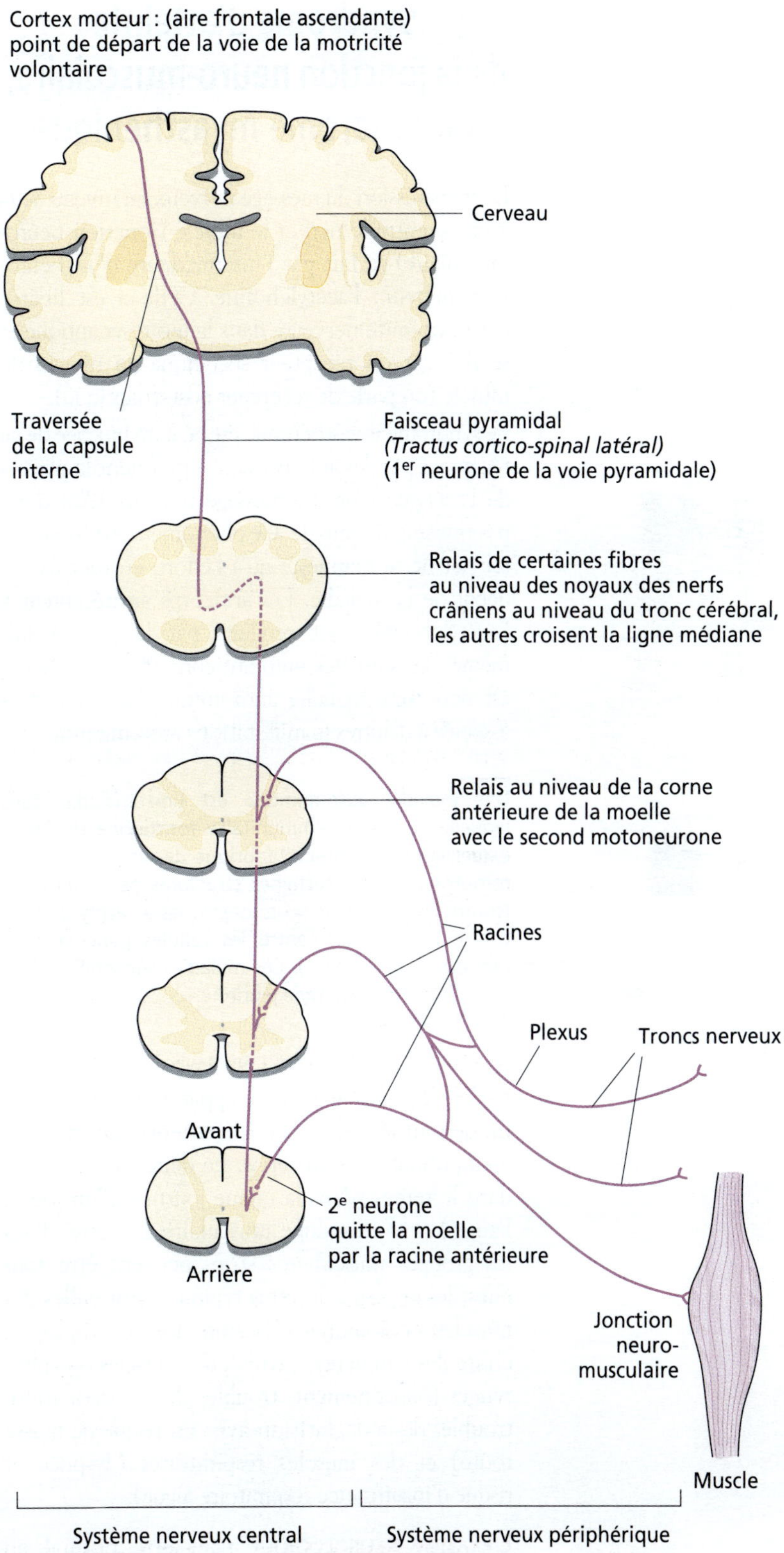

Fig. 3.4 Organisation générale de la motricité.

Syndrome d'atteinte de la jonction neuro-musculaire, ou syndrome myasthénique

La transmission du message nerveux au niveau de la synapse entre le nerf et le muscle (jonction neuromusculaire) se fait par l'intermédiaire d'un neurotransmetteur : l'acétylcholine. Celle-ci est libérée par l'extrémité nerveuse dans la fente synaptique et se fixe sur un récepteur spécifique au niveau du muscle (on parle de récepteur postsynaptique).

Le syndrome myasthénique est lié à un blocage de ce récepteur par des anticorps qui « prennent la place » de l'acétylcholine. Le message nerveux n'est donc pas transmis au muscle. Ce phénomène est intermittent et ne se manifeste qu'à l'effort, en tout cas au début de la maladie. Les anticorps antirécepteur à l'acétylcholine sont produits par le patient lui-même : ce sont des auto-anticorps. La myasthénie est donc une maladie auto-immune et est parfois associée à d'autres manifestations auto-immunes.

Une maladie auto-immune est une maladie dans laquelle le système immunitaire fonctionne de façon excessive et inadaptée. Il fabrique des anticorps qui se retournent contre certaines structures de l'organisme (contre les récepteurs postsynaptiques à l'acétylcholine, contre la thyroïde, contre les cellules pancréatiques fabriquant l'insuline…). Ces maladies surviennent plus volontiers chez la femme jeune.

IL EXISTE TYPIQUEMENT UNE FATIGABILITÉ MUSCULAIRE : le manque de force apparaît à l'effort et en fin de journée, alors que les patients peuvent être asymptomatiques au repos. Le déficit est variable dans le temps (dans la même journée, d'un jour à l'autre) et d'un groupe musculaire à l'autre. Tous les groupes musculaires striés peuvent être touchés, les atteintes les plus typiques sont celles des muscles oculomoteurs (vision double : diplopie ; chute des paupières : ptosis), des muscles oro-pharyngés (nasonnement, troubles de la mastication, troubles de la déglutition avec un risque de fausse route) et des muscles respiratoires (dyspnée et risque d'insuffisance respiratoire aiguë).

L'EXAMEN NEUROLOGIQUE peut être normal au repos. Après effort, il existe un déficit moteur pur, d'intensité variable, touchant un ou plusieurs groupes musculaires. Il n'y a pas de troubles sensitifs, ni d'anomalies des réflexes ostéo-tendineux.

UN CERTAIN NOMBRE DE MÉDICAMENTS USUELS SONT INTERDITS chez les myasthéniques, car ils peuvent majorer les symptômes (certains antiarythmiques, certains antibiotiques…) : la liste de ces médicaments doit être confiée au patient.

LE TRAITEMENT SYMPTOMATIQUE repose sur les anticholinestérasiques. Le traitement de fond repose sur la thymectomie (le thymus participant à la production d'anticorps), les corticoïdes et parfois les immunosuppresseurs, les γ-globulines et les plasmaphérèses dans les formes sévères.

Signes évocateurs de myasthénie :
- déficit musculaire fluctuant, aggravé à l'effort ;
- ptosis variable, diplopie intermittente ;
- troubles de la déglutition, de la phonation et de la mastication fluctuants ;
- femme jeune.

Diagnostic de myasthénie :
- évolution des troubles typique ;
- examen neurologique pauvre ;
- test au glaçon : apparition d'un ptosis ;
- test au *Tensilon* ou à la *Prostigmine* : amélioration du déficit ou du ptosis ;
- bloc neuro-musculaire à l'électromyogramme ;
- anticorps antirécepteurs à l'acétylcholine recherchés dans le sang ;
- recherche d'une hypertrophie ou d'une tumeur du thymus.

Traitement de la myasthénie :
- interdiction de certains médicaments (aminosides, benzodiazépines, barbituriques…) ;
- thymectomie ;
- anticholinestérasiques ;
- traitement immunomodulateur : échanges plasmatiques, immunoglobulines intraveineuses, corticothérapie, immunosuppresseurs.

Syndrome myogène

Il s'agit d'une atteinte des muscles eux-mêmes, d'origine variée (nombreuses causes de pathologies musculaires regroupées sous le terme général de myopathies). L'atteinte motrice est en général symétrique, mais elle n'affecte pas également tous les groupes musculaires. Elle prédomine aux ceintures : l'atteinte de la ceinture pelvienne (psoas, quadriceps, muscles paravertébraux) explique bien les signes notables dès l'inspection : hyperlordose lombaire, marche dandinante, difficultés pour se relever d'une chaise sans l'appui des mains (signe du tabouret). La faiblesse des muscles de la face donne un

PHARMACOLOGIE

ANTICHOLINESTÉRASIQUES			
	Présentation	*Posologie maximale*	*Remarques*
Pyridostigmine *(Mestinon)*	Comp. à 60 mg	5 à 6 comp./j.	
Ambénonium chlorure *(Mytelase)*	Comp. à 10 mg	5 à 6 comp./j.	
Néostigmine *(Prostigmine)*	Amp. à 0,5 mg IM ou IV	1 à 2 amp.	Traitement d'urgence de la crise
Edrophonium *(Tensilon)*	Amp. à 10 mg IV	1 amp.	Test diagnostique

ACTION

Inhibition de la cholinestérase c'est-à-dire de l'enzyme qui dégrade l'acétylcholine. Les anticholinestérasiques augmentent donc le taux du neurotransmetteur dans la fente synaptique et rétablissent la transmission du message nerveux du neurone vers la fibre musculaire.

INDICATION

♥♥♥ Myasthénie.

POSOLOGIE

À atteindre par paliers progressifs.

À adapter à l'efficacité clinique.

Elle est très variable d'un patient à l'autre et chez un même patient d'un moment à l'autre. Il faut éduquer le « myasthénique » pour qu'il module son traitement lui-même et connaisse les signes de surdosage.

EFFETS INDÉSIRABLES

Ils sont en rapport direct avec leur action cholinergique.

Crampes, spasme digestif, nausées et diarrhée, sueurs, hypersalivation, larmoiement, bradycardie, myosis.

PRÉCAUTIONS D'EMPLOI

♠ Asthme, maladie de Parkinson, obstruction digestive ou urinaire.

faciès figé, peu expressif. Les muscles du tronc peuvent également être atteints dans certaines myopathies congénitales (myopathie de Duchenne), responsables d'insuffisance respiratoire précoce chez les enfants atteints. Il existe en général une atrophie musculaire progressive et une hypotonie. Il n'y a pas de troubles sensitifs ni d'anomalie des réflexes ostéotendineux. À un stade évolué des rétractions musculaires et tendineuses peuvent exister.

Principales étiologies des atteintes myogènes :
- dystrophies musculaires (myopathie de Duchenne par exemple) ;
- myopathies inflammatoires (polymyosite…) ;
- myopathies toxiques et médicamenteuses ;
- myopathies métaboliques et endocriniennes (thyroïde…).

Troubles de la sensibilité d'origine centrale et périphérique

Rappel anatomique des voies sensitives

À partir des terminaisons nerveuses situées sur la peau, les muqueuses, les muscles, les tendons, les articulations, les vaisseaux et les viscères, naissent des afférences sensitives qui gagnent la moelle épinière par les racines postérieures.

Le corps du neurone sensitif périphérique est situé dans le ganglion rachidien postérieur.

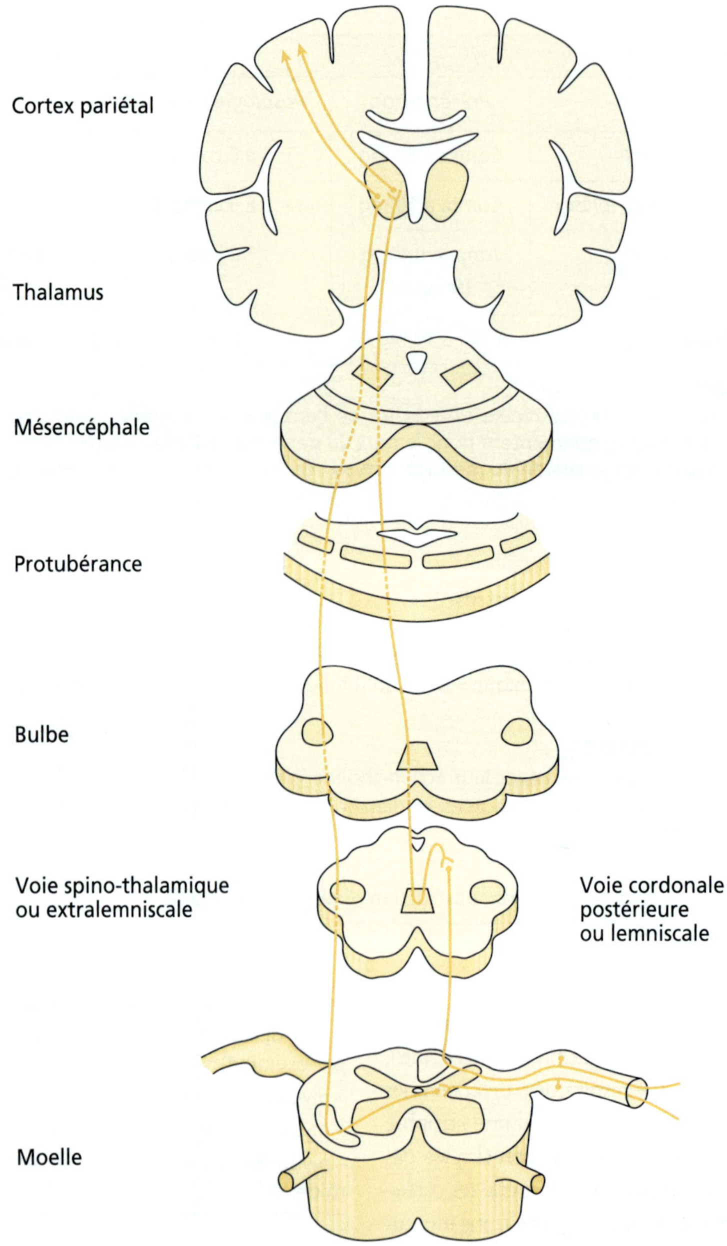

Fig. 3.5 Schéma des voies de la sensibilité lemniscale et extralemniscale.

Les voies de la sensibilité se divisent en deux systèmes anatomiquement et fonctionnellement distincts (figure 3.5) :

- **La sensibilité épicritique** fournit des informations précises (tact fin, proprioception) qui permettent l'exploration et la connaissance du monde extérieur et de notre propre corps.

Elle est véhiculée par le *système lemniscal* : voie directe et rapide, il est constitué de fibres myélinisées de gros et moyen calibre à conduction rapide véhiculant la sensibilité superficielle fine épicritique et la sensibilité profonde ou proprioceptive. Elles montent dans le cordon postérieur de la moelle ipsilatéral (faisceaux de Goll et Burdach).

Le premier relais se fait au niveau bulbaire. Le second neurone décusse (c'est-à-dire qu'il croise la ligne médiane) et constitue le ruban de Reil médian ou lemnisque médian. Il atteint le thalamus spécifique (le noyau ventro-postéro-latéral du thalamus « spécialisé » dans la sensibilité épicritique) où naît le troisième neurone destiné au cortex sensitif pariétal.

- **La sensibilité thermo-algique** a pour fonction la défense de l'organisme : elle reconnaît les stimulations douloureuses et thermiques (chaud et froid) qui constituent un danger pour l'intégrité du corps. Elle a donc une fonction d'alarme.

Cette sensibilité « de protection » est véhiculée par des *voies extralemniscales* : ce système plurisynaptique à conduction plus lente est constitué de petites fibres myélinisées ou amyéliniques véhiculant la sensibilité thermo-algique. Elles se terminent dans la corne postérieure de la moelle où elles font synapse avec diverses fibres qui — directement ou après d'autres relais avec des interneurones — croisent la ligne médiane en avant du canal de l'épendyme et constituent le faisceau spino-thalamique du cordon antéro-latéral de la moelle. Certaines fibres atteignent le thalamus puis le cortex, mais la plupart gagnent la substance réticulée située dans le tronc cérébral et impliquée dans les phénomènes d'éveil et de vigilance. De là partent des fibres destinées au thalamus non spécifique et à d'autres structures.

Caractères sémiologiques

Troubles subjectifs

PARESTHÉSIES : ce sont des sensations anormales, spontanées, non douloureuses, mais parfois désagréables, décrites comme des picotements, des fourmillements, des engourdissements, des sensations de raideur, de décharge électrique, de peau cartonnée, de striction...

HYPERESTHÉSIES : exagération de la sensation tactile (anomalie quantitative).

DYSESTHÉSIES : impression anormale désagréable sans rapport avec le stimulus sensitif.

CAUSALGIES : douleur intense à type de brûlure.

HYPERALGÉSIE : perception douloureuse excessive d'un stimulus douloureux (nociceptif).

HYPERPATHIE : perception douloureuse d'un stimulus normalement indolore.

Troubles objectifs

L'hypoesthésie ou l'anesthésie traduisent une perte de la sensibilité partielle ou complète. L'examen objectif permettra de préciser la topographie du déficit et le type de sensibilité touchée : sensibilité à la douleur et à la température (thermo-algique), tact fin et proprioceptif (épicritique).

LA SENSIBILITÉ DOULOUREUSE est explorée à l'aide d'une épingle, la sensibilité thermique à l'aide d'un tube de verre rempli d'eau chaude ou de glace.

LA SENSIBILITÉ PROFONDE est explorée par :

- **Le sens de position du gros orteil ou des doigts,** que le patient devra déterminer (« en haut » ou « en bas ») les yeux fermés.
- **La préhension aveugle** : si un déficit sensitif important existe, le patient est incapable, les yeux fermés, de saisir avec la main le pouce de la main controlatérale qui a été déplacée par l'examinateur.
- **L'épreuve de Romberg** : si un déficit sensitif important existe, le sujet ne peut demeurer debout, les pieds joints, sans le contrôle de la vue. Il oscille en tous sens, il présente une tendance à la chute non latéralisée.
- **Les vibrations du diapason** appliqué sur les éminences osseuses (phalanges, malléoles, coude, genou) ne sont plus perçues lorsqu'il existe un déficit proprioceptif.
- **La recherche d'une astéréognosie,** c'est-à-dire l'incapacité d'identifier un objet placé dans la main du patient par le tact, sans le contrôle de la vue (*par exemple* : un peigne ou une pièce de monnaie).

Orientation diagnostique et principaux syndromes

Souvent l'analyse sémiologique permet de localiser clairement le niveau de l'atteinte.

Atteinte périphérique

Les réflexes ostéo-tendineux sont diminués ou abolis. La topographie des troubles sensitifs et leurs caractéristiques permettent de distinguer :

Syndrome radiculaire

Il traduit la souffrance d'une ou plusieurs racines dans le canal rachidien ; le trouble sensitif correspond au territoire innervé par ces racines. Il

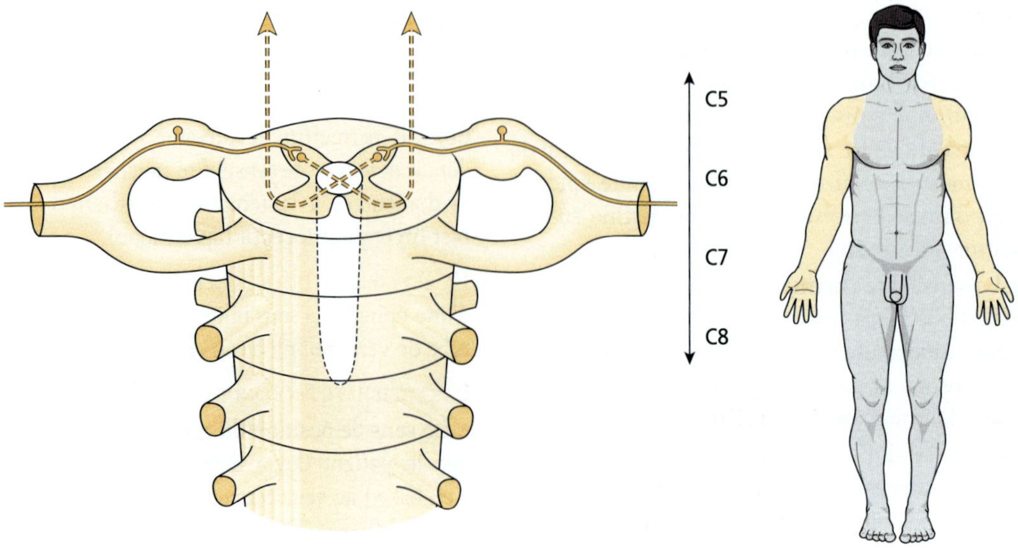

Fig. 3.6 Syndrome syringomyélique : fente centromédullaire étendue de C5 à C8.

Fente centromédullaire étendue de C5 à C8 :
interruption des voies spino-thalamiques de façon bilatérale, aux niveaux C5-C6-C7-C8 à l'origine d'une anesthésie thermo-algique, bilatérale, suspendue, s'étendant de C5 à C8.

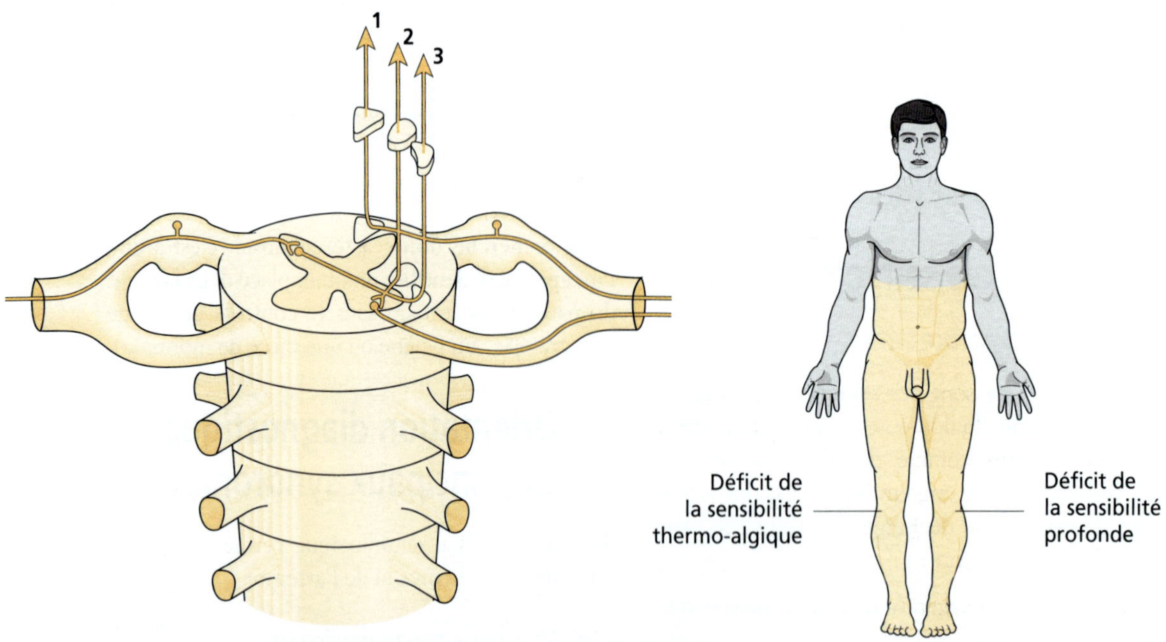

1. Interruption du faisceau cordonal postérieur gauche (*Tractus cordonal postérieur gauche*) : trouble de la sensibilité profonde en dessous de la lésion (niveau D6 [*T6*]) à gauche.
2. Interruption du faisceau pyramidal gauche (*Tractus cortico-spinal latéral*) : syndrome pyramidal du membre inférieur gauche.
3. Interruption du faisceau spino-thalamique gauche (*Tractus spino-thalamique*) : trouble de la sensibilité au chaud, au froid et à la douleur en dessous de la lésion (D6 [*T6*]) à droite. En effet, la voie thermo-algique croise dès son entrée dans la moelle.

Fig. 3.7 Section de l'hémimoelle gauche en D6 (syndrome de Brown-Séquard).

existe souvent une douleur sur ce trajet, augmentée par l'effort, la toux, l'étirement. La sciatique en constitue l'exemple le plus fréquent et typique.

Syndrome polynévritique

Il traduit une souffrance de tous les nerfs périphériques de l'organisme (c'est notamment le cas des neuropathies toxiques ou métaboliques) : les nerfs les plus longs seront touchés en premier : c'est pourquoi les troubles débutent au niveau des pieds, de façon symétrique, ascendante, suivant une topographie en chaussettes, puis en gants lorsqu'ils touchent les membres supérieurs (voir *Neuropathies périphériques*).

Atteinte centrale

On distingue deux niveaux :

Niveau médullaire

Les troubles sont le plus souvent bilatéraux avec souvent une limite supérieure (niveau sensitif) nette qui permet de définir le niveau médullaire d'atteinte.

Syndrome cordonal postérieur

Le tact fin et le sens de position des segments de membre (véhiculés dans les cordons postérieurs) sont altérés.

Syndrome spino-thalamique

La sensibilité à la douleur, au chaud et au froid est altérée.

Syndrome syringomyélique

Une lésion centro-médullaire va interrompre de façon isolée les voies spino-thalamiques qui croisent en arrière de l'épendyme réalisant un trouble de la sensibilité thermo-algique isolé bilatéral et suspendu (figure 3.6).

Syndrome de Brown-Séquard

Il correspond à une section de l'hémimoelle (figure 3.7). Il existe un syndrome cordonal postérieur (voir *supra*) et pyramidal homolatéral à la lésion et un déficit de la sensibilité thermo-algique controlatéral à la lésion.

Niveau encéphalique

Le trouble intéresse alors tout l'hémicorps.

Syndrome thalamique

Caractérisé, en plus de l'hypoesthésie en général à tous les modes, par la présence de douleurs et d'une hyperpathie (le contact de la peau est ressenti comme douloureux).

Syndrome pariétal

Le trouble sensitif intéresse le tact épicritique et proprioceptif et épargne la sensibilité thermo-algique.

Pertes de connaissance

Introduction

Les pertes de connaissance (PC) sont un symptôme fréquent qui traduit :

- **Soit une perturbation réversible du fonctionnement de la substance réticulée** (structure du tronc cérébral responsable du maintien de l'éveil) : c'est une *syncope*.
- **Soit une perturbation aiguë de l'électrogenèse corticale** : c'est une *crise comitiale ou épileptique*.

Dans la mesure où le médecin assiste rarement à la perte de connaissance, l'interrogatoire du patient et des témoins est fondamental pour orienter l'enquête étiologique vers une anomalie neurologique (épilepsie) ou vers une anomalie cardiologique ou métabolique (syncope).

Crises comitiales

Elles sont dues à la décharge brusque et synchrone de tout ou partie des neurones du cortex cérébral. Cliniquement, les principaux types de crises comitiales sont les crises généralisées, où la décharge concerne l'ensemble du cortex cérébral, et les crises partielles, où la décharge concerne seulement une partie du cortex cérébral (voir *Épilepsie*). Seules les crises généralisées peuvent provoquer une perte de connaissance. La durée totale d'une crise généralisée (pour les 3 phases) est de 5 à 10 minutes. Le déficit postcritique peut durer plusieurs heures, parfois plus de 24 heures.

Une crise focale peut se généraliser secondairement : dans ce cas, l'« aura », constituée par les signes focaux initiaux, permet de localiser la lésion à l'origine de la crise. Les éléments les plus importants pour diagnostiquer rétrospectivement une crise sont la morsure du bord latéral de langue, la confusion et l'amnésie postcritique.

La perte d'urine est classique mais elle n'est ni constante (vessie vide au moment de la crise), ni spécifique (une syncope peut entraîner une vidange vésicale).

Pertes de connaissance brèves non épileptiques

Syncope

C'est une PC liée à une hypoxie cérébrale aiguë par baisse du débit cardiaque. La PC est brève (quelques secondes le plus souvent, jamais plus de 3 minutes qui correspondrait à une ischémie cérébrale irréversible), de début brutal, accompagnée d'une pâleur extrême, et n'est pas suivie d'une confusion postcritique ; le patient est inerte pendant la PC. Elle peut survenir sans prodrome (syncope à l'emporte-pièce), ou bien être précédée d'une lipothymie (sensations de malaise général, avec impression de tête vide, de bruit dans les oreilles, parfois avec des nausées et des sueurs) s'il s'agit d'une syncope vagale.

Les principales causes des syncopes à l'emporte-pièce sont cardiaques : troubles du rythme ou de la conduction cardiaques (tachycardie ou bradycardie extrême), obstacles à l'éjection ventriculaire (rétrécissement aortique, cardiomyopathie obstructive).

Des mécanismes vasculaires (hypotension orthostatique, hypovolémie par déshydratation ou hémorragie) peuvent également être à l'origine de syncopes, volontiers précédées de prodromes.

La syncope vaso-vagale est fréquente et bénigne : elle est due à une hyperréactivité du système parasympathique, responsable d'une vasodilatation périphérique qui provoque une chute tensionnelle ; elle se manifeste lors de circonstances stéréotypées (stress dû à la vue du sang, chaleur, émotion...), souvent sur un terrain émotif. L'évocation de ce diagnostic permet de ne pas entreprendre des explorations cardiaques invasives.

Hypotension orthostatique :

- syncope survenant dans un contexte précis : lors d'un redressement ;
- précédée de prodromes : vision floue, malaise... ;
- hypotension orthostatique objectivée par la perte de 3 points de tension artérielle systolique ou plus ;
- favorisée par la déshydratation et les médicaments hypotenseurs.

Hypoglycémie

Elle peut entraîner des malaises lipothymiques et des pertes de connaissance prolongées, pouvant aller jusqu'au coma. Elle est favorisée par le jeûne, survient surtout à distance des repas et est précédée de signes prémonitoires : asthénie, fringale, sueurs, anxiété, irritabilité, palpitations... Elle est parfois accompagnée de déficits neurologiques transitoires (diplopie, déficit moteur...). Elle n'entraîne qu'exceptionnellement des PC brèves.

Hystérie

L'hystérie est une cause fréquente de PC : le diagnostic est évoqué si la PC a lieu en public, accompagnée de phénomènes caricaturaux et spectaculaires (pleurs, cris, agitation...), avec une chute non traumatisante, sans morsure de langue ni perte d'urines. La crise peut parfois être interrompue par la persuasion, ce qui est un argument supplémentaire pour penser que la PC n'était pas complète.

DÉMARCHE INFIRMIÈRE

PERTE DE CONNAISSANCE

Prendre le pouls : pouls imprenable, lent ou rapide et filant, pouls normal ?

Observer la couleur des téguments : pâleur ?

Allonger le patient.

Appeler ou faire appeler le médecin.

Rechercher des lésions traumatiques et des plaies.

S'enquérir des circonstances de survenue : à jeun ? lors du lever ? à l'effort ? autre ?

Interroger le patient à la recherche d'une phase prodromique (malaise général, vision trouble, fringale...).

Rechercher des mouvements anormaux.

Surveiller la reprise de conscience : est-elle progressive ? Y a-t-il une confusion postcritique ?

Comas

Rappels physiopathologiques Définitions

La vigilance est définie comme l'état d'activation cérébrale physiologique qui permet une adaptation des réponses du sujet aux sollicitations du monde extérieur. Associée à l'intégrité des fonctions mentales, elle participe à l'élaboration de la conscience (« connaissance de soi et de l'environnement »).

La vigilance est une fonction du tronc cérébral, plus précisément de la formation réticulaire activatrice ascendante qui a de nombreuses connexions avec le thalamus et le cortex cérébral. On décrit une activité tonique de la formation réticulaire impliquée dans l'état d'éveil et une modulation de cette activité par des afférences sensitives et sensorielles responsable de la réaction d'éveil.

Le coma est un trouble de la vigilance non réversible par les stimulations.

EN PATHOLOGIE, il existe une continuité entre l'obnubilation, la stupeur, le coma et la mort cérébrale :

- **L'obnubilation** est un état ressemblant à celui du sujet en train s'endormir : il peut être réveillé transitoirement et incomplètement par des stimulations auditives ou nociceptives fortes; il peut produire quelques réponses verbales rares et incomplètes.
- **La stupeur est plus sévère :** les réponses verbales sont impossibles mais on peut encore obtenir l'exécution de quelques ordres simples.
- **Le coma** est une perte des fonctions de la vie de relation avec une conservation au moins partielle des fonctions de la vie végétative; il existe de rares voire pas de réponses aux stimulations douloureuses. La gravité du coma provient de son association fréquente à des troubles respiratoires qui mettent en jeu le pronostic vital.

LE COMA peut survenir au cours de l'évolution de tout processus lésant les hémisphères cérébraux ou le tronc cérébral (tumeur, abcès, accident vasculaire cérébral…). Ces structures peuvent être atteintes simultanément au cours d'affections toxiques (surdosage en médicaments hypnotiques) ou métaboliques (insuffisance hépatique évoluée, décompensation diabétique…). S'il existe un processus expansif à l'origine du coma, un engagement peut survenir (voir *HIC*) avec un risque vital.

Examen d'un patient dans le coma

L'examen général recherche d'abord un trouble de l'hémodynamique (état de choc) ou une défaillance respiratoire pouvant nécessiter un traitement immédiat :

L'EXAMEN NEUROLOGIQUE :

- **Il recherche une asymétrie dans les réactions des 2 hémicorps**, qui est en faveur d'une lésion focale à l'origine du coma :

– *asymétrie du tonus* (un membre retombe plus lourdement sur le plan du lit que l'autre);

– *asymétrie des réflexes ostéo-tendineux*;

– *asymétrie des réponses aux stimulations nociceptives de la face* (mimique spontanée ou manœuvre de Pierre-Marie et Foix : la pression bilatérale du nerf facial derrière la branche montante de la mandibule provoque une asymétrie faciale) ou des membres (lors de la torsion du mamelon, du pincement

Tableau 3.6 Classification du coma en stades.

Stade du coma	Terminologie associée au coma	Critères définissant le stade du coma
Stade I	Coma vigile ou obnubilation	Réponses aux stimulations verbales simples plus ou moins adaptées
Stade II	Coma réactif ou stupeur	Réponses aux stimulations nociceptives adaptées
Stade III	Coma aréactif ou profond	Absence de réponses aux stimulations nociceptives
Stade IV	Coma dépassé ou mort cérébrale	Arrêt des fonctions végétatives

Tableau 3.7 Échelle de Glasgow (*Glasgow Coma Scale*).

Ouverture des yeux	
– spontanée – au bruit – à la douleur – jamais	4 3 2 1
Meilleure réponse verbale	
– orientée – confuse – inappropriée (mots) – incompréhensible (sons) – aucune	5 4 3 2 1
Meilleure réponse motrice	
– exécution des ordres – orientée (flexion adaptée) – évitement (flexion non adaptée) – décortication – décérébration – aucune	6 5 4 3 2 1
Total	***3 à 15 pts***

des membres supérieurs ou inférieurs) ; à un stade avancé, il peut exister des réactions de décortication (hypertonie en flexion aux membres supérieurs et en extension aux membres inférieurs) ou de décérébration (hypertonie en extension aux 4 membres, associée à des mouvements d'enroulement des bras).

- **Il étudie la motricité des globes oculaires :**

– *motricité spontanée* : une déviation conjuguée (c'est-à-dire dans la même direction) des yeux associée à une hémiplégie du côté opposé est évocatrice de lésion hémisphérique ipsilatérale ; on dit que le patient « regarde » sa lésion ;

– *motricité provoquée* (recherche des réflexes oculo-céphaliques, en faisant tourner la tête brusquement, les paupières maintenues ouvertes) : on observe normalement une déviation des yeux du côté opposé à la déviation de la tête (phénomène des yeux de poupée) ; chez le patient comateux, ceci est en faveur d'une intégrité du tronc cérébral ; on peut également rechercher les réflexes oculo-vestibulaires en irriguant les conduits auditifs avec de l'eau glacée : la réponse physiologique consiste en une déviation conjuguée du regard vers le conduit irrigué.

- **Il étudie la taille des pupilles et leur réactivité à la lumière** par éclairage direct (réflexe photomoteur) ou de l'autre pupille (réflexe consensuel) : ces éléments donnent de bonnes indications sur le niveau de l'atteinte en cas de lésion du tronc cérébral.

DÉMARCHE INFIRMIÈRE

AUPRÈS D'UN PATIENT AVEC TROUBLES DE LA VIGILANCE

Observation du malade

C'est un temps essentiel du rôle infirmier. Toutes les modifications cliniques doivent être prises en compte et signalées rapidement au médecin afin qu'il puisse entreprendre les adaptations thérapeutiques qui s'imposent. Outre les complications générales éventuelles (infection, déshydratation, état de choc débutant....), il faut détecter précocement une aggravation neurologique. Pour cela, à intervalles réguliers précisés par le médecin, on notera sur la feuille de surveillance :

– la profondeur du coma, que l'on peut coter selon le score de Glasgow, en précisant la valeur des 3 items : E = ouverture des yeux (« eye » en anglais), V = réponse verbale, M = réponse motrice ; par exemple, score de Glasgow à 7, E = 2, V = 2, M = 3 ;

– aspect des pupilles : myosis, mydriase, inégalité pupillaire pouvant être le premier signe d'un engagement (voir *Tumeurs*) ;

– état respiratoire : type de la respiration, fréquence respiratoire, coloration cutanée (cyanose) ;

– état circulatoire : pouls, tension artérielle, coloration cutanée (pâleur ou marbrures) ;

– température, diurèse, vomissements, selles...

Interrogatoire de la famille et de l'équipe de secours

Les antécédents du malade, les médicaments qu'il prenait et le mode d'installation du coma sont essentiels à connaître. L'infirmière participe au recueil de ces informations capitales, particulièrement lorsqu'elle prend en charge le patient comateux dès son arrivée dans le service. Les renseignements que l'on peut avoir à ce moment-là auprès de l'équipe qui a pris en charge le patient initialement (SAMU, pompiers...) ou auprès de l'entourage, sont de grande valeur et seront beaucoup plus difficiles à retrouver quand les premiers témoins seront repartis. Ils doivent être précieusement colligés.

Finalement, la profondeur du coma peut être cotée selon l'échelle de Glasgow : appréciation de l'ouverture des yeux, de la meilleure réponse motrice aux stimulations douloureuses et de la meilleure réponse verbale; la cotation va de 3 (coma profond) à 15 (sujet sain).

▶ **Enfin, l'examen général recherche des éléments d'orientation étiologique :** hémorragies du cuir chevelu en faveur d'un traumatisme crânien, traces d'injections intraveineuses en faveur d'un coma toxique, dyspnée périodique évocatrice d'un coma métabolique.

DÉMARCHE INFIRMIÈRE

COMAS

Quelle que soit la gravité initiale, tout patient dans le coma doit être traité comme s'il devait guérir. En effet, un pronostic considéré comme défavorable initialement peut s'améliorer et il est alors extrêmement important que toutes les mesures de « nursing », en particulier le positionnement correct des segments de membres, aient été correctement réalisées pour que la réadaptation ultérieure puisse se faire dans les meilleures conditions.

LES MESURES À PRENDRE SONT LES SUIVANTES :

• ***Positionnement du patient pour éviter l'encombrement bronchique :*** à plat, avec des latéralisations plusieurs fois par jour pour prévenir la survenue d'atélectasies (quand un bouchon muqueux obstrue une bronche, le segment pulmonaire qu'elle ventile se collabe; il faut donc lutter contre l'encombrement bronchique et prévenir la formation de ces bouchons par des aérosols fluidifiants et une kinésithérapie respiratoire énergique). Certains patients sont intubés ou trachéotomisés pour lutter plus efficacement contre l'encombrement bronchique : les aspirations fréquentes et la surveillance de la perméabilité de la sonde d'intubation (par des instillations de sérum physiologique ou d'eau bicarbonatée) et de la canule de trachéotomie sont également fondamentales.
• ***Aérosols mucolytiques et antibiotiques.***
• ***Positionnement correct des segments de membres :*** poignets et mains laissés en position fonctionnelle (resserrées autour d'une boule de tissu par exemple), cales antiéquins pour les pieds (pour éviter la rétraction des tendons d'Achille).
• ***Surveillance des mollets*** à la recherche de signes précoces de phlébite (rougeur d'un mollet qui devient plus tendu); mise en place de cerceaux autour des membres inférieurs.
• ***Prévention des escarres.***
• ***Toilette, soins de bouche*** (enlever les appareils dentaires), ***soins d'yeux*** (enlever les lentilles de contact, instiller régulièrement du collyre puisque le clignement spontané a disparu).
• ***Surveillance de la propreté des points de perfusion*** (veines périphériques ou cathéters centraux).
• ***Surveillance de l'alimentation*** par sonde gastrique ou parentérale.

Diagnostic différentiel d'un coma

Locked in syndrome

Il est dû à une ischémie bilatérale de la partie inférieure de la protubérance. La seule mobilité autorisée par cette lésion est l'ouverture des yeux et la verticalité du regard, puisque les fibres responsables de la motricité des membres et de la motricité du carrefour pharyngo-laryngé ont été lésées. Ces patients, souvent admis avec un diagnostic de coma profond, sont donc parfaitement conscients et l'établissement d'un code selon l'ouverture et la fermeture des paupières et les mouvements verticaux des yeux est la seule possibilité de communication avec eux.

Mutisme akinétique

Cet état est dû à des lésions frontales bilatérales, après plusieurs accidents vasculaires par exemple. Ces patients ne parlent pas, n'ont aucune activité spontanée ni sur ordre, alors qu'ils n'ont pas de lésion des voies motrices, à la différence du cas précédent. Ils ont cependant certains signes d'éveil : ouverture des yeux, avec quelques mouvements conjugués des globes oculaires et parfois conservation d'un clignement à la menace. Il est cependant impossible de mettre en évidence chez ces patients les signes d'une activité consciente.

Simulation et accident de conversion hystérique

Le contexte, les conditions de survenue, l'absence d'anomalie neurologique objective, la résistance à l'ouverture des yeux et la conduite d'évitement lors de la chute des bras sur le visage (chez un patient dans le coma, la main chute lourdement sur le visage lorsqu'on la laisse retomber sur le patient en position allongée) font évoquer la simulation. L'EEG est normal. Ce diagnostic doit être posé avec une extrême prudence et une surveillance clinique est toujours nécessaire puisqu'un authentique coma peut survenir ultérieurement, si le patient a absorbé des tranquillisants par exemple.

Principales causes des comas

LES COMAS sont dus à 2 grands ordres de causes :

▶ **Les lésions intracérébrales** retentissant soit sur les hémisphères cérébraux, soit sur le tronc cérébral : traumatismes crâniens, tumeurs et œdème péritumoral, abcès, infarctus, hématomes…

Les causes toxiques et métaboliques qui retentissent sur l'ensemble de ces structures : intoxications médicamenteuses (volontaires ou involontaires), intoxication par l'oxyde de carbone (poêles à charbon mal réglés), décompensations diabétiques (acidocétose, coma hyperosmolaire), insuffisance hépatique ou respiratoire évoluée…

En dehors du contexte qui peut orienter d'emblée vers une cause précise, les comas « lésionnels » peuvent être suspectés sur une asymétrie de l'examen clinique (présence d'une hémiplégie, d'une asymétrie pupillaire…), qui n'existe pas lors d'un coma métabolique ou toxique.

POINTS CLÉS

1. Devant tout **trouble de la vigilance**, il faut apprécier sa profondeur (par exemple par l'échelle de Glasgow), et rechercher d'autres signes de gravité : examen des pupilles (aspect, réactivité), respiration (fréquence, régularité), hémodynamique (pouls, tension).

2. Le **coma** peut être dû à une souffrance diffuse de l'encéphale, liée à une cause toxique ou métabolique, mais aussi à une lésion focale touchant notamment le tronc cérébral, d'où la nécessité d'un examen neurologique complet à la recherche de signes de localisation.

Aphasie, apraxie et agnosie

Ces termes correspondent à des perturbations de trois secteurs majeurs des fonctions cérébrales : le langage (aphasie), le geste (apraxie) et la reconnaissance de l'environnement et de soi-même (agnosie). On parle de fonctions instrumentales que l'on oppose aux activités intellectuelles que sont le raisonnement, la mémoire et les capacités de jugement.

Aphasie

Il s'agit de l'ensemble des perturbations pathologiques du langage écrit ou oral. Le trouble porte donc sur l'expression et/ou la compréhension et n'est pas lié à un état démentiel, ni à une atteinte sensorielle (hypoacousie gênant l'audition et donc la compréhension par exemple), ni à un dysfonctionnement de la motricité pharyngo-laryngée. Dans ce dernier cas, seule la production est altérée et l'on parle de dysarthrie.

Données anatomiques

Les descriptions données ci-dessous ne sont valables que pour les sujets droitiers. Les centres du langage sont situés dans l'hémisphère cérébral gauche, appelé par commodité hémisphère « dominant ». Chez les sujets gauchers, les localisations sont plus difficiles et plus aléatoires, même

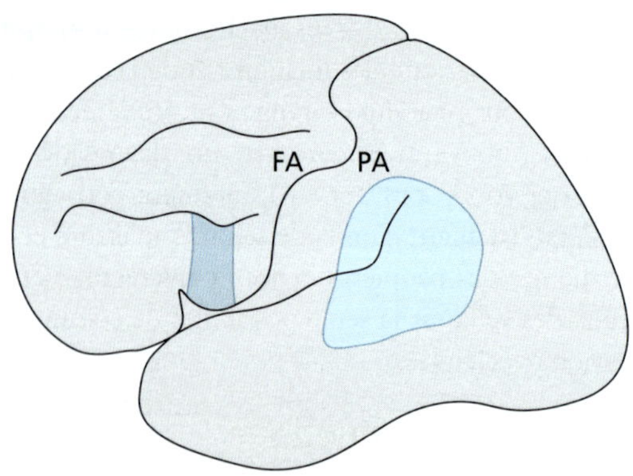

FA : frontale ascendante
PA : pariétale ascendante
Aire de Broca
Aire de Wernicke

Fig. 3.8 Vue externe de l'hémisphère gauche.

si les régions impliquées dans le langage sont situées plus souvent dans l'hémisphère gauche aussi.

DEUX RÉGIONS DU CORTEX CÉRÉBRAL sont principalement impliquées dans le langage :

- **Une région antérieure,** frontale correspondant au pied de la troisième circonvolution frontale (figure 3.8) appelée région de Broca.
- **Une région postérieure,** temporo-pariétale (figure 3.9) appelée région de Wernicke.

DES FAISCEAUX DE FIBRES (le faisceau arqué) associent ces deux régions entre elles et leur atteinte pourra aussi être à l'origine d'une aphasie dite de « conduction ».

Aspects cliniques

L'examen clinique comporte toujours une analyse du langage oral (expression et compréhension) et langage écrit (lecture et écriture en étudiant toujours l'expression et la compréhension).

L'ATTEINTE DE LA RÉGION DE BROCA va être responsable d'une aphasie de Broca où les troubles prédominent sur l'expression alors que la compréhension est moins atteinte. Le patient parle peu, simplifie les phrases (agrammatisme : « pas hôpital » pour dire « je ne vais pas à l'hôpital »), a souvent des difficultés pour articuler (troubles arthriques). Il est habituellement conscient de son trouble et le vit douloureusement. Ce type d'aphasie s'associe souvent à une hémiparésie motrice ou sensitivo-motrice droite.

L'APHASIE DE WERNICKE est due à une lésion de la région du même nom. Elle se caractérise par un patient « bavard » mais que l'on ne comprend pas. Il utilise des mots qui n'existent pas (jargon), parle abondamment (logorrhée) et présente souvent des troubles importants de la compréhension. Habituellement, il n'est pas conscient de son handicap et « s'énerve » facilement parce qu'on ne le comprend pas. Une hémianopsie latérale homonyme droite (amputation de tout un hémichamp visuel, le patient ne percevant pas ce qui est sur sa droite) est souvent présente.

À CÔTÉ DE CES PRÉSENTATIONS PURES, on observe de nombreuses autres possibilités que l'on peut associer, plus ou moins facilement, à d'autres zones anatomiques lésées. Lorsque le patient ne peut plus lire (en l'absence d'atteinte visuelle), on parle d'alexie. Lorsque le sujet n'arrive plus à écrire, on dit qu'il est agraphique.

Principe de prise en charge

L'étude de l'aphasie est souvent très descriptive afin de savoir comment faciliter la rééducation : ébauche orale ou langage écrit. La rééducation est assurée par les orthophonistes et demande une importante participation au patient qu'il faut savoir encourager. La récupération est souvent lente et partielle avec conservation d'un niveau de trouble plus ou moins grand en fonction de l'étiologie.

DÉMARCHE INFIRMIÈRE

APHASIE

Il faut encourager les patients conscients de leur trouble qui présentent souvent une réaction dépressive et tenter de canaliser ceux qui n'ont pas notion de leur handicap et essayer de les comprendre. Dans tous les cas, il faut utiliser un langage simple, mais pas infantile, le patient devant acquérir de nouveaux automatismes et tenter d'établir une communication. Il faut expliquer tout cela à l'entourage et préciser que le patient n'est pas « fou », mais présente une lésion du cerveau dans un centre régissant le langage.

Apraxie

C'est un trouble affectant la réalisation d'un geste ou une succession de gestes qui n'est pas dû à une atteinte de la motricité volontaire ou à une incoordination motrice et qui s'observe en l'absence de trouble de la compréhension.

Données anatomiques

Les centres d'intégration des différentes fonctions motrice, sensitive, sensorielle et intellectuelle sont au niveau des zones associatives pariétales (figure 3.9).

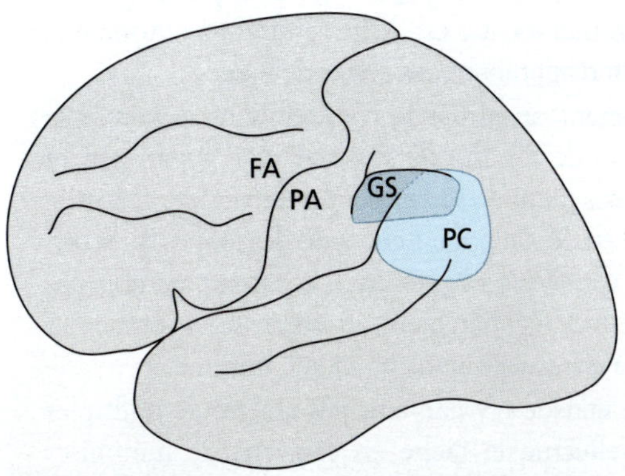

Fig. 3.9 Vue externe d'un hémisphère cérébral.

DÉMARCHE INFIRMIÈRE

APRAXIE

Il faut essayer de faciliter la rééducation des patients par des tentatives de réapprentissage de gestes simples sans placer le malade en situation d'échec permanente. Il faut également surveiller que, malgré le handicap, les fonctions vitales comme l'alimentation et l'hydratation sont préservées. Il faut savoir expliquer les troubles à l'entourage.

Aspects cliniques

Les perturbations de la réalisation gestuelle sont généralement méconnues par l'entourage et mal expliquées par le patient. Il persiste souvent des automatismes dans les gestes de la vie courante qui rendent encore plus difficile l'analyse de ces troubles.

APRAXIE IDÉOMOTRICE. L'exécution des gestes symboliques ou le mime de l'utilisation de certains objets (sur ordre ou en imitant l'examinateur) sont impossibles : signe de croix, salut militaire, pied de nez, enfoncer un clou…

APRAXIE IDÉATOIRE. Les objets (peigne, brosse à dents, ciseaux) ne peuvent être utilisés correctement ou bien, parfois, le trouble se limite à une difficulté de l'exécution d'une séquence gestuelle plus complexe (allumer une bougie avec des allumettes).

APRAXIE CONSTRUCTIVE. C'est l'incapacité de dessiner un cube ou une maison en perspective.

APRAXIE DE L'HABILLAGE. Le sujet est incapable d'enfiler son pantalon, de mettre sa chemise, bref de rétablir l'agencement de ses vêtements.

Cas clinique

Apraxie

M. M. *a 68 ans. Il présente une apraxie idéomotrice et idéatoire importante s'inscrivant dans le cadre d'une maladie d'Alzheimer. Le retentissement sur les actes de la vie quotidienne est majeur :* M. M. *est incapable de manger seul car il ne sait plus utiliser son couteau, il ne fait plus sa toilette seul et fait ses besoins dans son pantalon car il ne parvient pas à déboutonner celui-ci.*

L'objectif de la prise en charge par l'équipe soignante, par les kinésithérapeutes et par les ergothérapeutes est de lui rendre son autonomie, au moins en partie, en lui réapprenant ces gestes de base.

Il faut lui montrer comment on utilise le couteau, sans le faire à sa place et en restant auprès de lui afin de s'assurer qu'il y parvient et qu'il ne laisse pas son repas faute de savoir couper la viande. Il faut le laisser se laver lui-même en décomposant chacune des étapes de la toilette, en lui expliquant comment s'y prendre. Le patient ne doit pas être assisté mais stimulé très régulièrement au cours de la journée et valorisé lorsqu'il réussit à effectuer une tâche même minime.

Au contraire, lorsque le malade n'y parvient pas malgré de multiples tentatives, le soignant effectue la tâche en essayant de minimiser l'échec en plaisantant par exemple ou en lui disant qu'il fera mieux la prochaine fois. Cela suppose beaucoup de temps et patience. Il faut parvenir à stimuler le malade en s'adaptant à ses capacités sans le mettre sans cesse en échec, ce qui le découragerait et pourrait générer une réaction anxio-dépressive majeure.

Agnosie

Il s'agit d'une incapacité du patient de dénommer un objet, un son ou une couleur alors que le canal sensoriel emprunté est sain, que l'épreuve est bien comprise et que l'expression orale est possible (pas d'aphasie).

Données anatomiques (figure 3.10)

POUR L'AGNOSIE VISUELLE, le cortex occipital est intéressé et le plus souvent il s'agit du cortex occipital gauche.

DANS L'ANOSOGNOSIE, les lésions peuvent intéresser tout l'hémisphère droit (toujours dans le cas d'un patient droitier, plutôt dans sa partie postérieure et notamment le carrefour temporo-pariéto-occipital).

Aspects cliniques

L'AGNOSIE VISUELLE est la plus banale. Le sujet ne reconnaît pas l'objet présenté, se retranche souvent derrière sa mauvaise vue. Dès qu'il le prend dans ses mains, il sait le dénommer. L'agnosie visuelle peut toucher exclusivement la reconnaissance des visages : prosopagnosie.

L'ANOSOGNOSIE consiste en la méconnaissance de son trouble, le patient pouvant ainsi affirmer qu'il n'est pas hémiplégique contre toute évidence. Cela s'observe dans les hémiplégies gauches, mais aussi dans certaines démences.

L'HÉMIASOMATOGNOSIE consiste en une méconnaissance de l'hémicorps parétique par exemple. À l'extrême, le patient peut avoir l'impression qu'un étranger couche dans son lit puisqu'il ne reconnaît plus son hémicorps comme lui appartenant.

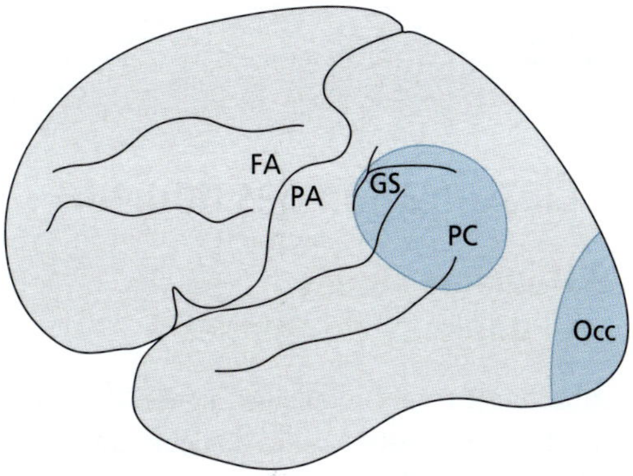

FA : frontale ascendante GS : gyrus supramarginalis
PA : pariétale ascendante PC : pli courbe
Occ : cortex occipital
Régions possiblement affectées dans les agnosies

Fig. 3.10 Vue externe d'un hémisphère cérébral.

DIAGNOSTIC

CRITÈRES DE DIAGNOSTIC D'UNE DÉMENCE

- ***Altération constante de la mémoire.***
- ***Association à au moins l'un des troubles suivants :***

– troubles du raisonnement et de la pensée abstraite ;
– troubles du jugement perturbant l'estimation des situations de la vie courante ;
– syndrome aphaso-apraxo-agnosique ;
– troubles de la personnalité et de l'équilibre psychique.

- ***Retentissement sur l'adaptation quotidienne et les relations sociales.***
- ***Absence de syndrome confusionnel.***
- ***Absence de troubles mentaux.***

DÉMARCHE INFIRMIÈRE

AGNOSIE

Il faut stimuler les patients et essayer de les aider à prendre conscience de leur trouble. L'entourage doit être informé de la nature des troubles.

DIAGNOSTIC

DÉMENCE DÉGÉNÉRATIVE DE TYPE ALZHEIMER

– évolution progressive ;
– troubles de la mémoire ;
– associés à des troubles du jugement et du raisonnement ;
– syndrome aphaso-apraxo-agnosique ;
– absence de causes autres de démence, notamment vasculaires ou psychiatriques.

DIAGNOSTIC

DÉMENCE VASCULAIRE

– évolution par à-coups successifs ;
– syndrome démentiel ;
– présence de signes de focalisation neurologique (hémiplégie, hémianopsie latérale homonyme...) ;
– facteurs de risque vasculaire ;
– séquelles d'infarctus cérébral(aux) sur le scanner.

DIAGNOSTIC

ÉTIOLOGIES ET ÉPIDÉMIOLOGIE DES DÉMENCES

DÉMENCES SECONDAIRES (15 À 20 %) :
– causes neurochirurgicales (5 à 10 %) : hématome sous-dural chronique, hydrocéphalie à pression normale, tumeur... ;
– intoxications (5 à 10 %) : alcoolo-carentielle, toxiques, médicamenteuses... ;
– causes inflammatoires et infectieuses (2 à 5 %) : paralysie générale... ;
– causes métaboliques et nutritionnelles (inférieures à 1 %) : carences en B_{12}, dysthyroïdie...

DÉMENCES SÉQUELLAIRES (1 À 5 %) :
– traumatismes crâniens ;
– anoxie cérébrale.

DÉMENCES VASCULAIRES (10 À 20 %).

DÉMENCES DÉGÉNÉRATIVES (60 À 70 %) :
– maladie d'Alzheimer : plus de 50 % des démences ;
– autres démences dégénératives.

Douleurs

Généralités

La douleur constitue assurément le plus fréquent des symptômes et le principal motif de consultation en médecine. Ressentie comme une sensation désagréable, elle survient habituellement en réponse à un stimulus potentiellement dangereux pour les tissus. Elle possède donc une fonction nécessaire d'alerte envers toute menace à l'intégrité du corps. Bien plus que cette sensation simple, d'ailleurs présente très tôt dans l'évolution, la douleur chez l'homme est une perception complexe et revêt un aspect neuropsychologique pluridimensionnel : dimension sensorielle permettant de localiser le stimulus, dimension affective exprimant la connotation désagréable, dimension cognitive modifiant la perception même du message douloureux par l'attention, le souvenir d'une expérience similaire, l'angoisse, la dépression, la dimension comportementale exprimant la perception douloureuse (pleurs, cris, geignements, agitation…).

Le message douloureux est véhiculé depuis les récepteurs spécifiques par les voies spino-thalamiques de la sensibilité thermo-algique jusqu'au thalamus puis au cortex cérébral qui permet de localiser ce stimulus et lui confère ses dimensions émotionnelles, cognitives, comportementales (appréciation de l'intensité de la sensation douloureuse, référence à une expérience antérieure, angoisse de mort…).

Le long de ce trajet, la transmission de ce message est modulée par des systèmes de contrôle :

- **au niveau segmentaire** de la corne postérieure de la moelle ;
- **au niveau suprasegmentaire** par des voies descendantes inhibitrices du message douloureux, issues notamment du tronc cérébral et de l'hypothalamus et probablement d'autres centres. Ainsi, l'état psychique (attention, angoisse, dépression, mémoire d'expériences antérieures) altère la nature même du message douloureux ;
- **les endorphines et enképhalines** (« morphines endogènes ») dont les récepteurs sont localisés au niveau des structures impliquées dans la douleur, agiraient en inhibant la transmission du message douloureux.

Classification des douleurs

Douleurs aiguës et douleurs chroniques

Contrairement aux douleurs aiguës de causes généralement somatiques, les douleurs chroniques résultent habituellement d'une intrication de facteurs somatiques et psychologiques.

Douleurs somatiques

Le système nerveux est en principe normal et les voies de la douleur sont stimulées par une agression nocive pour l'organisme : il faut donc identifier la cause de la douleur (rhumatologique, viscérale, cardiaque…) et la traiter, ou se contenter de traiter la douleur pour elle-même.

Douleurs neuropathiques ou neurogènes

Dans ce cas au contraire, des lésions du système nerveux central ou périphérique entraînent un défaut d'inhibition du message douloureux. Il s'agit de douleur de désafférentation. Elle est ressentie de façon inappropriée, en l'absence d'agression tissulaire, soit spontanément, soit pour des stimulations normalement non douloureuses. Ces douleurs mal supportées car intenses, chroniques et souvent difficiles à traiter, revêtent deux aspects sémiologiques principaux détaillés au paragraphe suivant.

Douleurs psychogènes

Elles qualifient des états douloureux sans lésion organique décelable, y compris neurologique, et relèvent de diagnostics psychiatriques : dépression masquée, hystérie, hypochondrie…

Douleurs d'origine neurologique

Il existe deux types principaux de douleurs de désafférentation :

- **les douleurs fulgurantes** : intenses, brèves, intermittentes, en éclair (exemple : névralgie du trijumeau). Leur répétition génère chez le sujet une attente anxieuse de l'accès suivant;

- **les douleurs permanentes,** à type de brûlure ou de striction. Elles correspondent le plus souvent à une atteinte radiculo-cordonale postérieure ou thalamique. Elle siège volontiers au niveau d'une zone d'hypoesthésie ou d'anesthésie réalisant le tableau d'« anesthésie douloureuse ».

Évaluation de la douleur

La douleur étant par définition une perception subjective, elle est particulièrement difficile à évaluer, car elle dépend de l'état psychique du patient (anxieux, déprimé, hypochondriaque) et de son expérience antérieure (appréhension). Certaines échelles reposent sur des questionnaires d'auto-appréciation où l'on demande au patient de « chiffrer » sa douleur. Elles permettent une évaluation quantitative, voire qualitative (échelles multidimensionnelles). On dispose également d'échelles colorimétriques graduées sur lesquelles le malade se situe à un instant donné. Celles-ci ont l'avantage de permettre un suivi évolutif de la douleur.

D'autres échelles sont remplies par l'équipe soignante qui appréhende l'intensité de l'état douloureux de son patient selon différents indices (aspects du faciès, geignement, réactions lors des soins…).

Traitement et prise en charge de la douleur

La prise en charge de la douleur a été traitée et détaillée dans le Cahier 19 de cette collection (*Cancérologie et hémopathies*) auquel le lecteur peut se rapporter. Nous rappellerons ici les principaux traitements médicamenteux ou non médicamenteux et leurs principes d'utilisation.

Principaux types d'antalgiques

Voir *Pharmacologie*.

LES ANTALGIQUES PÉRIPHÉRIQUES OU SIMPLES sont les plus couramment utilisés : acide acétylsalicylique, paracétamol, anti-inflammatoires non stéroïdiens, acétaminophène. Ils sont indiqués dans les douleurs aiguës et les douleurs chroniques d'intensité modérée.

LES ANTALGIQUES DU « PALIER INTERMÉDIAIRE ». Il s'agit de l'association d'un antalgique simple (paracétamol) et de dextropropoxyphène (*Di-antalvic*) ou de codéine (*Efferalgan codéine*). Comme l'indique leur nom, ils sont utilisés en cas d'inefficacité des antalgiques simples, avant d'avoir recours aux antalgiques majeurs morphiniques.

LES ANTALGIQUES MAJEURS OU CENTRAUX (morphiniques) sont les antalgiques les plus puissants. Le chlorhydrate de morphine reste le produit de référence : il peut être administré *per os*, par voie sous-cutanée, et même — dans les douleurs les plus intenses — par voie intrathécale (c'est-à-dire dans l'espace arachnoïdien par ponction au niveau lombaire). Les morphiniques sont particulièrement efficaces dans les douleurs cancéreuses. Ils ne sont pas dénués d'effets indésirables au premier rang desquels la constipation qui doit être prévenue par la coprescription systématique de laxatifs doux.

AUTRES MÉDICAMENTS

- **Certains anticonvulsivants** comme la carbamazépine (*Tégrétol*), la diphénylhydantoïne (*Di-hydan*), le clonazépam (*Rivotril*) ont une indication dans les douleurs fulgurantes neuropathiques.
- **Les antidépresseurs tricycliques** (*Anafranil*, *Laroxyl*) peuvent être efficaces dans certaines douleurs neurogènes.

DÉMARCHE INFIRMIÈRE

DOULEUR

- ***Évaluation de la douleur et de son retentissement***: la douleur n'est pas toujours exprimée verbalement, ou de façon très variable d'un patient à l'autre. Elle peut se manifester par le repli sur soi, l'abattement, le désintérêt. L'aspect du visage, ses éventuelles grimaces lors des soins et de la toilette sont aussi des indices importants qu'il convient de guetter pluriquotidiennement. L'infirmier(e) devra en informer le médecin.
- ***Il faut souligner l'importance d'un traitement préventif*** dans la douleur chronique, notamment cancéreuse qu'il importe de reconnaître de façon précoce. En effet, le traitement antalgique sera beaucoup plus efficace s'il est administré dès l'apparition de la douleur et de façon continue plutôt qu'à la demande. Il ne faut pas laisser s'installer la douleur, sinon l'appréhension anxieuse de la souffrance aura un retentissement psychologique tel que le traitement sera très difficile.
- ***L'escalade thérapeutique*** doit se faire de façon progressive, suivant des règles générales : utilisation d'antalgiques périphériques en première intention en augmentant les doses avant de recourir aux antalgiques morphiniques, mais aussi suivant un schéma adapté au besoin de chaque malade : en cela, le rôle de l'infirmier(e), à l'écoute du patient, est capital.

ANTALGIQUES

ANTALGIQUES SIMPLES : ACIDE ACÉTYLSALICYLIQUE *Aspégic, Aspirine* PARACÉTAMOL *Efferalgan, Doliprane, Dafalgan* *Pro-dafalgan*	Jusqu'à 3 g/j. Sachets, comprimés Jusqu'à 3 g/j. Gélules, comprimés, suppositoires Ampoules injectables
ANTALGIQUES INTERMÉDIAIRES : DEXTROPROPOXYPHÈNE *Di-antalvic* (paracétamol) CODÉINE *Efferalgan codéine* TOPALGIC *Tramadol*	Jusqu'à 6 comp. par jour Jusqu'à 400 mg/24 h
ANTALGIQUES MAJEURS : MORPHINE : – Solution buvable : *Chlorhydrate de morphine* – Comprimés : *Moscontin, Skenan, Kapanol* – Inject. SC : *Morphine* MORPHINOMIMÉTIQUES : – Inject. : *Palfium, Temgésic, Dolosal, Fentanyl* – Comprimés : *Palfium, Temgésic* – Transdermiques : *Durogésic*	Débuter par une posologie faible et efficace Adapter en fonction de l'effet antalgique obtenu Prescription sur un carnet à souches, selon la règle des sept jours.

ACTION

• ***Antalgiques simples*** : agissent au niveau périphérique (récepteurs périphériques de la douleur).

• ***Antalgiques majeurs*** : agissent au niveau du système nerveux central (récepteurs aux endorphines) :
- action analgésique ;
- action toxicomanogène ;
- dépression des centres respiratoires ;
- action sur les centres du vomissement ;
- myosis.

Ils agissent aussi sur le muscle lisse :
- spasme des sphincters anal, vésical, d'Oddi (obstacle à la vidange biliaire), pylore…

INDICATIONS

États douloureux.

CONTRE-INDICATIONS

• ***Antalgiques simples*** :

Aspirine : ulcère gastro-duodénal évolutif, affections hémorragiques, allergie à l'aspirine.

Paracétamol : insuffisance hépatique, allergie au paracétamol.

• ***Antalgiques intermédiaires*** : idem au paracétamol.

Di-antalvic : allergie au dextropropoxyphène.

Efferalgan codéine : insuffisance respiratoire.

• ***Antalgiques majeurs*** : insuffisance respiratoire, insuffisance hépatique, intoxication alcoolique aiguë, syndrome abdominal aigu d'origine inconnue, hypertension intracrânienne, état convulsif.

EFFETS INDÉSIRABLES

• ***Antalgiques simples*** :

Aspirine : épigastralgies et ulcères gastro-duodénaux, allongement du temps de saignement, allergies.

Paracétamol : rares.

• ***Antalgiques intermédiaires*** :

Di-antalvic : nausées, vomissements, hépatite, anorectite en cas d'utilisation prolongée des formes suppositoires.

Efferalgan codéine : nausées, constipation, somnolence.

• ***Antalgiques majeurs*** :

Nausées, vomissements, constipation, confusion, somnolence ou agitation, dépendances physique et psychique.

PRÉCAUTIONS D'EMPLOI

• Aspirine : interactions médicamenteuses avec les anticoagulants, les anti-inflammatoires non stéroïdiens, les diurétiques et les antidiabétiques oraux.

• Antalgiques centraux : association avec les médicaments dépresseurs du SNC.

Utilisation des antalgiques : escalade thérapeutique

1. ***Antalgiques simples*** : aspirine, paracétamol à posologie maximale.

2. ***Antalgiques « intermédiaires »*** : *Efferalgan codéine, Di-antalvic,* jusqu'à 6 comprimés par jour.

3. ***Antalgiques centraux*** : morphine et ses dérivés, *per os*, en suppositoire, par voie intraveineuse, par voie transdermique (patch) ou en injection sous-cutanée. Pas de posologie maximale. Adaptation selon l'efficacité sur la douleur (interrogatoire du patient et de l'entourage, échelles, comportement et faciès).

Chirurgie de la douleur

On distingue les interventions qui visent à interrompre les voies de la douleur, d'efficacité temporaire, indiquées chez les malades dont l'espérance de vie est limitée (cancer), et celles qui visent à stimuler les systèmes inhibiteurs : notamment l'électrostimulation au niveau des cordons postérieurs de la moelle.

Neurostimulation transcutanée

Cette technique est indiquée dans les douleurs neurogènes dues à des lésions du système nerveux périphérique ; elle agirait en stimulant les mécanismes de contrôle de la douleur.

Prise en charge psychologique

Elle est toujours indiquée dans les douleurs chroniques pour lesquelles la composante psychique est souvent importante, notamment chez les cancéreux (douleur morale).

Pathologies neurologiques 4

Accidents vasculaires cérébraux

Le terme d'accident vasculaire cérébral (AVC) regroupe les pathologies ischémiques et hémorragiques. Les ischémies constituées correspondent à des infarctus dus à des embolies ou à une thrombose artérielle voire veineuse. Dans certains cas, l'occlusion artérielle est de très brève durée et la souffrance ischémique est trop courte pour entraîner un infarctus. Les manifestations régressent donc très rapidement et on parle d'accident ischémique transitoire (AIT). Les AIT sont l'équivalent cérébral des crises d'angor au niveau cardiaque. Les hémorragies consistent en des hématomes intracérébraux ou en une hémorragie méningée. Nous allons donc détailler ces différentes situations, mais il faut avant tout rappeler l'organisation de la vascularisation cérébrale.

Généralités

La pathologie vasculaire cérébrale reste, même si des progrès importants ont été faits, une cause importante de mortalité et de morbidité dans la population générale. Les AVC sont à l'origine de 10 à 12 % de l'ensemble des décès après 65 ans dans les pays industrialisés. Le nombre de nouveaux cas d'AVC par an (incidence annuelle) est de 145 pour 100 000 habitants en France. Les handicaps engendrés par les AVC sont des facteurs de dépendance lors du retour au domicile et empêchent même parfois ce dernier, notamment chez les sujets âgés.

Rappel anatomique : la vascularisation cérébrale

On distingue deux systèmes différents de vascularisation qui sont sous la dépendance des artères des vaisseaux du cou (figure 4.1) : les artères carotides internes (système carotidien) et les artères vertébrales qui s'unissent dans leur segment intracérébral pour donner naissance au tronc basilaire (système vertébro-basilaire).

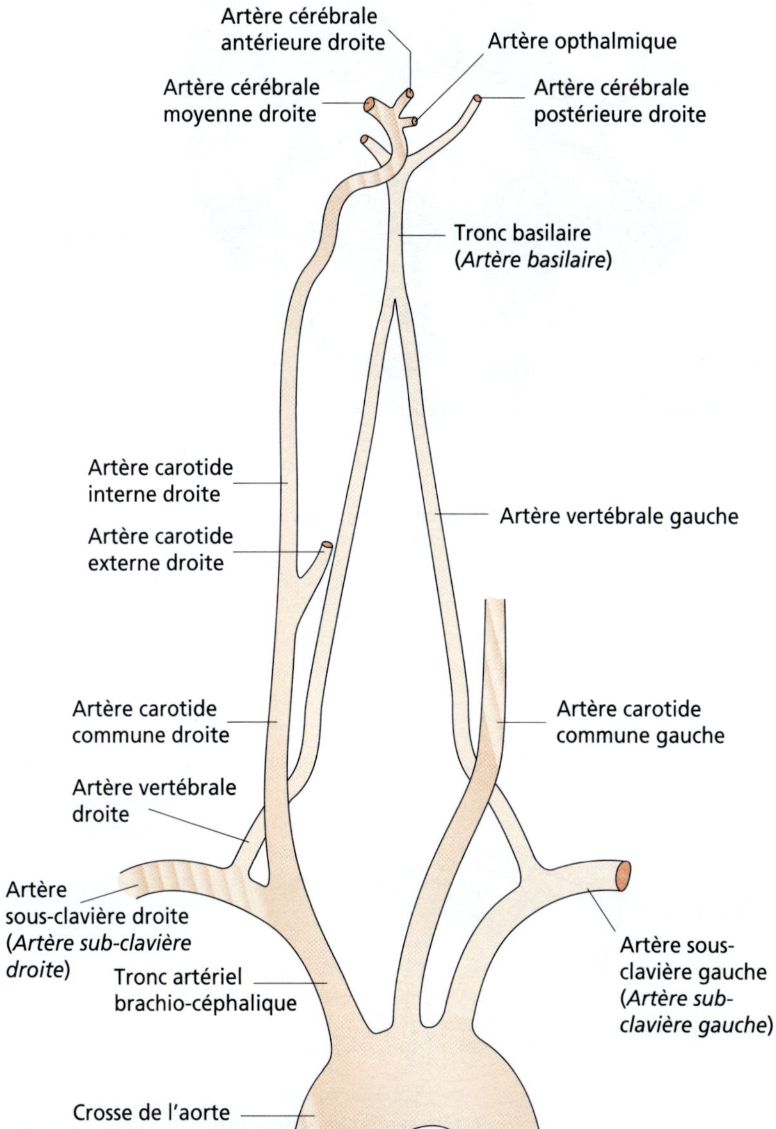

Fig. 4.1 Organisation anatomique de la vascularisation cérébrale.

À la base du crâne, les systèmes carotidiens internes droit et gauche et le système vertébro-basilaire sont reliés entre eux par des artères et cet ensemble

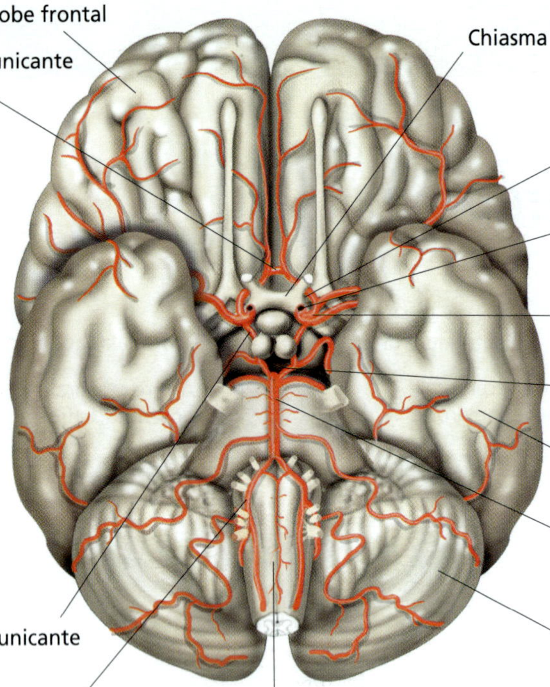

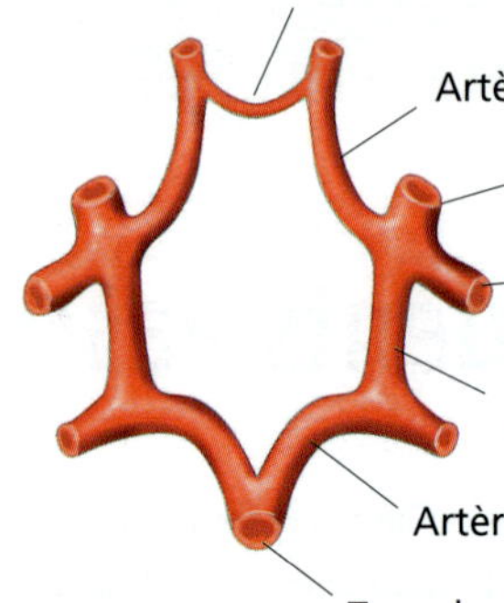

Fig. 4.2 **Polygone de Willis sur une vue inférieure de l'encéphale.**

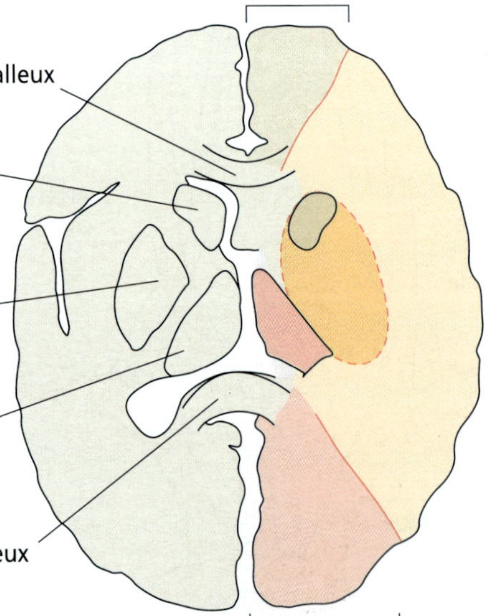

Fig. 4.3 **Coupe horizontale des hémisphères cérébraux passant par les noyaux gris centraux (territoires artériels superficiel et profond).**

forme le polygone de Willis (figure 4.2) assurant une protection maximale théorique au cerveau par les possibilités d'anastomose offertes.

Les hémisphères cérébraux sont vascularisés par trois artères : deux issues de l'artère carotide interne (ACI) et une naissant de la terminaison du tronc basilaire (TB). Les deux branches des ACI sont les artères cérébrales antérieures (ACA) et les artères cérébrales moyennes (ACM). Le TB se termine en donnant naissance aux artères cérébrales postérieures (ACP) droite et gauche. Au niveau de la fosse postérieure (tronc cérébral et cervelet), la vascularisation est assurée par des branches du TB. Pour les ACA, ACM et ACP, on distingue un territoire superficiel et profond. Ce qui est remarquable, outre le fait que l'on peut avoir une ischémie dans l'un des territoires seulement (superficiel ou profond), c'est l'existence d'anastomoses entre les branches superficielles des différentes artères qui n'existent pas pour les territoires profonds (figure 4.3).

Autrement dit, en cas d'occlusion d'une artère superficielle, une partie, voire la totalité, du territoire qu'elle vascularise habituellement pourra être reprise en charge par une branche d'une artère adjacente. Les artères vascularisent chacune des structures cérébrales bien définies dont l'atteinte en cas d'infarctus constituera la symptomatologie. Cette

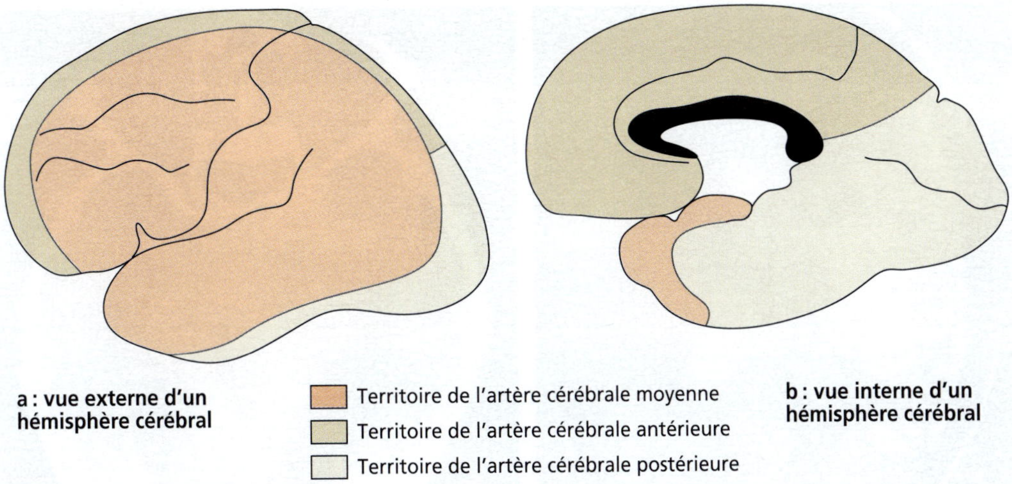

Fig. 4.4 **Vue externe (a) et interne (b) d'un hémisphère cérébral.**

notion de territoire vasculaire (figure 4.4) constitue la base du raisonnement neurologique face à une suspicion d'accident vasculaire ischémique.

Tableau 4.1 **Territoires vasculaires.**

Système carotidien	ACA superficielle et profonde ACM superficielle et profonde
Système vertébro-basilaire	ACP superficielle et profonde artères cérébelleuses et du tronc cérébral

Infarctus

Définition

Un infarctus cérébral est la conséquence d'une privation de sang dans un territoire plus ou moins étendu et les conséquences cliniques de cette ischémie seront liées à l'importance et au nombre des structures cérébrales intéressées. Dans tous les cas, cela correspond à une obstruction d'une artère. Plusieurs mécanismes peuvent être en cause dans une occlusion artérielle.

Mécanismes et lésions responsables

On peut distinguer 2 modes d'occlusion artérielle : une embolie ou une thrombose.

L'EMBOLIE survient habituellement sur une artère saine et est due à la migration d'un embole transporté par le courant sanguin. Les emboles sont donc des « caillots » de sang provenant des cavités cardiaques (embolie cardiaque) ou encore d'une artère en amont (embolie artérielle). Dans ce dernier cas, l'embole se forme sur une plaque d'athérome, se détache et migre dans le flux sanguin (figure 4.6 *a*). Le plus souvent, les emboles se délitent et on observe donc une reperméation de l'artère intéressée. Si l'occlusion artérielle est prolongée, l'infarctus se constitue (accident ischémique constitué : AIC) et donnera une symptomatologie déficitaire plus ou moins importante, laissant des séquelles plus ou moins graves. En revanche, si l'occlusion est transitoire et suffisamment brève, la souffrance ischémique ne sera pas durable (accident ischémique transitoire : AIT) et donc la symptomatologie disparaîtra totalement sans laisser de séquelles puisqu'il n'y aura pas de nécrose ischémique du parenchyme cérébral.

LA THROMBOSE survient sur une paroi artérielle altérée, le plus souvent par des plaques d'athérome qui rétrécissent la lumière du vaisseau (comme une canalisation entartrée). Dans certaines conditions, et notamment en cas de sténose importante du diamètre de l'artère, un caillot peut se former *in situ* et occlure l'artère (figure 4.6 *b*) : c'est la thrombose. Le thrombus ainsi formé va s'organiser et l'obstruction sera définitive. À part l'athérome, d'autres artériopathies peuvent être en cause dans la formation du thrombus : dysplasies des parois artérielles, artérites inflammatoires (comme la périartérite noueuse par exemple) ou infectieuses (syphilitique…), dissection artérielle (surtout carotidienne)… Parmi les thromboses, il faut individualiser celle des artères de petits calibres survenant dans les territoires

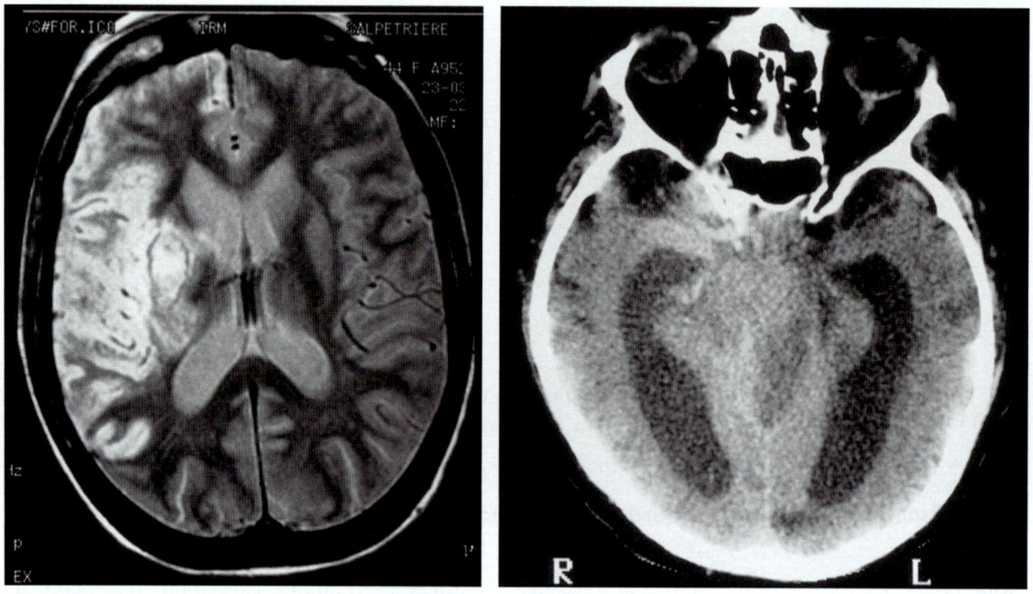

Fig. 4.5 a. IRM cérébrale : infarctus sylvien droit. b. Scanner cérébral : infarctus du cervelet entraînant une compression du 4e ventricule et une hydrocéphalie (dilatation des ventricules latéraux).

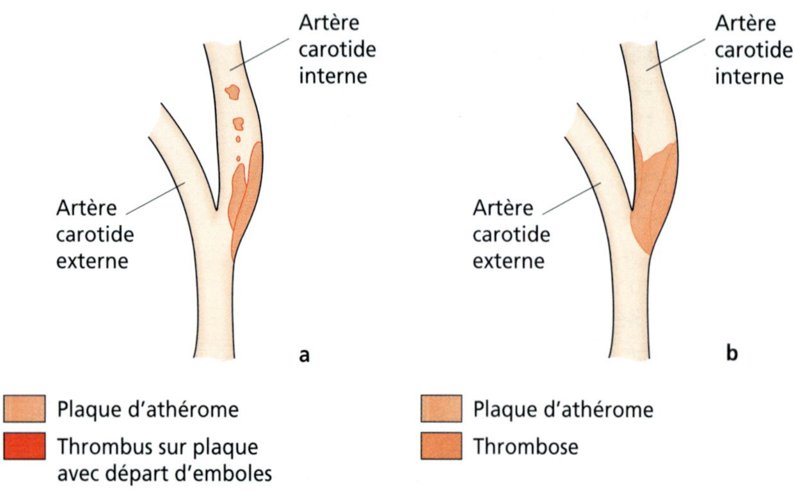

Fig. 4.6 a. Lésions athéromateuses de la carotide interne avec départ d'embolie. b. Lésions athéromateuses de la carotide interne avec thrombose.

profonds (artères perforantes) et qui sont responsables d'infarctus de petites tailles (inférieurs à 15 mm de diamètre) appelés *lacunes*. Les parois de ces petites artères sont altérées par de la lipohyalinose qui est une dégénérescence favorisée surtout par l'hypertension artérielle et le diabète.

Facteurs de risque vasculaire

La probabilité d'être atteint d'une pathologie varie en fonction de certains paramètres que l'on appelle facteurs de risque. Il peut s'agir de données d'état civil (âge, sexe), d'éléments de style de vie (tabagisme, contraception orale…), de paramètres physiologiques (pression artérielle, taux de cholestérol…) ou encore de facteurs d'environnement. Des enquêtes épidémiologiques de grande envergure permettent d'évaluer l'impact de ces différents facteurs. Ainsi, l'hypertension artérielle (HTA) est considérée comme le plus puissant des facteurs de risque des AVC. Parmi les autres facteurs de risque, nous retiendrons également les antécédents de cardiopathies ischémiques, la fibrillation auriculaire, le tabagisme, le diabète, l'hypercholestérolémie, une contraception œstroprogestative (surtout si elle est associée à un tabagisme). En contrôlant médicalement ces différents facteurs de risque, on peut espérer obtenir une diminution de l'incidence des AIC. Cela a déjà débuté avec le traitement plus systématique et à plus grande envergure de l'HTA.

Facteurs de risques vasculaires, facteurs de risques d'AVC :

- âge ;
- antécédents familiaux ;
- sexe masculin ;
- HTA surtout ;
- cardiopathies avec troubles du rythme, valvulopathies ;
- diabète ;
- tabagisme ;
- hypercholestérolémie, obésité ;
- contraception œstroprogestative.

Sémiologie

Nous rappelons ici que les signes déficitaires centraux par lésions hémisphériques sont toujours controlatéraux (par exemple, hémiplégie droite correspondant à un infarctus dans l'hémisphère gauche). D'autre part, sauf mention contraire, on considère toujours que le patient est droitier, pour lequel l'hémisphère « dominant » est le gauche.

Système carotidien

INFARCTUS DE L'ACM SUPERFICIELLE : il est fréquent et correspond à l'occlusion des branches superficielles de l'ACM.

On observe, plus ou moins associées entre elles en fonction de l'étendue de l'infarctus :

- **une hémiplégie** à prédominance brachio-faciale ;
- **une hémianesthésie** ;
- **une hémianopsie latérale homonyme** (HLH : amputation de la moitié du champ visuel du même côté que l'hémiplégie et/ou l'hémianesthésie) ;
- **une aphasie** s'il s'agit d'une atteinte de l'hémisphère dominant.

INFARCTUS DE L'ACM PROFONDE : il est plus rare et correspond à une occlusion des artères perforantes. On constate souvent une hémiplégie massive et proportionnelle (même intensité de l'atteinte aux trois étages : face, membres supérieur et inférieur). Il n'y a pas de déficit sensitif ni d'HLH. En revanche, l'aphasie est possible en cas d'atteinte de l'hémisphère dominant.

INFARCTUS TOTAL DE L'ACM : tout le territoire, superficiel et profond, de l'ACM est intéressé et la sémiologie déficitaire des deux territoires s'ajoute pour donner une présentation complète grave.

INFARCTUS DE L'ACA : il est beaucoup moins fréquent que les précédents.

On constate :

- **une hémiplégie** à prédominance crurale (déficit surtout du membre inférieur) ;
- **une hémianesthésie** de même topographie ;
- **une aphasie** ;
- **des troubles sphinctériens** ;
- **un syndrome frontal** (comportement de préhension manuelle appelé *grasping*, indifférence avec apathie ou au contraire euphorie et comportements désinhibés...).

Système vertébro-basilaire

LES INFARCTUS DU TRONC CÉRÉBRAL se manifestent souvent par une sémiologie bilatérale dont la caractéristique est le syndrome alterne : déficit de l'hémicorps controlatéral à la lésion associé à un déficit homolatéral par atteinte d'un ou plusieurs nerfs crâniens.

Le plus fréquent des syndromes alternes est le syndrome de Wallenberg qui correspond à un infarctus latéral du bulbe, associant :

- **Du côté de la lésion** :

– une anesthésie faciale (lésion du V) ;

– une paralysie unilatérale du voile du palais, du pharynx et de la corde vocale, responsable de dysarthrie et de troubles de la déglutition (lésion des nerfs IX, X et XI) ;

– un trouble de l'équilibre d'origine vestibulaire (lésion du VIII) ;

– un syndrome cérébelleux ;

– un syndrome de Claude-Bernard-Horner : association de myosis (constriction d'une pupille), ptosis (chute d'une paupière) et énophtalmie (œil paraissant plus petit).

- **Du côté opposé à la lésion** :

– une hémianesthésie thermo-algique (lésion du faisceau spino-thalamique).

LES INFARCTUS DE L'ACP sont les autres manifestations possibles de l'atteinte vertébro-basilaire.

L'ischémie du lobe occipital est responsable d'une hémianopsie latérale homonyme (HLH). L'atteinte du thalamus se manifeste par une hémianesthésie à tous les modes souvent suivie, après plusieurs semaines, de douleurs à type de brûlures dans le territoire anesthésié.

Sémiologie selon les principaux territoires vasculaires :

– ***ACM superficielle*** : hémiplégie et/ou hémianesthésie à prédominance brachio-faciale, HLH, aphasie si hémisphère dominant ;

– ***ACM profonde*** : hémiplégie totale et proportionnelle, aphasie ;

– ***ACM totale*** : hémiplégie massive, troubles de la vigilance ;

– ***ACA*** : déficit moteur et sensitif à prédominance crurale, aphasie, syndrome frontal ;

– ***ACP superficielle*** : HLH ;

– ***ACP profonde*** : hypoesthésie à tous les modes, hyperpathie retardée ;

– ***accidents du tronc cérébral*** : syndrome alterne.

Accidents ischémiques transitoires (AIT)

La même sémiologie peut être transitoire. Pour répondre à la définition d'accident ischémique transitoire, la durée de la symptomatologie doit être, par convention, inférieure à 24 heures et l'imagerie cérébrale (scanner et/ou IRM) ne doit pas montrer de lésion du parenchyme cérébral. En pratique, les AIT durent de quelques minutes à quelques heures et ont une expression clinique moins riche que les AIC. Un type particulier d'AIT est la cécité monoculaire transitoire (CMT) qui correspond à une obstruction très brève de l'artère ophtalmique. La CMT consiste en une baisse d'acuité visuelle d'installation très rapide, souvent décrite comme « un rideau qui tombe » devant un seul œil.

Les AIT sont habituellement d'origine embolique, plus souvent par emboles artério-artériels (80 % des cas) que cardiaques.

Lacunes

Elles se définissent comme de petits infarctus profonds consécutifs à l'occlusion d'une artère perforante (artère profonde de petit calibre). Elles donnent lieu à des syndromes assez caractéristiques comme, par exemple, « l'hémiplégie motrice pure » (lacune de la capsule interne), « l'hémianesthésie pure » (lacune thalamique), l'association « dysarthrie-main malhabile » (lacune protubérantielle).

Explorations et diagnostic positif

Le diagnostic d'AVC est évoqué lorsque survient un déficit central focal d'installation brutale (d'une seconde à l'autre à quelques heures). L'étape suivante est de savoir s'il s'agit d'une ischémie ou d'une hémorragie intracérébrale. Quelques arguments cliniques orientent plus vers un hématome intracérébral : l'existence de céphalées, les crises comitiales et les troubles de la conscience d'emblée. Mais la certitude n'est fournie que par le scanner cérébral qui met en évidence une hyperdensité spontanée dans le cas d'un hématome, alors que, dans le cas d'une ischémie, on observe une hypodensité. Dans les 24 à 48 premières heures suivant le début de la symptomatologie, en cas d'infarctus cérébral, le scanner cérébral peut rester normal, l'hypodensité n'apparaissant que plus tard. Dans certains cas de lacunes cérébrales, le scanner reste normal, le diamètre de la lésion étant inférieur aux capacités de résolution du scanner, ainsi que dans certaines localisations souvent mal visualisées comme le tronc cérébral. Dans ces situations, l'IRM cérébrale, avec notamment les séquences de diffusion, est beaucoup plus sensible et spécifique que le scanner. Mais toutes les hypodensités au scanner cérébral ne sont pas synonymes d'infarctus cérébral. L'hypodensité doit correspondre à un territoire vasculaire artériel et la symptomatologie observée doit être cohérente avec ce territoire.

Diagnostic d'un AVC ischémique :

- installation brutale ou rapidement progressive;
- tableau neurologique correspondant à un territoire vasculaire;
- scanner cérébral précoce : absence d'hématome;
- plus tard : apparition d'une hypodensité dans le territoire vasculaire correspondant à la clinique.

L'anamnèse et l'examen clinique orientent le diagnostic, mais seul le scanner cérébral permet d'éliminer un hématome cérébral.

Bilan étiologique

La question primordiale à résoudre est celle du mécanisme responsable de l'accident ischémique afin de pouvoir mettre en place un traitement préventif d'une nouvelle ischémie. Il faut donc reconnaître une thrombose d'une embolie et dans ce cas préciser l'origine artérielle ou cardiaque (voir tableau 4.2).

La thrombose survient habituellement sur des artères lésées, le plus souvent par de l'athérome. Elle survient donc plutôt chez des patients de plus de 50 ans, présentant un ou plusieurs facteurs de risque vasculaire (notamment HTA, diabète, coronaropathie, tabagisme…) et le mécanisme thrombotique peut être soupçonné lorsque l'histoire du déficit permet de noter une installation sur quelques heures.

Lorsque, sur le même terrain, le déficit s'est constitué en quelques secondes, cela est plus en faveur d'une embolie et dans ce cas plutôt artério-artérielle.

Dans ces deux cas de figure, les altérations de la paroi artérielle sont les responsables et le traitement consistera en des antiagrégants plaquettaires.

L'hypothèse d'une embolie d'origine cardiaque peut être évoquée chez un patient présentant une

Tableau 4.2 Principales caractéristiques des différents types d'AIC.

	Thrombose	*Embolie artério-artérielle*	*Embolie cardiaque*
Âge	plus de 50 ans	plus de 50 ans	sujet jeune ou très âgé (plus de 75 à 80 ans)
Facteurs de risque	+	+	0
Installation	en quelques heures	brutale	brutale
ECG	RAS	RAS	anormal
Écho-Doppler des vaisseaux du cou ± transcrânien	anormal	anormal	RAS
Échocardiographie	RAS	RAS	anormale
Orientation thérapeutique	anticoagulants ou antiagrégants	antiagrégants plaquettaires	anticoagulants

cardiopathie (connue ou découverte à l'occasion de l'AIC) pour lequel le déficit s'est installé en quelques secondes et est maximal d'emblée.

Certaines cardiopathies sont à plus haute potentialité emboligène que d'autres (valvulopathies, notamment mitrale, *a fortiori* si elles s'accompagnent de troubles du rythme comme une fibrillation auriculaire). L'*électrocardiogramme* (ECG) est donc systématique.

Lorsque l'origine cardiaque d'une embolie sera affirmée ou fortement soupçonnée, la mise en route d'un traitement anticoagulant sera nécessaire.

Le bilan effectué en cas d'AIC, outre l'examen clinique, l'ECG et le scanner cérébral, sera orienté par la suspicion clinique de thrombose ou d'embolie et d'origine artérielle ou cardiaque.

- **Lorsque l'on évoque une thrombose ou un embole à point de départ artériel,** le premier examen à faire rapidement est l'écho-Doppler des vaisseaux du cou et transcrânien à chaque fois que cela est possible. Cet examen atraumatique permet d'objectiver une thrombose, des lésions athéromateuses parfois responsables de sténoses importantes des artères explorées et reconnaît même certains mécanismes plus rares comme une dissection artérielle.
- **Chez les sujets jeunes** ou chez ceux pour lesquels une intervention chirurgicale (sur sténose carotidienne par exemple) est envisagée, la réalisation d'un angioscanner, d'une angiographie par résonance magnétique et/ou d'une *angiographie cérébrale* est indispensable.
- **Si les explorations des axes artériels** par écho-Doppler (ou *a fortiori* par l'angiographie lorsque celle-ci a été effectuée) ne révèlent aucune anomalie ou si l'orientation initiale est plus en faveur d'un embole d'origine cardiaque, il faut obtenir une *échographie cardiaque* qui permettra de reconnaître la ou les cardiopathies existantes. On a recours le plus souvent à l'échographie cardiaque transthoracique (ETT). Mais on dispose aussi depuis quelques temps de l'échographie cardiaque par voie transœsophagienne (ETO) qui permet de mieux visualiser les valves et les cavités cardiaques avec une bien meilleure détection des caillots (thrombus) intracavitaires. Non exceptionnellement, l'ETT ou l'ETO sera complétée par un Holter ECG ou une surveillance par monitoring en unité de soins intensifs pendant 2 à 3 jours afin de tenter d'enregistrer des troubles du rythme cardiaque paroxystiques.
- **Dans certains cas, l'ensemble des explorations doit être fait** pour mettre en évidence une étiologie et cela est particulièrement vrai chez les sujets âgés qui peuvent présenter plusieurs pathologies simultanément, rendant difficile la détermination de la part de responsabilité imputable à chacune de ces pathologies.
- **D'autres causes beaucoup plus rares** peuvent être identifiées comme des pathologies de l'hémostase ou des artérites (maladies inflammatoires et souvent dysimmunitaires des parois artérielles telles que la périartérite noueuse — PAN — par exemple). Malgré un bilan sérieux, dans un certain nombre de cas l'étiologie reste incertaine voire inconnue (environ 5 % des cas).
- **Lorsque l'hypothèse d'AVC** est retenue, le diagnostic de lacune peut être évoqué si la clinique correspond à un syndrome lacunaire et ce *a fortiori* s'il s'agit d'un patient hypertendu ou diabétique et qu'il est âgé. L'absence d'anomalie visible sur le

scanner cérébral, même au-delà de 48 heures, ou *a fortiori* la mise en évidence d'une lacune dans un territoire compatible avec le déficit observé confirme le diagnostic. Le traitement consistera à contrôler les facteurs de risque (traitement de l'hypertension artérielle, arrêt d'une intoxication tabagique...) et associera, pour certains, un traitement par antiagrégants plaquettaires (*Aspégic*, *Plavix* ou *Ticlid*).

Hémorragies intracérébrales et méningées

Définition et généralités

LES HÉMORRAGIES INTRAPARENCHYMATEUSES (hématomes cérébraux : HC) représentent environ 10 % des AVC alors que les hémorragies méningées (HM) correspondent à 5 % des AVC. L'HC est une collection de sang à l'intérieur du parenchyme cérébral qui le dilacère et se comporte comme un processus expansif pouvant parfois se rompre dans les cavités ventriculaires (inondation ventriculaire) ou dans les espaces méningés, ce qui correspond dans les deux cas à une hémorragie cérébro-méningée.

L'HM EST UNE IRRUPTION DE SANG DANS L'ESPACE MÉNINGÉ existant entre l'arachnoïde et la pie-mère (les espaces sous-arachnoïdiens). Le sang diffuse éventuellement dans les cavités ventriculaires.

Mécanismes et lésions responsables

LES HC PEUVENT RÉPONDRE À PLUSIEURS MÉCANISMES. Le plus souvent, il s'agit d'une rupture de microanévrysmes formés sur une artériole perforante. Le principal facteur de risque de formation de ces microanévrysmes est l'HTA. Parmi les autres lésions pouvant être à l'origine d'une HC, on peut trouver une malformation artério-veineuse (MAV), une tumeur primitive ou secondaire (saignement intratumoral), ou encore une angiopathie amyloïde (pathologie de la paroi artérielle).

DANS LA TRÈS GRANDE MAJORITÉ DES CAS, L'HM EST DUE À LA RUPTURE D'UN ANÉVRYSME ARTÉRIEL qui siège le plus souvent sur le polygone de Willis.

Sémiologie

L'HC DÉBUTE BRUTALEMENT et habituellement le déficit neurologique s'aggrave sur quelques heures, en tache d'huile. Les troubles de la conscience d'apparition rapide sont fréquents et la survenue d'une crise comitiale initiale n'est pas exceptionnelle. Au début, le patient peut se plaindre de céphalées plus ou moins intenses. Mais le seul argument formel pour reconnaître une HC est la visualisation sur le scanner cérébral d'une hyperdensité spontanée au sein du parenchyme cérébral. Le déficit observé est fonction des structures lésées.

Diagnostic d'un hématome cérébral :
- installation rapidement progressive;
- troubles neurologiques ne correspondant pas à un territoire vasculaire;
- troubles de la vigilance fréquents;
- céphalées;
- possible crise comitiale;
- hyperdensité spontanée sur le scanner cérébral précoce correspondant au sang.

L'HM EST DE DÉBUT EXTRÊMEMENT BRUTAL. C'est un « coup de tonnerre dans un ciel serein ». L'HM survient souvent au cours d'un effort et se caractérise par une céphalée très violente qui peut se compliquer d'un trouble de la vigilance allant d'une légère obnubilation à un coma profond. Lors de l'examen clinique, on constate (de façon inconstante) un syndrome méningé (voir *Céphalées*) souvent modéré, en l'absence d'hyperthermie, au moins au début. Par la suite, une fébricule à 38-38,5 °C est banale. Il n'y a habituellement pas de signe déficitaire focal, mais on peut observer un signe de Babinski par exemple.

Explorations et diagnostic positif

LE DIAGNOSTIC D'HC PEUT ÊTRE ÉVOQUÉ CLINIQUEMENT OU ÊTRE DÉCOUVERT PAR LE SCANNER CÉRÉBRAL qui doit être effectué à chaque fois que survient un déficit neurologique focal. Certains aspects particuliers sur le scanner cérébral peuvent faire suspecter un diagnostic étiologique particulier comme une MAV ou une tumeur sous-jacente à l'hématome. Les explorations ayant pour but de confirmer ces hypothèses doivent le plus souvent être effectuées après la résorption de l'hématome et peuvent consister en un nouveau scanner avec injection, une résonance magnétique cérébrale, une angiographie cérébrale...

LE DIAGNOSTIC D'HM, LORSQU'IL EST ÉVOQUÉ, EXIGE LA RÉALISATION D'UN SCANNER CÉRÉBRAL qui peut objectiver une hyperdensité spontanée dans les espaces méningés. Si le scanner est normal ou qu'il ne peut être effectué très rapidement, la réalisation d'une ponction lombaire (PL) est indispensable. Elle met en évidence un liquide céphalo-rachidien (LCR) uniformément rouge ou rosé. L'examen microscopique de ce LCR révèle la présence d'hématies innombrables. La réalisation d'une angiographie cérébrale permet de mettre en évidence l'anévrysme responsable du saignement méningé et de détecter d'autres anévrysmes éventuels dont l'association n'est pas exceptionnelle.

Traitement

Contrôle des facteurs de risque

Dans tous les AVC, le contrôle des facteurs de risque est indispensable et peut nécessiter — outre des mesures hygiéno-diététiques (arrêt d'une intoxication tabagique, régime diabétique, hypocalorique...) —, des traitements comme l'administration d'un antihypertenseur, d'un antidiabétique oral voire d'insuline, d'un antiangineux, etc.

Traitement d'un œdème cérébral important

Lorsqu'il est responsable d'une symptomatologie d'engagement cérébral mettant en jeu très rapidement le pronostic vital, l'œdème cérébral est très difficile à traiter dans les AVC. Les corticoïdes ne sont d'aucune utilité et sont même potentiellement nocifs, contrairement à leur action bénéfique dans l'œdème tumoral. On doit avoir recours à l'utilisation de macromolécules comme le mannitol en soluté hypertonique à 25 % en perfusion intraveineuse dont l'efficacité est imparfaite et qui peut être responsable d'une altération de la fonction rénale. Le glycérol peut aussi être proposé (*per os* ou par voie veineuse), mais est aussi d'efficacité modérée. Tous ces produits peuvent s'accompagner d'un effet rebond lors de leur arrêt.

Traitement d'un accident vasculaire cérébral ischémique

Qu'il soit constitué ou transitoire, le choix thérapeutique se fait en fonction du mécanisme présumé responsable et cherche à s'opposer à une récidive.

DÉMARCHE INFIRMIÈRE

CONTRÔLER LES FACTEURS DE RISQUE CARDIO-VASCULAIRE

- Lutte contre l'obésité par un régime hypocalorique adapté individuellement.
- Régime diabétique avec apports glucidiques contrôlés en cas de diabète.
- Régime peu salé en cas d'hypertension artérielle ou d'insuffisance cardiaque.
- Arrêt du tabac : proposer une consultation spécialisée auprès d'un médecin tabacologue.
- Exercice physique adapté et régulier.

L'INJECTION D'UN THROMBOLYTIQUE par voie IV (rTPA 0,9 mg/kg) vise à dissoudre le thrombus dans les trois premières heures après un infarctus cérébral. Ce traitement largement utilisé en cardiologie à la phase aiguë de l'infarctus du myocarde a depuis peu une autorisation de mise sur le marché pour l'infarctus cérébral admis dans les 3 heures après le début de la symptomatologie neurologique. Son administration obéit à une procédure stricte avec de nombreuses contre-indications à respecter.

LES ANTICOAGULANTS (héparine en urgence et éventuellement relais par les antivitamines K) sont indiqués en cas d'embolie d'origine cardiaque, ou éventuellement en cas d'infarctus d'aggravation progressive. La dissection artérielle est aussi une indication à une anticoagulation de même que le syndrome de menace (AIT répétés).

DANS TOUS LES AUTRES CAS, LES ANTIAGRÉGANTS PLAQUETTAIRES (aspirine à environ 300 mg/j., aspirine + dypiridamole, *Plavix* : clopidogrel ou *Ticlid* : ticlopidine) sont le traitement de choix. Ils peuvent être la seule possibilité en cas de contre-indication aux anticoagulants.

DANS LE CAS D'UNE STÉNOSE ≥ 70 % de l'artère carotide interne homolatérale à l'infarctus, une intervention chirurgicale d'endartériectomie pourra être discutée. Il s'agit d'une ablation du matériel athéromateux obstruant l'artère par un clivage de la musculeuse de l'artère, emportant la partie interne et moyenne de la paroi artérielle.

ENFIN, LE TRAITEMENT DES FACTEURS DE RISQUE VASCULAIRE (obésité, tabagisme, diabète, dyslipémie,...) est fondamental, toujours associé aux mesures précédentes.

PHARMACOLOGIE

ANTICOAGULATION EFFICACE

HÉPARINE SODIQUE *Héparine IV* à la seringue électrique	1 mL = 5 000 U
HÉPARINE CALCIQUE *Calciparine* en injections SC	1 mL = 25 000 U 1 injection toutes les 8 h
AVK *Pindione* *Sintrom - Préviscan* *Coumadine*	Grande variabilité des posologies efficaces d'un patient à l'autre

INDICATIONS

♥♥♥ – Prévention secondaire des infarctus cérébraux d'origine embolique à point de départ cardiaque.
– Infarctus cérébraux en progression et thrombose en voie de constitution.
– Dissection carotidienne ou vertébrale.

CONTRE-INDICATIONS

Générales :

♠♠♠ – Maladies hémorragiques et troubles de l'hémostase (TOUJOURS PRATIQUER UN BILAN D'HÉMOSTASE AVANT DE DÉBUTER UN TRAITEMENT ANTICOAGULANT).
– Lésions susceptibles de saigner (ulcère gastro-duodénal...), grossesse.
– Allergie.
♠♠ – Association des AVK aux anti-inflammatoires non stéroïdiens (AINS) et à l'aspirine.

Spécifiques à l'AVC :

♠♠♠ – AVC hémorragique (hématome cérébral, hémorragie méningée).
– Troubles de la vigilance importants.

NE PAS PRATIQUER D'INJECTIONS INTRAMUSCULAIRES CHEZ UN PATIENT SOUS ANTICOAGULANTS.

EFFETS INDÉSIRABLES

– Saignements.
– Héparine : allergie, thrombopénie au 9e jour de traitement — bénigne si l'héparine est interrompue immédiatement — ou tardive, parfois profonde et engageant le pronostic vital.
– AVK : allergies parfois graves, troubles hématologiques.

SURVEILLANCE

– De l'efficacité :

Héparine : TCA entre 2 et 3 fois le témoin et activité anti-Xa entre 0,35 et 0,7, prélevés 6 h après le début du traitement à la seringue électrique ou 4 h après la seconde injection sous-cutanée.

AVK : TP entre 25 et 35 % et INR entre 2 et 3, prélevé en général 48 h après le début du traitement et après chaque modification de posologie. Ce délai peut varier selon la molécule utilisée.

– De la tolérance :

Héparine : surveillance bihebdomadaire des plaquettes.

AVK : surveillance de la NFS.

UTILISATION PRATIQUE

À la phase aiguë d'un accident embolique à point de départ cardiaque, on utilise des anticoagulants à doses efficaces (ou curatives), par voie injectable : l'héparine, par voie veineuse ou sous-cutanée.

La posologie initiale est de 500 unités/kg/jour.

Elle est ensuite adaptée à l'efficacité biologique reflétée par le TCA et surtout l'activité anti-Xa prélevés 6 h après le début de la perfusion ou 4 h après la seconde injection sous-cutanée. L'objectif est d'obtenir un TCA entre 1,5 et 2,5 fois le témoin et une activité anti-Xa de 0,5 à 1.

Après un temps variable, un relais par voie orale est pris : l'héparine n'étant pas efficace per os, il faut utiliser d'autres anticoagulants : les antivitamines K (AVK). Ceux-ci agissent en inhibant la vitamine K qui permet la synthèse hépatique de certains facteurs de la coagulation (appelés de ce fait les facteurs vitamine K-dépendants). L'efficacité des AVK est donc retardée puisque l'action anticoagulante ne sera effective que lorsque tous les facteurs vitamine K dépendants auront été consommés (environ 3 jours).

On apprécie l'efficacité biologique par la mesure du temps de prothrombine (TP) ou surtout par l'INR. Le premier contrôle s'effectue 48 h après le début du traitement et se répète toutes les 48 h jusqu'à ce que le TP et l'INR souhaités soient obtenus. L'objectif est de maintenir le TP entre 25 et 35 % et l'INR entre 2 et 3. La posologie efficace est obtenue par tâtonnement et adaptation quart de comprimé par quart de comprimé. Le délai de 48 h pour le contrôle du TP et INR est indicatif. Pour certaines molécules, il peut être différent (*Coumadine*).

PHARMACOLOGIE

ANTIAGRÉGANTS PLAQUETTAIRES

ASPIRINE *Aspegic 250, Kardegic* (300 mg)	1 sachet/j.
ASPIRINE + DIPYRIDAMOLE *Asasantine*	2 gél./j.
CLOPIDOGREL *Plavix*	1 comp./j.
TICLODIPINE *Ticlid*	2 comp./j.

MODE D'ACTION

Inhibition de l'agrégation des plaquettes entre elles, empêchant ainsi la formation des caillots plaquettaires.

INDICATIONS NEUROLOGIQUES

♥♥♥ Prévention primaire (avant l'AVC chez une patiente « à risque ») et secondaire (après un AVC pour éviter la récidive) des AVC ischémiques thrombotiques ou emboliques à point de départ artériel.

CONTRE-INDICATIONS

Allergie à l'aspirine ou à la ticlopidine.

Ulcère gastro-duodénal.

Maladies hémorragiques.

EFFETS INDÉSIRABLES

Saignements (épistaxis, gingivorragies..., saignement d'une lésion méconnue, notamment digestive).

Ticlopidine : troubles hématologiques, hépatites.

Aspirine + dipyridamole : parfois troubles digestifs et céphalées en début de traitement.

PRÉCAUTION D'EMPLOI

Il faut éviter l'association aux anticoagulants.

Les antiagrégants plaquettaires doivent être interrompus 7 à 10 jours avant une chirurgie.

PHARMACOLOGIE

ANTICOAGULATION PRÉVENTIVE PAR HÉPARINE DE BAS POIDS MOLÉCULAIRE (HBPM)

RÉVIPARINE *Clivarine*	0,25 à 0,6 mL/j.
DALTÉPARINE *Fragmine*	2 500 à 5 000 unités/24 h SC
NADROPARINE *Fraxiparine*	0,2 ou 0,6 mL/j. SC
TINZAPARINE *Innohep*	2 500 à 4 500 unités/24 h SC
ENOXAPARINE *Lovenox*	0,2 à 0,4 mL/j. SC
DANAPAROÏDE *Orgaran*	750 unités 2 fois/j. SC

MODE D'ACTION

Inhibition d'un des facteurs de la coagulation : le facteur X activé (Xa).

INDICATIONS

♥♥♥ Prévention de la maladie thrombo-embolique chez un patient alité ou présentant un risque accru de thrombose (en postopératoire par exemple...).

En injection sous-cutanée, une fois par jour.

CONTRE-INDICATIONS

Situations à risque de saignement (ulcère gastro-duodénal, maladie hémorragique).

Allergie à l'héparine.

SURVEILLANCE

– *Du bilan d'hémostase* : utilisées à dose préventive, les HBPM ne nécessitent théoriquement pas de surveillance de l'hémostase. Toutefois chez certains sujets (vieillards, insuffisants rénaux...), on préfère la surveiller. Le dosage adapté est alors celui de l'activité anti-Xa.

– *Des plaquettes* : systématique, deux fois par semaine afin de détecter une thrombopénie (chute des plaquettes).

Traitement des hémorragies cérébrales

La nature hémorragique de l'accident impose une surveillance tensionnelle particulièrement stricte. Contrairement à ce qui est pratiqué dans les infarctus cérébraux (voir ci-dessous), dès que les chiffres tensionnels s'élèvent au-dessus de la normale, il faut discuter un traitement anti-hypertenseur. Celui-ci devient indispensable lorsque la systolique est supérieure à 180 et/ou la diastolique à 100 mmHg à plusieurs reprises et après que l'on s'est assuré des bonnes conditions de la prise tensionnelle. Il faut, dans ces cas, éviter de faire chuter la tension artérielle trop brutalement et trop bas.

Les traitements préventifs de phlébite par anticoagulants à petites doses sont contre-indiqués chez ces patients à la phase aiguë.

Dans de rares cas, une intervention chirurgicale pour évacuer l'hématome pourra être envisagée, surtout dans les cas d'hématome du cervelet comprimant le tronc cérébral et gênant la circulation du LCR.

Dans les cas où l'HC est due à une malformation artério-veineuse, après l'épisode de saignement et lorsque l'hématome est résorbé, on peut proposer un traitement qui consiste en une embolisation des pédicules nourriciers par neuroradiologie interventionnelle (par montée d'une sonde), ou en une intervention neurochirurgicale, ou encore en une radiothérapie selon des modalités particulières. Ces différentes possibilités peuvent être associées.

Traitement des hémorragies méningées

Le traitement est d'abord médical puis neurochirurgical ou neuroradiologique (neuroradiologie interventionnelle), les temps thérapeutiques sont habituellement assurés en service de neurochirurgie ou dans un service de neurologie collaborant avec un service de neuroradiologie interventionnelle.

Le malade est hospitalisé, en unité de soins intensifs neurochirurgicaux. Le but du traitement est l'exclusion de l'anévrysme par une intervention chirurgicale (mise en place d'un clip sur le collet de l'anévrysme), ou par une intervention cardio-vasculaire lors d'une artériographie (cathétérisme des artères cérébrales et obstruction de l'anévrysme par une substance thrombogène). La précocité du traitement vise à éviter une récidive du saignement qui s'accompagne d'une mortalité importante.

En attendant cette intervention, les patients sont traités systématiquement par un inhibiteur calcique (nimodipine à 0,7 mg/kg en dose initiale puis 0,25 mg/kg 4 fois par jour *per os* ou dans la sonde naso-gastrique) qui a pour but d'éviter la survenue de la deuxième complication majeure de l'HM, le vasospasme. Ce dernier peut être responsable d'une ischémie cérébrale plus ou moins étendue aggravant considérablement le pronostic de l'HM.

Les remarques concernant les chiffres de tension artérielle et les préventions de phlébites sont les mêmes que pour les HC.

Quel que soit le type d'AVC, certains gestes et attitudes sont systématiques.

Action infirmière

En urgence

Tout patient suspect d'AVC doit être rapidement pris en charge et examiné, et cela même si leur état ne paraît pas inquiétant.

Noter :

- état de vigilance ;
- tension artérielle ;
- pouls ;
- température ;
- état pupillaire ;
- motricité.

L'établissement d'une feuille de surveillance est indispensable.

Faire :

- un ECG de façon systématique ;
- une glycémie capillaire si le patient est un diabétique connu ;
- le patient doit être mis au repos et rester sous surveillance. Il doit être installé confortablement et rassuré ;
- le médecin doit être prévenu immédiatement ;
- si l'entourage est présent, on peut se renseigner sur le mode d'installation des troubles et insister pour que les témoins éventuels soient présents lorsque le médecin sera là afin qu'il puisse les interroger ; cela est d'autant plus vrai si le malade présente une aphasie ou des troubles de la vigilance ;
- si le patient réclame à boire ou s'il doit manger, la prise de boissons ou d'aliments se fera en présence de l'infirmier et sera très prudente ; toute tentative devra être interrompue en cas de fausses routes.

Surveillance ultérieure

SURVEILLANCE DES CONSTANTES de façon régulière à un rythme défini par le médecin.

ÉTAT DE CONSCIENCE, apprécié par l'inspection du patient, en lui posant quelques questions (tenir compte d'une éventuelle aphasie) et en lui demandant d'exécuter des « ordres simples » (fermez les yeux, serrez la main, tirez la langue...) (tenir compte d'un éventuel déficit moteur, évaluer le score de Glasgow).

TENSION ARTÉRIELLE prise chez un malade au lit et au repos depuis au moins un quart d'heure (en particulier la première fois), aux deux bras afin de s'assurer qu'elle est symétrique. Dans le cas contraire, il faut en informer le médecin.

TROUBLES DE DÉGLUTITION qui peuvent être présents d'emblée ou apparaître secondairement. Ils doivent être signalés au médecin qui pourra décider de la mise en place d'une sonde nasogastrique.

Les troubles de déglutition peuvent entraîner une broncho-pneumopathie de déglutition (complication redoutable) ou des fausses routes asphyxiantes. On doit donc débuter l'alimentation prudemment par l'absorption de petites gorgées d'eau qui sera moins irritante pour les bronches en cas de fausse route.

S'ASSURER DE LA PRISE MÉDICAMENTEUSE qui peut être gênée par le handicap que présente le patient, mais aussi parfois par un refus de se traiter, habituellement dans le cadre d'une réaction dépressive.

Prévention des complications de décubitus

(Voir *Malade grabataire*.)

LES ESCARRES sont prévenus par les changements de position fréquents, les soins d'hygiène cutanée, la bonne qualité du couchage et un lever précoce.

ÉVITER TOUTE MACÉRATION en se préoccupant tout particulièrement des problèmes d'incontinence urinaire et/ou anale.

SAVOIR RECONNAÎTRE UNE RÉTENTION URINAIRE qui peut nécessiter un sondage urinaire (prescription médicale) à demeure ou simplement évacuateur.

NOTER LE TRANSIT INTESTINAL, la constipation étant fréquente chez ces patients alités.

POSITIONNEMENT CORRECT DES SEGMENTS DE MEMBRES PARÉTIQUES (cale de pieds, coussins) indispensable pour éviter la survenue de rétraction et/ou de déformations ostéo-articulaires, sources de douleurs. Pour les mêmes raisons, la mise en place d'un cerceau, évitant le poids de la literie sur les pieds, est une mesure utile. Une kinésithérapie passive des membres doit être entreprise précocement.

PRÉVENTION DE L'EMBOLIE PULMONAIRE ET DES PHLÉBITES DES MEMBRES INFÉRIEURS par la mobilisation, les bas de contention veineuse et le massage des segments de membres, par la prescription médicale d'anticoagulants à petites doses (contre-indiquée à la phase aiguë des hémorragies [HC ou HM] d'où un surcroît de surveillance et de prévention par les moyens physiques).

Différents modes d'alimentation possibles

La nutrition et l'hydratation doivent être assurées quantitativement et qualitativement.

EN L'ABSENCE DE TROUBLES DE DÉGLUTITION, l'alimentation pourra être poursuivie normalement.

- **Surveillance de l'absorption de quantités suffisantes** sur le plan calorique.
- **Veiller au respect des prescriptions médicales quant à un régime éventuel** (diabétique, sans sel...).
- **Vérifier si le patient peut prendre ses repas seul.** Son état peut nécessiter une assistance (pour couper la viande par exemple).

Il ne faut pas négliger, à côté des handicaps moteurs et sensitifs, un trouble plus insidieux comme une HLH qui peut amener le patient à ne manger que la moitié de son plateau correspondant à ce qu'il voit dans son hémichamp visuel indemne. Ce même trouble du comportement peut s'observer en cas d'héminégligence spatiale gauche (en l'absence d'HLH), chez des patients présentant une lésion hémisphérique droite.

- **Détecter rapidement des troubles du comportement alimentaire** comme une anorexie souvent due à un syndrome dépressif réactionnel. L'attention des médecins devra alors être attirée sur ce point afin de savoir si cela relève d'une prescription d'antidépresseurs.

DANS LE CAS DE TROUBLES DE DÉGLUTITION LÉGERS, l'alimentation pourra être poursuivie *per os* sous la responsabilité de l'infirmier(e).

- **S'assurer de la bonne compréhension de la situation par les aides soignant(e)s,** leur fournir des explications nécessaires : petites bouchées, alimentation semi-liquide.

Les fausses-routes aux liquides surviennent plus facilement mais sont habituellement moins dangereuses que celles aux solides. Il faudra toujours s'assurer de l'existence d'un matériel d'aspiration à proximité avec au mieux une prise sur le vide dans la chambre. La prescription d'**eau gélifiée** est intéressante lorsque les troubles de déglutition ne concernent que les liquides.

DANS LES CAS OÙ LES TROUBLES DE DÉGLUTITION SONT MAJEURS, une alimentation par sonde naso-gastrique (SNG) est nécessaire :

- **La pose d'une SNG est une prescription médicale.**
- **Le patient est impérativement installé en position demi-assise.**
- **Avant chaque repas,** s'assurer par une aspiration à la seringue de quelques millilitres de liquide gastrique que la SNG est toujours bien en place.
- **Les substituts de repas** (préparations liquides équilibrées enrichies en vitamines) sont nombreux et leur type ainsi que les quantités initiales seront fixés par prescriptions médicales en collaboration avec la diététicienne.
- **La quantité d'eau sera également à faire préciser.**

PROTOCOLE DE SOINS

MISE EN PLACE D'UNE SONDE NASO-GASTRIQUE (SNG)

On introduit la sonde par une narine après l'avoir lubrifiée chez un patient en position demi-assise, et l'on demande au patient d'avaler en même temps que l'on pousse doucement la sonde qui doit passer le carrefour aérodigestif, descendre dans l'œsophage et aller jusque dans l'estomac. La position de la SNG doit être impérativement vérifiée avant d'introduire dedans une substance quelle qu'elle soit. Pour cela, le plus simple et le moins dangereux consiste à injecter rapidement dans la SNG 20 mL d'air en écoutant simultanément avec un stéthoscope le bruit fait par l'arrivée de l'air dans l'estomac. Il faudra toujours contrôler le bon positionnement de la sonde par un cliché d'abdomen sans préparation (ASP). Lorsque la SNG est bien en place, il faut la fixer sur le nez et le front et l'occlure par un fosset ou une pince à défaut.

- **Le débit des repas liquides doit être lent.** Le système idéal est celui de la nutri-pompe sur laquelle on règle le débit qui est maintenu de façon constante.

DANS CERTAINS CAS, et notamment lorsque la vigilance est très altérée, l'alimentation par SNG peut être contre-indiquée du fait du risque important d'inhalation de liquide de gavage par reflux gastro-œsophagien. Dans ces cas, l'alimentation par voie parentérale (intraveineuse) peut être utilisée.

- **Noter sur chaque flacon de solutés l'heure de la pose,** les adjonctions de médicaments ou électrolytes ainsi que leur quantité.
- **La voie veineuse devra être de bonne qualité,** les produits d'alimentation parentérale étant habituellement agressifs pour les veines.
- **Le débit sera à surveiller soigneusement pour pouvoir respecter les quantités à passer sur les 24 h** (7 gouttes par minute permettent de passer 500 mL par 24 h), au mieux en utilisant des pompes.

LORSQUE LES TROUBLES DE LA DÉGLUTITION SE PROLONGENT, on peut proposer une gastrostomie d'alimentation.

Cette alternative évite de laisser une SNG gastrotoxique, inesthétique et inconfortable pour le patient.

Cela consiste à mettre en communication l'estomac avec l'extérieur au travers des plans cutanés. Il s'agit d'un geste simple, le plus souvent effectué sous endoscopie gastrique et sous anesthésie locale.

L'alimentation est administrée sous forme de solutés, par une sonde placée dans l'orifice. Les mêmes précautions que pour une alimentation par SNG sont nécessaires. De plus, l'orifice de stomie requiert des soins spécifiques et réguliers.

Sondage urinaire

Ce geste n'est à accomplir que sur prescription médicale.

LES INDICATIONS DU SONDAGE URINAIRE sont de 2 types :

- **améliorer le confort du patient** en cas d'incontinence avec de surcroît une meilleure prévention des escarres et *a fortiori* des soins d'escarres plus faciles et de meilleure qualité lorsque les escarres sont déjà présentes ;
- **traiter une rétention d'urines.**

Cas clinique

Accident vasculaire ischémique

Mme L., âgée de 56 ans, est hospitalisée pour une hémiplégie droite associée à une aphasie d'installation brutale. Le diagnostic posé est celui d'un infarctus dans le territoire superficiel de l'artère sylvienne gauche d'origine embolique à point de départ cardiaque (arythmie complète par fibrillation auriculaire paroxystique). Un traitement anticoagulant à dose efficace est débuté par héparine par voie veineuse à la seringue électrique. Une surveillance biologique de l'hémostase (TCA) et des plaquettes est prescrite.

Lorsque la malade est au lit, les membres paralysés sont calés en position fonctionnelle avec des oreillers. Des changements de position sont effectués très régulièrement de même que le massage des points d'appui dans le but de prévenir l'apparition d'escarres. La patiente est levée au fauteuil plusieurs fois par jour et pour les repas.

Mme L. tousse lorsque l'aide-soignant lui donne un verre d'eau. Les liquides sont donc dans un premier temps interdits et de l'eau gélifiée commandée à la diététicienne. Un régime mixé lui est proposé. L'infirmier(e) s'assure qu'il n'y a pas de fausses routes et qu'elle est capable de s'alimenter seule à l'aide de sa main gauche, dans le cas contraire, un aide-soignant devra l'aider à manger.

Le médecin a été alerté de l'absence d'urines et a diagnostiqué une rétention vésicale. Il prescrit un sondage évacuateur. L'infirmier(e) clampe la sonde lorsque 450 cc ont été drainés, le reste des urines sera évacué une demi-heure plus tard. Par la suite, un calendrier mictionnel devra être tenu, la patiente emmenée à heures régulières aux toilettes.

La rééducation motrice et orthophonique est débutée rapidement. Des mobilisations passives des différents segments de membres sont effectuées pluriquotidiennement afin d'éviter la survenue de rétractions tendineuses.

La famille très anxieuse s'adresse aux membres de l'équipe : quelle attitude doivent-ils avoir ? comment aider leur parente ? comment communiquer avec elle ? L'infirmier(e) les conseille en termes simples et tente de les rassurer.

En cas d'incontinence

Les risques, notamment septiques, du *sondage urinaire à demeure* (SAD) contrebalancent sérieusement les bénéfices ci-dessus énoncés. Il s'agit donc d'une décision difficile à mûrement réfléchir.

Chez l'homme, les inconvénients de la SAD peuvent être contournés par la mise en place d'un *étui pénien* (pénilex), c'est-à-dire une sorte de gant en caoutchouc fixé sur la verge et relié à un tuyau. La surveillance locale et la toilette doivent être minutieuses pour éviter toutes complications locales (allergique, infectieuse, escarre…).

Il n'existe malheureusement pas de système équivalent pour les femmes.

En cas de rétention d'urines

Le sondage urinaire est impératif pour évacuer les urines.

Il ne faut jamais vider la vessie trop rapidement et un premier clampage peut être effectué après l'évacuation de 400 à 500 mL d'urines. Les risques d'une vidange trop rapide des urines sont des lésions des parois vésicales, une syncope vagale, des troubles métaboliques.

L'existence d'une rétention d'urines n'est néanmoins pas synonyme de SAD. Le médecin peut en effet prescrire un *sondage évacuateur* avec retrait de la sonde lorsque la vessie est vidée. Dans ce cas, une surveillance de la diurèse est indispensable. En l'absence de reprise de celle-ci, la réalisation de sondages urinaires intermittents 2 à 3 fois par jour est nécessaire.

Dans tous les cas, le sondage urinaire doit se faire dans des conditions d'asepsie stricte : toilette stérile préalable, champ stérile, manipulation avec des gants stériles de la sonde.

La sonde urinaire doit être lubrifiée avant d'être introduite dans l'urètre et elle sera reliée à une poche à urines stérile.

PROTOCOLE DE SOINS

RÉÉDUCATION MICTIONNELLE

Au décours d'un épisode de rétention urinaire, un *calendrier mictionnel* sur lequel sont relevés les heures et les volumes de chaque miction est souhaitable.

Un sondage postmictionnel — c'est-à-dire effectué immédiatement après la miction volontaire — permet d'apprécier le *résidu postmictionnel* (RPM). Le RPM physiologique est nettement inférieur à 100 cc. Une augmentation du RPM indique une rétention vésicale incomplète et la nécessité d'effectuer des vidanges vésicales régulières.

Certains médicaments favorisent la reprise des mictions volontaires (*Xatral* par exemple).

Rééducation

Elle doit être entreprise dès que possible, avec des séances courtes plusieurs fois par jour par un kinésithérapeute. Ce dernier pourra donner des indications aux infirmier(e)s pour faire travailler les membres parétiques lors des changes ou de la toilette, ou encore pour emmener le patient aux toilettes. L'infirmier(e) devra également inciter le malade à travailler seul et devra l'encourager. À côté de la rééducation motrice, l'orthophonie chez les aphasiques est tout aussi nécessaire et pourra au début se faire au lit du patient si les déplacements sont difficiles, interdits par les médecins, ou encore trop fatigants.

Soutien psychologique

Il est indispensable aussi bien pour le malade que pour sa famille. Il faut savoir encourager le patient tout en lui faisant accepter l'idée que la récupération peut être longue et parfois incomplète. Vis-à-vis de la famille et de l'entourage, il faut pouvoir expliquer les divers handicaps et indiquer quels sont les gestes et attitudes qui peuvent aider le patient.

POINTS CLÉS

1. ▶ Le **scanner en urgence** permet de distinguer les accidents ischémiques, les plus fréquents, et les accidents hémorragiques (hématome et hémorragie méningée).
2. ▶ À la phase aiguë, la **surveillance** est capitale et doit porter au moins sur les points suivants : constantes hémodynamiques, déficit neurologique, état de conscience, troubles de la déglutition. De même, la prévention des complications de décubitus (escarre, phlébite, infection urinaire, constipation, attitudes vicieuses et rétractions) est essentielle.
3. ▶ La **prévention d'un nouvel accident ischémique** repose sur le contrôle des facteurs de risque (observance d'un traitement antihypertenseur, conseils hygiéno-diététiques…), la poursuite d'un traitement antiagrégant ou, suivant les cas, anticoagulant, voire d'un traitement antiarythmique.
4. ▶ Dans le cas d'un **accident hémorragique**, la prévention reposera, suivant les cas, sur le traitement de l'hypertension ou le traitement d'une malformation vasculaire responsable du saignement.

Épilepsie

Rappels physiologiques et définitions

L'épilepsie ou « comitialité » est une pathologie fréquente, de causes variées, définie physiologiquement comme la « survenue épisodique d'une décharge brusque, excessive et rapide d'une population plus ou moins étendue de neurones qui constituent la substance grise de l'encéphale ».

C'EST DONC UNE PATHOLOGIE DU CORTEX CÉRÉBRAL. L'électroencéphalogramme (EEG) permet de mettre en évidence ces décharges et d'apprécier leurs caractéristiques (morphologie, rythme, localisations…). La survenue d'une crise comitiale ne signifie pas forcément que le patient est épileptique : si une première crise s'est produite lors de certaines circonstances (manque de sommeil, ivresse éthylique, stimulation lumineuse intermittente : jeux vidéo, sevrage brutal d'un traitement par un hypnotique de la famille des benzodiazépines…), cela témoigne d'un seuil épileptogène bas, mais ne doit pas faire considérer le patient comme épileptique. C'est pourquoi il est habituel d'attendre la survenue d'une deuxième crise avant de débuter un traitement médicamenteux.

CLINIQUEMENT, les principaux types de crises comitiales sont les crises généralisées, où la décharge concerne l'ensemble du cortex cérébral, et les crises partielles, où la décharge concerne seulement une partie de celui-ci. Les crises généralisées sont souvent provoquées par une atteinte cérébrale diffuse, alors que la survenue de crises partielles doit faire impérativement rechercher une lésion cérébrale focale. Si aucune cause n'est trouvée après un bilan soigneux, on peut retenir le diagnostic d'épilepsie primaire, en continuant à surveiller le patient régulièrement.

Description des différents types de crises

Crises généralisées

Il en existe plusieurs types : la plus classique est la crise généralisée tonico-clonique de type grand mal, qui débute brutalement, avec une perte de connaissance totale sans prodrome et une chute au cours de laquelle le patient peut se blesser. Elle se déroule classiquement en 3 phases, qui en pratique ne sont pas toujours toutes présentes.

- **La phase tonique**, qui dure de 10 à 20 secondes, est marquée par une contraction musculaire généralisée, avec souvent une apnée, une cyanose et une morsure de langue (très évocatrice surtout si elle est latérale, elle peut permettre rétrospectivement de faire le diagnostic de crise tonico-clonique).
- **La phase clonique**, qui dure environ 20 secondes, pendant laquelle surviennent des secousses musculaires de l'ensemble du corps, brusques et diffuses, dont la fréquence va en diminuant.
- **Enfin la phase résolutive**, qui est un coma avec hypotonie musculaire, respiration stertoreuse (ample et bruyante, caractéristique), mousse aux lèvres et perte d'urines; il s'ensuit une confusion postcritique (classiquement de moins d'une heure mais parfois beaucoup plus longue, dont la cause peut ne pas être évidente si l'on n'a pas assisté à la crise), une amnésie de la crise et parfois un déficit moteur ou sensitif postcritique.

Les éléments d'interrogatoire permettant de diagnostiquer rétrospectivement une crise sont la durée de la perte de connaissance (parfois plusieurs minutes, donc beaucoup plus longue qu'une syncope d'origine cardiaque), la morsure latérale de langue et la confusion postcritique.

L'EEG percritique est caractérisé par des décharges de pointes, pointes-ondes ou polypointes-ondes bilatérales, synchrones, symétriques, sur les deux hémisphères. L'EEG au décours de la crise peut montrer des ondes lentes diffuses avec des bouffées de pointes bilatérales synchrones. Entre les crises, le tracé peut être normal, ne présenter qu'une hypersensibilité aux épreuves de stimulation (voir le chapitre « EEG ») ou montrer des anomalies localisées (« foyer ») s'il s'agit d'une crise secondairement généralisée.

Les autres variétés principales de crises généralisées sont l'épilepsie myoclonique juvénile, qui se manifeste par des secousses musculaires bilatérales et symétriques (« myoclonies ») des membres chez l'adolescent, sans altération de la conscience, pouvant évoluer ultérieurement vers des crises de type grand mal, et les absences de type petit mal de l'enfance (parfois observées également à l'âge adulte), durant lesquelles survient une suspension de la conscience avec interruption de l'activité en cours, fixité du regard et absence de réponse, pendant quelques secondes, parfois plusieurs fois par jour : l'EEG montre typiquement des décharges de pointes-ondes rythmiques bilatérales et synchrones à 3 cycles/seconde. L'évolution est généralement bonne avec disparition des crises à la puberté.

Crises partielles

Elles peuvent être « simples » sans altération de la conscience, ou « complexes » avec une altération de la conscience. Elles correspondent toujours à la souffrance d'une zone cérébrale localisée. Il en existe de nombreuses variétés selon la région cérébrale où elles naissent.

Crises partielles simples (sans altération de la conscience)

Les crises somatomotrices : toniques ou tonico-cloniques, elles prennent naissance au niveau du cortex moteur et peuvent rester localisées ou avoir une extension progressive au niveau d'un hémicorps (« marche Bravais-Jacksonienne » : la crise débute par l'extrémité d'un membre, remonte progressivement vers sa racine, gagne l'autre membre du même côté puis l'hémiface), suivie d'un déficit moteur transitoire dans le territoire correspondant, sans perte de conscience sauf si la crise est secondairement généralisée.

Les crises versives, fréquentes, caractérisées par une déviation conjuguée de la tête et des yeux, à point de départ frontal (du même côté ou du côté opposé à la rotation).

Les crises somatosensitives à type de paresthésies avec un point de départ pariétal, pouvant également avoir une marche Bravais-Jacksonienne.

Tableau 4.3 Épilepsies.

Épilepsies généralisées
– Crises tonico-cloniques de type grand mal – Absences de type petit mal – Épilepsie myoclonique juvénile
Épilepsies partielles
– Simples somatomotrices versives somatosensitives sensorielles – Complexes

Les crises sensorielles (visuelles, à type d'hallucinations visuelles à point de départ occipital; auditives, à type d'hallucinations auditives à point de départ temporal; olfactives ou gustatives...).

Crises partielles complexes

Il existe une altération de la conscience qui survient d'emblée ou après une des crises précédentes; cette altération de la conscience peut s'accompagner d'une activité automatique plus ou moins élaborée (déambulations prolongées...), et peut poser des problèmes médico-légaux si des actes délictueux ont été commis pendant la crise.

L'EEG des crises partielles peut montrer entre les crises des pointes, pointes-ondes ou ondes lentes localisées (« foyer »); lors de la crise, l'amplitude et la fréquence des pointes s'accroissent, elles débordent le foyer initial.

État de mal

L'état de mal épileptique est défini par la survenue de crises subintrantes pendant une durée de plus de 30 minutes. Il constitue une urgence thérapeutique. On décrit l'état de mal électrique caractérisé par la survenue de crises électriques infracliniques enregistrées sur l'EEG en l'absence de toute manifestation clinique.

Étiologies

Le plus souvent, les crises partielles sont dues à un processus focal atteignant une partie du cortex (tumeur cérébrale, accident vasculaire hémorragique ou ischémique, malformation vasculaire, séquelle de traumatisme ou de chirurgie...), alors que les crises généralisées d'emblée sont dues à une atteinte globale du cortex cérébral; cependant, comme nous l'avons signalé, une crise partielle peut se généraliser secondairement. L'examen clinique intercritique peut donner des indications s'il montre des anomalies focalisées en rapport avec une lésion focale à l'origine de la crise. La démarche diagnostique en présence d'une crise partielle s'acharne à trouver une lésion focale : le scanner cérébral réalisé sans et avec injection de produit de contraste et surtout l'IRM cérébrale, guidés par l'examen clinique, sont très utiles pour mettre en évidence une lésion de petite taille (tumeur, malformation vasculaire).

En présence d'une crise généralisée d'emblée, on pratiquera également un scanner cérébral sans et avec injection de produit de contraste à la recherche d'une lésion focale, et éventuellement une ponction lombaire, qui peut montrer une pathologie cérébrale plus diffuse (méningite, hémorragie méningée, thrombophlébite cérébrale...). Il convient également de rechercher les causes métaboliques les plus fréquentes telles que l'hypoglycémie, l'hypocalcémie et l'hyponatrémie. Enfin, des toxiques et certains médicaments abaissent le seuil épileptogène et favorisent la survenue de crises. Une recherche de toxiques dans le sang et les urines est réalisée au moindre doute (tableau 4.4).

Tableau 4.4 Principales causes des crises généralisées d'épilepsie.

Accident vasculaire cérébral (récent ou cicatrice d'AVC ancien), abcès, malformation vasculaire
Fièvre (surtout chez l'enfant), méningite, encéphalite
Traitement anticonvulsivant non suivi
Sevrage (éthylisme, traitement au long cours par benzodiazépines)
Désordre métabolique (hyponatrémie, hypoglycémie, hypocalcémie...)
Traumatisme crânien, séquelles de lésion néonatale
Intoxication : cocaïne, isoniazide, antidépresseurs tricycliques, alcool
Neurochirurgie, myélographie, angiographie cérébrale, sismothérapie

Citons le cas particulier de l'enfant de 6 mois à 5 ans qui à l'occasion d'un syndrome fébrile (et uniquement dans ce cas) fait des convulsions. Ce syndrome des convulsions fébriles de l'enfant est de pronostic bénin le plus souvent et ne nécessite généralement pas d'autre traitement que la prévention des récidives par l'administration systématique d'antipyrétiques lors de fièvre.

Complications

En dehors de circonstances au cours desquelles la survenue d'une crise comitiale peut être particulièrement dangereuse (conduite automobile, plongée sous-marine, alpinisme...), les crises généralisées peuvent entraîner des complications locales variées (traumatismes cranio-faciaux, luxations d'épaule, plaies de la langue), mais peuvent aussi lorsqu'elles se prolongent (état de mal) retentir sur l'ensemble de l'organisme en causant de graves désordres métaboliques (hypoxie, acidose métabolique), végétatifs (poussées hypertensives, troubles du rythme cardiaque, vomissements avec risque d'inhalation) ou neurologiques (coma postcritique prolongé), nécessitant une prise en charge en réanimation, car le pronostic vital peut être engagé. Enfin, un déficit postcritique, moteur ou sensitif, peut persister plusieurs heures, et poser de difficiles problèmes de diagnostic différentiel avec un accident vasculaire cérébral par exemple, si la crise s'est déroulée sans témoin.

Principes du traitement

Traitement de la crise simple

Il consiste d'abord à éloigner le patient des endroits où il risque de se blesser lors des convulsions : murs, radiateurs, meubles, verrerie... Si le patient est sur un brancard, on veille à ce qu'il ne chute pas. On le place sur le côté en position latérale de sécurité pour prévenir une inhalation bronchique, on assure la liberté des voies aériennes, on peut mettre en place une canule de Guédel pour que la langue ne soit ni mordue ni avalée. Il faut éviter de maintenir l'ouverture de la bouche avec les doigts (risque de morsure parfois grave) ou avec un chiffon (obstruction des voies aériennes). La crise cède le plus souvent spontanément en quelques minutes. Si la crise se prolonge, l'emploi d'un anticonvulsivant peut-être nécessaire : sur prescription médicale, on peut injecter une benzodiazépine d'action rapide : clonazépam (*Rivotril*) ou diazépam (*Valium*) par voie intraveineuse, ou diazépam par voie intrarectale. Deux erreurs classiques doivent être évitées : d'abord, il ne faut pas injecter de benzodiazépine si le patient ne convulse plus : ces molécules ont également une action hypnotique et la surveillance ultérieure du retour à une conscience normale sera perturbée par le médicament; ensuite, il ne faut pas injecter le diazépam (*Valium*) par voie intramusculaire, qui est une très mauvaise voie d'administration du fait de l'irrégularité d'absorption.

D'UN POINT DE VUE PRATIQUE, il faut également savoir qu'une crise avec un facteur déclenchant évident (manque de sommeil, mauvaise observance du traitement, prise excessive d'alcool...) chez un épileptique connu et traité ne doit pas entraîner une hospitalisation systématique : cette attitude excessive, outre le coût important qu'elle entraîne, est source d'absentéisme et contribue lorsqu'elle se répète aux difficultés d'insertion sociale de certains patients épileptiques.

Traitement de l'état de mal

L'état de mal convulsif, correspondant à des crises subintrantes, doit faire admettre le patient dans un secteur de réanimation. En effet, contrairement aux crises simples, l'état de mal a tendance à s'auto-entretenir (du fait de l'hypoxie, de l'hyperthermie et de la détresse circulatoire qui peuvent par eux-mêmes provoquer une crise). Le pronostic vital peut être rapidement engagé si le traitement n'est pas efficace rapidement (l'état de mal généralisé comporte une mortalité de 20 % environ); enfin la plupart des médicaments utilisés dans l'état de mal nécessitent une surveillance en soins intensifs, car ils peuvent être dépresseurs respiratoires ou myocardiques, et leur utilisation exige une surveillance permanente de la ventilation et de l'état hémodynamique, et parfois une ventilation assistée.

Traitement de fond

Il comporte 2 volets :

D'ABORD ET AVANT TOUT L'ÉDUCATION DU PATIENT et la bonne compréhension des conseils d'« hygiène de vie » sont essentielles (voir encadré

DÉMARCHE INFIRMIÈRE

ÉPILEPSIE

L'INFIRMIER(E) ASSISTE À UNE CRISE

• ***Au cours d'un malaise prolongé d'un épileptique non connu,*** l'infirmier(e) doit être capable de décrire la crise et de la distinguer des pertes de connaissance d'autres origines (voir chapitre sur les pertes de connaissance), en particulier des syncopes d'origine cardiaque;

• ***Au cours d'une crise chez un épileptique connu,*** l'infirmier(e) doit être capable de prendre les premières mesures thérapeutiques (voir ci-dessus) en évitant les traumatismes et en préparant au besoin une seringue de clonazepam ou de diazepam qu'il/elle injectera selon la prescription médicale. Elle doit être également capable de décrire précisément la crise (la survenue de crises d'un nouveau type chez un patient pouvant nécessiter une modification du traitement et la réalisation de nouvelles explorations) et l'état du patient après la crise: il faut en particulier s'assurer que les troubles de la vigilance sont en voie de régression pour considérer que la crise est terminée, une confusion persistante devant nécessiter une surveillance prolongée.

Un jeune homme de 21 ans perd subitement connaissance, tombe à terre en poussant un cri et présente des mouvements tonico-cloniques des quatre membres. Vous vous précipitez et protégez sa tête à l'aide de linges afin qu'il ne se blesse pas davantage. Une canule de Guédel est installée dans sa bouche pour éviter qu'il ne se sectionne la langue. Lorsque cela est possible, vous le placez en position latérale de sécurité afin de prévenir l'inhalation de salive. Vous avez fait appeler le médecin qui arrive quelques instants plus tard. Il ne prescrit pas d'injection de benzodiazépines puisque la crise est en train de céder.

OBSERVANCE DU TRAITEMENT

L'infirmier(e) devra veiller à la prise à heure régulière des médicaments antiépileptiques, sans se contenter de les laisser sur la table du patient. Il/Elle signalera au médecin les intolérances éventuelles qui peuvent apparaître en cours de traitement (éruptions cutanées, somnolence, douleurs articulaires, tremblement…).

PRISE EN CHARGE À LONG TERME

L'infirmier(e) doit pouvoir expliquer au patient ce qu'est la maladie épileptique, la nécessité d'un traitement bien suivi et d'une hygiène de vie régulière. Il/Elle doit pouvoir également lui fournir des informations pour mieux supporter ce handicap dans la vie quotidienne (voir *Conseils aux épileptiques*).

et paragraphe *Conseils aux épileptiques*). Un épileptique ne doit pas consommer de l'alcool de façon excessive, même de manière exceptionnelle. Il doit dormir régulièrement et ne pas être en « dette de sommeil ». Il doit suivre son traitement médicamenteux scrupuleusement sans l'oublier ne serait-ce qu'une fois. Il ne doit pas prendre de médicament sans l'avis du médecin en raison du risque d'interaction médicamenteuse avec son anti-épileptique et parce que certains médicaments favorisent l'apparition de crises chez des sujets prédisposés.

UN TRAITEMENT MÉDICAMENTEUX doit être entrepris après la survenue de deux crises comitiales, s'il n'y avait pas de facteur déclenchant évident, ou après la première crise en cas de lésion épileptogène. On emploie de préférence une monothérapie. Les médicaments le plus souvent employés de première intention sont le valproate de sodium, le phénobarbital, la carbamazépine, le diphénylhydantoïne. L'efficacité du traitement se juge sur la clinique (absence de nouvelle crise); les dosages sanguins des antiépileptiques permettent surtout de s'assurer que le patient prend régulièrement son traitement, mais les résultats n'ont qu'une valeur statistique et la posologie est à adapter selon l'efficacité clinique, et non selon la valeur du taux thérapeutique sanguin « recommandé ». La durée du traitement est prolongée, l'arrêt du traitement est à discuter au cas par cas après plusieurs années sans crise.

Antiépileptiques

Certains antiépileptiques sont inducteurs enzymatiques, c'est-à-dire qu'ils modifient le métabolisme d'enzymes chargés de la dégradation de certaines substances et médicaments au niveau du foie. Cette induction enzymatique entraîne une diminution ou une augmentation de l'activité de ces médicaments et est à l'origine de ce que l'on appelle des interactions médicamenteuses. Certaines associations de médicaments sont dangereuses et interdites, d'autres nécessitent d'ajuster les posologies et/ou d'effectuer une surveillance accrue en s'aidant au besoin du dosage plasmatique de ces molécules.

Conseils aux épileptiques

La maladie épileptique est encore associée à de nombreuses idées fausses, préjudiciables aux patients dans leur vie quotidienne.

Nous allons aborder quelques points, parfois sous forme de dialogues qu'un patient pourrait avoir avec son médecin. Leur connaissance peut rendre service aux épileptiques et à leur famille.

EN PREMIER LIEU, répétons la nécessité de ne jamais interrompre intempestivement un traitement anticomitial, sauf prescription médicale.

EN DEHORS DE CERTAINES FORMES D'ÉPILEPSIES (associations à des pathologies du système nerveux, maladies héréditaires…), l'épilepsie ne fait pas partie des 30 affections de longue durée

ANTIÉPILEPTIQUES

Nom	Posologie	Présentations	Équilibre
PHÉNOBARBITAL *Gardénal*	2 à 3 mg/kg/j. en une prise le soir	Comp. 10, 50 et 100 mg – Amp. inj. IV 40, 200 mg	2 à 3 semaines
PRIMIDONE *Mysoline*	Progressive : 3 à 6 comp./j. en 2 prises	Comp. 250 mg	
VALPROATE DE SODIUM *Dépakine, Dépakine Chrono (500), Dépakote*	15 à 20 mg/kg/j. en 1 à 3 prises	Comp. 200, 500 mg – Buvable 200 mg/mL – Amp. inj. IV 400 mg	3 j.
CARBAMAZÉPINE *Tégrétol, TégrétoL LP 400*	10 à 20 mg/kg/j. en 2 à 3 prises	Comp. 200, 400 mg – Buvable 100 mg/5 mL	3 j.
OXCARBAZÉPINE *Trileptal*	10-20 mg/kg/j. en 2 prises	Comp. 150, 300, 600 mg	
PHÉNYTOÏNE *Di-hydan*	3 à 5 mg/kg/j. en 1 à 2 prises	Comp. 100 mg	1 à 3 semaines
FOSPHÉNYTOÏNE *Prodilantin*	Dose de charge puis entretien	Flacon 750 mg	
ÉTHOSUXIMIDE *Zarontin*	20 mg/kg/j. en 2 prises	Comp. 250 mg – Sirop 250 mg/5 mL	4 à 8 j.
VIGABATRIN *Sabril*	2 à 3 g/j. en 1 à 2 prises	Comp. 500 mg – Sachet 500 mg	1 à 3 j.
GABAPENTINE *Neurontin*	1, 2 à 3, 6 g/j. en 3 prises	Gél. 100, 300, 400 mg	1 à 2 j.
LAMOTRIGINE *Lamictal*	2 à 10 mg/kg/j. en 1 à 2 prises	Comp. 5, 25, 50, 100 mg	3 à 15 j.
TIAGABINE *Gabitril*	0,3 à 1 mg/kg/j. en 3 prises	Comp. 5, 10, 15 mg	1 à 2 j.
TOPIRAMATE *Epitomax*	2 à 8 mg/kg/j. en 2 prises	Comp. 50, 100, 200 mg	4 à 5 j.
FELBAMATE *Taloxa*	30 à 60 mg/kg/j. en 2 prises	Comp. 400, 600 mg – Buvable 600 mg/5 mL	5 à 7 j.

INDICATIONS SCHÉMATIQUES DES ANTIÉPILEPTIQUES *(DES ASSOCIATIONS ÉTANT FRÉQUENTES DANS LES ÉPILEPSIES REBELLES)*

– Traitement d'une crise prolongée : *Valium* intrarectal, *Rivotril* IVD.
– Traitement de fond d'une :
- épilepsie généralisée grand-mal : *Gardénal, Dépakine, Tégrétol, Trileptal, Di-hydan, Mysoline*;
- épilepsie de type petit-mal : *Zarontin, Dépakine, Lamictal*;
- épilepsie partielle : *Tégrétol, Trileptal,Di-hydan, Epitomax, Gabitril, Lamictal, Neurontin, Sabril.*

– Traitement d'un état de mal épileptique en réanimation : *Rivotril* IV, *Gardénal* IV, *Prodilantin* IV.

CONTRE-INDICATIONS DES ANTIÉPILEPTIQUES (EN PLUS DES ALLERGIES ÉVENTUELLES ET DE LA GROSSESSE)

– *Gardénal, Mysoline* : insuffisance respiratoire, porphyries.
– *Dépakine* : hépatites, antécédents familiaux d'hépatite médicamenteuse, porphyries.
– *Tégrétol, Trileptal* : bloc auriculo-ventriculaire, porphyries, insuffisance cardiaque évoluée, insuffisance hépatique, adénome prostatique, glaucome par fermeture de l'angle.
– *Zarontin* : porphyries.
– *Di-hydan* : bloc auriculo-ventriculaire, porphyries.
– *Taloxa* : insuffisance hépatique, pathologies hématologiques.
– *Lamictal* : insuffisance hépatique, porphyries.
– *Gabitril* : insuffisance hépatique.
– *Epitomax* : lithiase rénale.

EFFETS INDÉSIRABLES

– *Gardénal* : somnolence (adulte), troubles cognitifs et excitation (enfant); algodystrophie (syndrome épaule-main); rachitisme et ostéomalacie (carence en vitamine D); anémie mégaloblastique (carence en folates); augmentation modérée des gamma-GT.

– *Dépakine* : troubles digestifs, tremblements d'attitude, prise de poids, alopécie; augmentation asymptomatique des transaminases; *réactions imprévisibles ou graves* : hépatite cytolytique, pancréatite aiguë, encéphalopathie hyperammoniémique, thrombopénie.

– *Tégrétol, Trileptal* : syndrome cérébello-vestibulaire, confusion (surdosage); sécrétion inappropriée d'ADH; troubles de la conduction cardiaque; augmentation modérée des gamma-GT; *réactions imprévisibles ou graves* : pancytopénie.

– *Di-hydan* : sédation; syndrome cérébello-vestibulaire; hyperplasie gingivale; hypertrichose; rachitisme et ostéomalacie (carence en vitamine D); anémie mégaloblastique (carence en folates); augmentation modérée des gamma-GT; atrophie cérébelleuse, neuropathie périphérique; bradycardie et hypotension lors d'injections IV; *réactions imprévisibles ou graves* : lupus induit, lymphome.

– *Zarontin* : sédation, troubles psychiques; troubles digestifs; syndrome extrapyramidal; *réactions imprévisibles ou graves* : pancytopénie.

– *Sabril* : sédation ou agitation; prise de poids; rétrécissement irréversible du champ visuel.

– *Taloxa* : troubles digestifs, perte de poids, céphalées, vertiges; *réactions imprévisibles ou graves* : aplasie médullaire, hépatite fulminante.

– *Neurontin* : troubles digestifs, prise de poids; vertiges, énurésie.

– *Lamictal* : troubles digestifs, vertiges; vaginite; *réactions imprévisibles ou graves* : insuffisance rénale, neutropénie.

– *Gabitril* : troubles neuropsychologiques, asthénie.

– *Epitomax* : perte de poids, troubles neuropsychologiques, lithiase rénale.

– *Benzodiazépines (Valium, Rivotril, Urbanyl)* : sédation (adulte) excitation paradoxale (enfant); éventuellement, tolérance ou dépendance.

NB : à part les benzodiazépines, tous les antiépileptiques peuvent donner de façon imprévisible, chez n'importe qui, des **lésions cutanéo-muqueuses éventuellement graves** (syndromes de Lyell et de Stevens-Johnson) pouvant nécessiter une hospitalisation urgente en soins intensifs.

SURVEILLANCE BIOLOGIQUE

Leur dosage sanguin n'a pas d'intérêt si le patient est bien équilibré (absence de crises) sans effets secondaires; la surveillance biologique (en particulier NFS-plaquettes et bilan hépatique) doit être régulière pour les traitements ayant une toxicité hématologique ou hépatique (voir ci-dessus). La survenue d'effets secondaires, *en particulier cutanés*, peut faire interrompre le traitement.

INTERACTIONS MÉDICAMENTEUSES

Leur multiplicité (à commencer par les interactions fréquentes des antiépileptiques entre eux lors de leur association) rend inutile de les détailler (si besoin, se reporter au dictionnaire *Vidal*). Il faut cependant savoir que de nombreux antiépileptiques peuvent interférer avec des traitements importantes (corticoïdes, théophylline, immunosuppresseurs, antidiabétiques oraux...). Ils risquent en particulier de diminuer l'efficacité d'une contraception orale mini- ou microdosée *(Gardénal, Di-hydan, Tégrétol, Epitomax)* ou de modifier l'effet d'un traitement antivitamine K (effet du traitement antivitamine K diminué : risque de thrombose avec *Gardénal, Di-hydan, Tégrétol*...).

ouvrant droit à une exonération du ticket modérateur. Cependant, des mesures de protection sociale existent et doivent le cas échéant être proposées aux épileptiques (allocation adulte handicapé, aide personnalisée au logement, etc.), en veillant à ne pas causer de préjudice professionnel au patient du fait d'une protection trop contraignante.

La conduite automobile est théoriquement interdite aux épileptiques, mais après une expertise, la conduite de véhicules légers peut être autorisée. Il faut évidemment inciter les épileptiques non équilibrés, ou ceux qui souffrent d'une somnolence due au traitement, à ne pas conduire. La conduite de nuit doit être évitée. Enfin la conduite d'un poids lourd ou d'un véhicule de transport en commun est définitivement interdite.

Durant leurs études, les épileptiques peuvent bénéficier du tiers temps supplémentaire pendant leurs examens; dans la vie professionnelle, certaines professions sont interdites (conducteur d'engins, chauffeur...), d'autres sont à déconseiller aux épileptiques (travail sur machine, travail en hauteur).

Diverses associations d'épileptiques existent en France (se renseigner auprès des assistantes sociales).

DÉMARCHE INFIRMIÈRE

CONSEILS AUX ÉPILEPTIQUES

Un jeune homme de 23 ans a fait plusieurs crises, les médecins viennent de poser le diagnostic d'épilepsie. Il leur pose de nombreuses questions :

• *Puis-je sans risque sortir fréquemment en boîte de nuit et passer des nuits blanches ?*

Une bonne qualité et une quantité suffisante de sommeil sont nécessaires, puisque le manque de sommeil est couramment à l'origine de crises. Je vous conseille donc vivement d'avoir une vie plus régulière...

• *J'ai l'habitude d'aller au restaurant avec mes copains le samedi soir. On fume pas mal, on plaisante et on boit de l'alcool.*

Il n'y a aucune restriction pour le choix des aliments; le thé, le café sont autorisés; le tabac n'est pas plus à déconseiller que dans la population générale, ce qui n'est pas un encouragement à fumer ! Seul l'excès de boissons alcoolisées doit être déconseillé, puisqu'il peut provoquer la survenue de crises et interagir de façon néfaste avec vos médicaments; un verre de vin ou de bière de temps en temps est autorisé.

• *Et le sport ? Puis-je continuer à jouer au football ?*

Les sports où une crise pourrait avoir des conséquences dramatiques comme la plongée sous-marine, le deltaplane ou l'alpinisme sont interdits; la baignade en eau peu profonde peut être autorisée, de préférence si vous êtes accompagné. Il n'y a bien sûr aucune raison d'arrêter le foot !

• *J'ai entendu dire que les jeux vidéos étaient dangereux pour les épileptiques. Est-ce vrai ?*

La seule précaution à prendre en cas d'épilepsie photosensible, c'est-à-dire déclenchée par la lumière, est de ne pas jouer ni regarder la télévision dans l'obscurité.

Une jeune femme de 30 ans est sous contraceptifs oraux. Elle est épileptique et doit débuter un traitement anticomitial. Elle s'interroge :

• *Est-ce que je peux continuer ma pilule ou dois-je changer de moyen contraceptif ?*

Certains antiépileptiques sont inducteurs enzymatiques, c'est-à-dire qu'ils modifient le métabolisme du foie et risquent d'inactiver la contraception orale. C'est le cas du phénobarbital, de la phénytoïne et de la carbamazépine : un autre moyen de contraception est alors souhaitable. Mais on peut aussi utiliser d'autres antiépileptiques comme le valproate de sodium ou les benzodiazépines, qui peuvent être associés sans risque à la pilule.

• *Et si je souhaite une grossesse ? Est-ce que je devrai arrêter mon traitement ?*

Il ne faut pas interrompre votre traitement antiépileptique avant une grossesse parce que si vous faites une crise, le risque d'hypoxie fœtale est réel et peut tuer l'enfant.

• *Il paraît que ces médicaments donnent des malformations.*

Le risque tératogène est faible et existe essentiellement pendant les deux premiers mois de la vie intra-utérine (organogenèse); la non-fermeture du tube neural (spina-bifida) est classique mais survient presque toujours avec un traitement par valproate de sodium. On pense que le déficit en folates jouerait un rôle dans la survenue de ces malformations. Le risque est majoré en cas de polythérapie.

• *On peut donc diminuer les risques de malformations, n'est-ce pas ?*

Effectivement, il y a quelques précautions à prendre *avant* de débuter une grossesse : si le traitement antiépileptique est indispensable, on essaye de traiter avec une monothérapie plus qu'une polythérapie. On prescrit une supplémentation en acide folique avant et pendant la grossesse (20 mg/j. débutée 2 mois avant la conception), et en vitamine K en fin de grossesse en cas de prise d'inducteurs enzymatiques (phénobarbital, phénytoïne) pour prévenir un syndrome hémorragique du nouveau-né.

• *J'imagine que la surveillance d'une épileptique enceinte est encore plus étroite !*

Oui ! Elle se fera en collaboration étroite avec votre obstétricien. Il faudra aussi effectuer une surveillance plus rapprochée des taux plasmatiques des antiépileptiques.

• *Est-ce que je pourrai allaiter mon bébé ?*

Cela dépend du traitement antiépileptique. La prise de phénobarbital ou de benzodiazépines peut provoquer une somnolence du nouveau-né.

POINTS CLÉS

1. ▶ Une **première crise d'épilepsie** justifie un bilan incluant un scanner ou une IRM, à la recherche d'une lésion cérébrale
2. ▶ Sur le plan sémiologique, les **crises généralisées** tonico-cloniques doivent être distinguées des **crises partielles**, dont le caractère (moteur, sensitif, visuel, auditif…) est lié au siège du foyer épileptique.
3. ▶ En cas de **crise généralisée tonico-clonique**, il faut éviter que le patient se blesse; le placer en position latérale de sécurité, assurer la liberté des voies aériennes (canule de Guédel). Si la crise se prolonge et sur prescription médicale, une ampoule de *Rivotril* (clonazépam) ou de *Valium* (diazépam) sera injectée.
4. ▶ **L'état de mal généralisé**, c'est-à-dire la succession de crises généralisées sans reprise de la conscience est une urgence vitale.
5. ▶ **L'éducation du patient** (hygiène de vie, observance du traitement) est primordiale dans la prise en charge.

Sclérose en plaques (SEP)

Cette maladie touche le plus souvent l'adulte jeune et la femme. Elle est plus fréquente dans les régions tempérées froides (Europe du Nord, Amérique du Nord). En France, sa prévalence est d'environ 1 cas pour 1 000 habitants (30 000 cas). Elle représente l'une des affections neurologiques les plus fréquentes. La SEP est particulière par son évolution par poussées plus ou moins résolutives et par le caractère multifocal de ses atteintes à l'origine d'une grande variété de symptômes.

Anatomie pathologique et physiopathologie

La lésion élémentaire responsable est une plaque de démyélinisation. Elle intéresse exclusivement la substance blanche du système nerveux central et plus précisément la myéline (à ce titre, la SEP épargne les axones, de même que la myéline périphérique produite par les cellules de Schwann). Les plaques de démyélinisation sont de taille variable et disséminées dans l'espace et dans le temps. Elles évoluent vers la cicatrisation.

Au cours des poussées successives, les lésions myéliniques altèrent le fonctionnement nerveux — ce qui se manifeste par les symptômes cliniques. La cicatrisation de la plaque autorise à nouveau un fonctionnement satisfaisant — c'est la régression de la poussée. Mais au fur et à mesure que les poussées se succèdent, la restitution anatomique *ad integrum* devient plus aléatoire et des lésions constituées apparaissent, se traduisant par des perturbations fonctionnelles durables — ce sont les séquelles.

AINSI SONT EXPLIQUÉS DEUX CARACTÈRES CLINIQUES FONDAMENTAUX DE LA SEP :
– le caractère multifocal des lésions et des symptômes;
– leur évolution par poussées plus ou moins régressives.

LA PHYSIOPATHOLOGIE est extrêmement complexe et en grande partie inconnue. La SEP est une maladie multifactorielle faisant intervenir des facteurs génétiques (il existe 10 % de SEP familiales), immunologiques, et environnementaux (peut-être un agent infectieux).

Sémiologie clinique

Troubles sensitifs

Très fréquents (inauguraux dans 30 % des cas), prédominant sur la sensibilité proprioceptive. Ils sont caractéristiques par la richesse de leur sémiologie subjective : sensations de serrement, de décharges électriques, de coulée d'eau froide, de peau cartonnée, de toile d'araignée sur la peau, pour citer les manifestations les plus fréquentes. Contrastant avec cette richesse sémiologique, l'examen de la sensibilité objective est peu perturbé.

Névrite optique rétrobulbaire (NORB)

Elle est inaugurale dans 30 % des cas et se caractérise par une baisse de l'acuité visuelle, une sensation de brouillard visuel, de voile devant l'œil, fréquemment associées à des douleurs lors des mouvements oculaires. La récupération est généralement complète. Le fond d'œil, normal initialement, montre au cours de l'évolution une décoloration de la papille. Il n'est pas rare non plus de trouver au fond d'œil des séquelles de névrite optique passée inaperçue.

Déficit moteur

Il s'agit d'un syndrome pyramidal associant donc déficit moteur et hypertonie spastique. La topographie est le plus souvent paraparétique (touchant les deux membres inférieurs), parfois hémiparétique respectant le plus souvent la face (membres supérieur et inférieur du même côté), ou tétraparétique (touchant les 4 membres).

Syndrome cérébelleux

Il se caractérise par un trouble de l'équilibre (marche dite pseudo-ébrieuse par similitude avec l'ivresse alcoolique), par une incoordination du mouvement volontaire, un tremblement intentionnel intense qui perturbe considérablement les mouvements volontaires empêchant parfois le patient de boire, de s'alimenter, de s'habiller… (on parle de dyskinésies volitionnelles), une voix scandée et explosive.

Troubles oculomoteurs

Très fréquents, ils se traduisent pour le patient par une vision double (diplopie) ou simplement une vision trouble corrigée lorsqu'il ferme un œil.

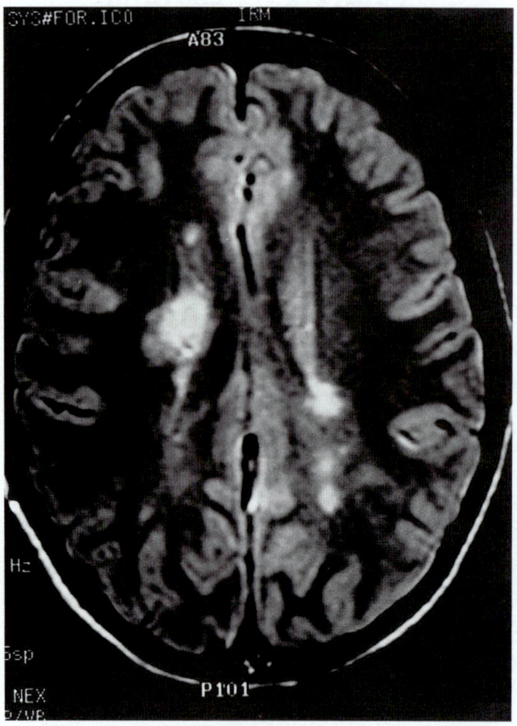

Fig. 4.7 Plaques de démyélinisation de la substance blanche apparaissant en hypersignal sur les coupes horizontales en T_2 en IRM.

Vertiges

Très fréquents, souvent fugaces, il s'agit de sensations vertigineuses plutôt que de vertiges vrais. Un nystagmus (mouvement conjugué des globes oculaires avec une secousse lente et une secousse rapide) multidirectionnel est retrouvé à l'examen.

Troubles sphinctériens

Ils consistent en des mictions impérieuses, de faux besoins, une dysurie. Ils peuvent également concerner la continence anale. Ils sont classiquement tardifs. En fait, des troubles sphinctériens minimes sont souvent présents dès le début et doivent être recherchés à l'interrogatoire. Ils sont constants après plusieurs années d'évolution.

Troubles psychiques

Les plus fréquents sont les troubles de l'humeur (indifférence, jovialité, dysphorie). Un déficit intellectuel avec ralentissement et déficit mnésique est présent tardivement dans la moitié des cas environ.

Fait caractéristique

Ces manifestations surviennent isolément ou associées les unes aux autres, par poussées partiellement ou complètement régressives en quelques jours ou semaines. Elles se succèdent dans le temps, en laissant plus ou moins de séquelles à chaque fois.

Examens complémentaires

Ponction lombaire

Elle peut montrer des anomalies caractéristiques :
- protéinorachie normale ou discrètement augmentée ;
- discrète réaction lymphocytaire ;
- augmentation, sur l'électrophorèse des protides, des gamma-globulines du LCR avec un profil oligoclonal, c'est-à-dire en plusieurs pics.

Aucune de ces anomalies n'est spécifique, chacune pouvant exister indépendamment des autres et la ponction lombaire peut être entièrement normale.

IRM cérébrale

Elle montre souvent les plages de démyélinisation sous forme d'hypersignaux de la substance blanche périventriculaire sur les séquences pondérées en T_2 (figure 4.7).

Potentiels évoqués

L'étude des potentiels évoqués (PE) visuels, auditifs et somesthésiques permet de détecter des lésions infracliniques et d'affirmer donc le caractère multifocal de la maladie. L'anomalie d'une des modalités de PE est d'une aide diagnostique appréciable lorsque le patient ne présente qu'un type de symptômes.

Diagnostic positif

Il repose sur la mise en évidence :

DU CARACTÈRE MULTIFOCAL DE LA MALADIE :

- **Par l'examen clinique** : par exemple, signes d'atteinte médullaire (paraparésie spastique avec troubles sensitifs profonds et troubles sphinctériens) associés à une baisse de l'acuité visuelle (en rapport avec une névrite optique rétrobulbaire).
- **Ou par les examens complémentaires** : par exemple, devant une paraparésie cliniquement isolée, la présence d'une anomalie des potentiels évoqués visuels permet d'affirmer le caractère plurifocal de la maladie. La découverte d'hypersignaux multiples de la substance blanche en IRM apporte le même type d'argument.

DE L'ÉVOLUTION PAR POUSSÉES.

DU PROFIL INFLAMMATOIRE DE LA PONCTION LOMBAIRE.

D'HYPERSIGNAUX MULTIPLES DE LA SUBSTANCE BLANCHE sur les séquences pondérées en T_2 d'IRM cérébrale ou médullaire.

Cependant, aucun de ces signes n'est ni constant ni spécifique. Selon le nombre de critères diagnostiques présents ou non, on peut conclure à une SEP « certaine », « probable » ou « possible ». C'est généralement l'évolution qui permet de trancher dans les cas — fréquents — où le mode d'entrée dans la maladie est paucisymptomatique. Devant une première manifestation neurologique, il est impossible d'affirmer le diagnostic de SEP, l'évolution seule permettant de trancher.

Pronostic

La gravité de la maladie tient à la constitution d'un handicap fonctionnel irréversible, chacune des poussées pouvant laisser des séquelles. En revanche la survie est globalement peu diminuée (2/3 à 3/4 des patients sont en vie après 25 ans d'évolution).

LE PRONOSTIC DE LA MALADIE EST IMPRÉVISIBLE. Il y a 20 % de formes bénignes (poussées très espacées, récupération complète ou quasi complète à chaque fois) compatibles avec une vie normale. D'autres patients présentent des poussées régressant de façon incomplète et aboutissant à un handicap progressif. Enfin il existe des formes évoluant sans poussées, de façon progressive et inéluctable vers l'état grabataire (figure 4.8).

DIAGNOSTIC

SIGNES CLINIQUES RENCONTRÉS DANS LA SCLÉROSE EN PLAQUES

- Troubles sensitifs subjectifs.
- Troubles visuels (diplopie, NORB).
- Déficit moteur (paraplégie, hémiplégie).
- Troubles sphinctériens.
- Syndrome cérébelleux (troubles de l'équilibre, dyskinésies volitionnelles, dysarthrie).
- Nystagmus.

DIAGNOSTIC

CRITÈRES DIAGNOSTIQUES DE SEP

- Âge entre 20 et 40 ans.
- Évolution par poussées successives, régressant plus ou moins complètement.
- Atteinte neurologique centrale multifocale.
- Altération d'une ou plusieurs modalités de potentiels évoqués (PEV +++).
- Présence d'hypersignaux de la substance blanche en T_2 à l'IRM cérébrale.
- Hyper-gamma-protéinorachie avec profil oligoclonal à l'électrophorèse du LCR.

1. Rémittente pure : les poussées régressent sans séquelles.
2. Rémittente incomplète : les poussées laissent à chaque fois des séquelles.
3. Rémittente progressive : la maladie évolue entre les poussées.
4. Progressive : il n'y a pas de poussée, mais seulement une aggravation progressive.

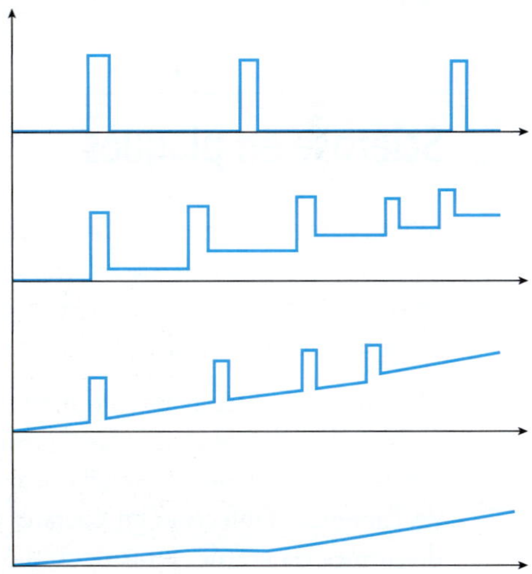

Fig. 4.8 Formes évolutives de la sclérose en plaques.

DÉMARCHE INFIRMIÈRE

SCLÉROSE EN PLAQUES

Une jeune femme de 35 ans a été hospitalisée pour une baisse d'acuité visuelle unilatérale et une hémiplégie gauche régressives. Le diagnostic de sclérose en plaques est posé. Elle s'adresse à vous et s'inquiète :

- *Quelle est la cause de cette maladie ?*

La cause exacte n'est pas connue. Le mécanisme responsable est vraisemblablement une perturbation du système immunitaire à l'origine d'une agression de la myéline — sorte de gaine isolant les prolongements nerveux. Il en résulte la constitution de plaques disséminées dans le cerveau, un défaut de transmission du message nerveux et donc des symptômes qui varient selon la localisation de la plaque. Cette lésion cicatrise et les symptômes régressent.

- *Il n'y a donc jamais de déficits permanents au cours de la SEP ?*

Dans certains cas, l'agression répétée de la myéline entraîne une souffrance plus importante des prolongements nerveux (axones et dendrites). La régression des symptômes est alors incomplète et des séquelles peuvent persister.

- *Je suis institutrice. Dois-je arrêter définitivement de travailler ?*
- Lorsque la poussée actuelle sera passée — *a priori,* vous n'en garderez aucune séquelle car il s'agit d'une première poussée — vous pourrez reprendre le travail. Rien ne permet de prédire si vous ferez encore d'autres poussées, combien et sous quelles formes. Il est possible que la maladie ne se manifeste que par des poussées plus ou moins rapprochées et régressives. Tous les patients, loin s'en faut, ne sont pas handicapés et incapables de poursuivre leur activité professionnelle.

Cas clinique

Sclérose en plaques

Mlle J., âgée de 29 ans, a une SEP évoluant par poussées régressives depuis 3 ans. Depuis 48 heures, elle présente une paraplégie, des troubles sphinctériens et des troubles sensitifs subjectifs à type de sensation de ruissellement d'eau sur le visage et dans le dos.

Elle est hospitalisée pour un traitement par corticoïdes à fortes doses : 500-mg de *Solumédrol* tous les jours pendant 5 jours, en perfusions de 2 heures. Le traitement est débuté après que le médecin se soit assuré de l'absence d'infection en cours et si l'examen cytobactériologique des urines est stérile. La patiente ne présente aucune contre-indications aux corticoïdes, en particulier, elle ne signale aucune symptomatologie digestive. Une surveillance de la tension artérielle, du pouls et de la température est effectuée biquotidiennement.

Après 3 jours de traitement, une amélioration motrice est constatée : la patiente est capable de remuer les membres inférieurs dans le lit. Les symptômes sensitifs ont disparu. En revanche, le contrôle sphinctérien reste très incomplet. Le médecin lui explique que l'effet du bolus est retardé, souvent de plusieurs jours voire semaines et que l'ébauche d'amélioration constatée est encourageante. Elle regagnera son domicile où elle est aidée par sa famille et poursuivra la kinésithérapie.

Prise en charge et traitement des patients atteints de SEP

Traitement des poussées

Il repose sur la corticothérapie à forte dose pendant une durée brève. En effet, la corticothérapie au long cours est dangereuse à cause de ses effets secondaires. De plus, elle est inefficace dans la SEP. Le traitement le plus utilisé repose sur la méthylprednisolone (*Solumédrol*) administrée en perfusion (1 g/j. pendant 3 jours ou 500 mg/j. pendant 5-7 j.), parfois suivi d'une corticothérapie *per os* dégressive sur deux semaines.

La surveillance d'un traitement par corticoïdes exige d'avoir présents à l'esprit les principaux effets secondaires. En cas de cure brève, ceux-ci sont heureusement limités : la rétention hydrosodée justifie un régime sans sel, une surveillance tensionnelle, la recherche d'œdème des MI ; le risque infectieux impose de vérifier avant le traitement l'absence de fièvre, de syndrome infectieux, de bronchite et de pratiquer un ECBU de façon systématique ; le risque de saignement digestif contre-indique les corticoïdes chez des patients porteurs d'ulcère gastro-duodénal évolutif ; au moindre doute, une fibroscopie sera pratiquée.

Traitement de fond

Certains traitements sont validés, d'autres en revanche sont en cours d'évaluation dans des essais cliniques. Le traitement de fond de la SEP repose sur les immunosuppresseurs : azathioprine (*Imurel*), méthotrexate (*Méthotrexate*), cyclophosphamide, (*Endoxan*), mitoxantrone (*Novantrone*) ; les immunoglobulines IV (les immunomodulateurs : interféron β par voie sous-cutanée (*Bétaféron* ou *Rébif*), ou par voie IM (*Avonex*) ; le copolymer 1 dont le mécanisme pharmacologique exact est peu connu (*Copaxone*).

La mise en place d'un traitement par interféron β nécessite l'éducation du patient qui se fera souvent lui-même les injections, une ou plusieurs par semaine selon le médicament. Si les troubles neurologiques rendent l'auto-injection impossible (troubles visuels, maladresse, syndrome cérébelleux), l'injection par un(e) infirmièr(e) peut être nécessaire. L'interféron β peut provoquer un syndrome grippal transitoire en début de traitement (myalgies, fièvre, frissons). Le copolymer 1 quant

PROTOCOLE DE SOINS

PATIENTS ATTEINTS DE SCLÉROSE EN PLAQUES

Administration des bolus de corticoïdes

– Après vérification de l'absence de contre-indications (fièvre, infection, ulcère en évolution, diabète non contrôlé).

– À administrer de préférence le matin en raison du risque d'excitation et d'insomnie.

– Le plus souvent sous forme de méthylprednisolone *(Solumédrol)* en perfusion dans du glucosé 5 % (500 mg ou 1 g par jour pendant 3 à 7 jours).

– Avec parfois un relais rapidement dégressif par voie orale : prednisone *(Cortancyl)*, prednisolone *(Solupred)*, méthylprednisolone *(Médrol)*.

– Vérifier que le patient est bien sous régime sans sel, et éventuellement régime diabétique si les glycémies augmentent sous corticoïdes.

– La surveillance sera consignée sur une feuille de surveillance mentionnant le poids, la température, la tension artérielle, éventuellement les glycémies au doigt.

Chez le patient grabataire

– Prévention d'escarres : massages des points d'appui, changements de position, matelas à eau, cerceau.

– Prévention de la phlébite : mobilisation, indication d'une anticoagulation préventive à discuter avec le médecin.

– Prévention des mauvaises postures et des rétractions tendineuses (pied équin) par des mesures appropriées : cerceau, mobilisation passive (avec l'aide du kinésithérapeute).

En cas de troubles vésico-sphinctériens

– Apprendre au patient à établir un catalogue mictionnel, c'est-à-dire un tableau où figurent l'heure et le volume des mictions de la journée recueillies dans un récipient gradué. Ce catalogue, éventuellement complété par une mesure du résidu postmictionnel (par sondage après la miction) permettra au médecin d'apprécier l'importance des troubles sphinctériens.

– Savoir poser une sonde urinaire, soit à demeure, soit pour sondages intermittents (conditions stériles, désinfection locale).

– Le cas échéant, apprendre au patient à faire ses autosondages une à deux fois par jour. Ces sondages intermittents sont indiqués lorsque la miction spontanée ne permet pas de vider complètement la vessie.

Aspects psychologiques

– Ne jamais prendre l'initiative de divulguer le diagnostic à un patient auquel on l'a volontairement caché. Il faut être au courant, par le biais des médecins, de ce qui a été dit afin que chacun ait le même vocabulaire et le même propos.

– De nombreux patients connaissent leur diagnostic : il faut les rassurer en insistant suivant les cas sur le caractère régressif des poussées, la fréquences des formes bénignes et peu invalidantes.

– L'information doit aussi être donnée aux familles souvent inquiètes et posant de nombreuses questions concernant le handicap de leur proche, le diagnostic porté et le pronostic de l'affection. Il paraît souhaitable de leur signaler l'existence d'associations de personnes concernées par la SEP et qui peuvent apporter un soutien complémentaire aux patients et à leur entourage.

à lui peut être responsable de réactions locales au point d'injection. Plus rarement, le patient peut ressentir un flush, des douleurs bronchiques et/ou des palpitations.

Traitement symptomatique

L'absence de véritable traitement efficace souligne l'importance du traitement symptomatique des handicaps.

La raideur (spasticité), à l'origine de la démarche spastique, en ciseaux, s'aggravant à l'effort, peut être améliorée par des médicaments (baclofène (*Liorésal*) ou dantrolène (*Dantrium*) notamment). Ce type de médication peut toutefois aggraver le déficit moteur. Il faudra surtout rechercher et traiter les facteurs aggravant la spasticité : infection urinaire, escarre sacrée.

Les troubles sphinctériens : minimes au début, ils deviennent invalidants au cours de l'évolution, associant diversement : trouble de la sensibilité au niveau de l'urètre, besoins pressants, faux besoins, difficulté à vider complètement la vessie (dysurie). Les médications peuvent améliorer certains troubles : anticholinergique (*Ditropan* ou *Probanthine*) dans les besoins pressants ; alpha-bloquant (*Xatral*) dans les dysuries. Cependant, il faut parfois avoir recours à des sondages une à deux fois par jour, pour assurer une bonne vidange de la vessie, que le patient devra apprendre si possible à faire lui-même (autosondage). Parfois, la sonde à demeure reste la seule solution envisageable. La présence de troubles sphinctériens importants exige une surveillance attentive : interrogatoire, ECBU et contrôle de la fonction rénale réguliers, bilan urodynamique et éventuellement urographie intraveineuse de façon plus espacée.

Les troubles génitaux sont presque toujours associés aux troubles sphinctériens et souvent plus précoces. L'impuissance est très fréquente et, bien que le patient en souffre, souvent il n'en parle pas spontanément.

Les infections : la présence de troubles sphinctériens favorise l'infection urinaire. Les infections pulmonaires, les infections cutanées sont fréquentes chez les sujets grabataires. Les corticoïdes favorisent les infections par leur action immunosuppressive.

Les complications de décubitus : escarres, phlébites, broncho-pneumopathies, rétractions tendineuses sont communes à tous les malades grabataires et doivent être prévenues par un nursing approprié : changement de position, massage des points d'appuis, évitement des mauvaises postures, kinésithérapie, anticoagulation préventive.

Les névralgies sont des douleurs neurologiques à type de décharges électriques, fréquentes dans la SEP, intéressant souvent la face (névralgie du trijumeau) ou les membres. Un traitement par la carbamazépine (*Tégrétol*) ou le clonazépam (*Rivotril*) peut être proposé.

La fatigue est un symptôme fréquent de la SEP, qui survient parfois à l'occasion d'une poussée mais parfois de façon isolée, justifiant le repos.

Aspects psychologiques

Le diagnostic de SEP, souvent synonyme pour les patients de handicap profond et définitif, ne doit pas être divulgué à la légère et sans concertation.

Si le patient connaît son diagnostic, il faut le rassurer en soulignant la fréquence des formes peu invalidantes même après une longue évolution et l'existence de traitements assez efficaces sur les poussées.

POINTS CLÉS

1. ▶ La **sclérose en plaques** (SEP) touche souvent les sujets jeunes.
2. ▶ La **présentation clinique** est très variable, lié au caractère multifocal de la maladie.
3. ▶ **L'évolution**, qui se fait généralement par poussées plus ou moins fréquentes avec récupération plus ou moins complète, est imprévisible.
4. ▶ Le **pronostic** est fonctionnel, la SEP constituant une cause importante de handicap du sujet jeune.
5. ▶ Le **traitement** des poussées repose sur des perfusions de corticoïdes.

Maladie de Parkinson

Généralités

La maladie de Parkinson est une maladie fréquente affectant environ 1 % de la population de plus de 65 ans et l'incidence annuelle chez les sujets de plus de 75 ans est de 120 à 140 cas pour 100 000 personnes.

La maladie débute habituellement à 50-60 ans, mais il existe des formes de début tardif (jusqu'à 70 ans). Au-delà de cet âge, la fréquence de survenue de la maladie semble diminuer sans disparaître.

Il s'agit d'une maladie invalidante dont le pronostic a été considérablement amélioré par le traitement par la L-Dopa. Ce traitement résulte directement de la compréhension de la physiopathologie de la maladie et de la supplémentation en neurotransmetteur déficitaire (la dopamine) responsable de la grande majorité de la symptomatologie.

La maladie de Parkinson est une affection qualifiée de dégénérative, ce qui sous-entend que des neurones sont détruits par l'affection d'une manière inéluctable et sans que la cause de cette mort neuronale ne soit identifiée.

Physiopathologie

Les neurones affectés par la maladie appartiennent principalement à un groupement de neurones remplis d'un pigment noir (la neuromélanine) que l'on nomme le locus niger ou substance noire. C'est un noyau situé dans le tronc cérébral. À l'examen du cerveau en *post mortem*, on peut observer une dépigmentation du locus niger et à l'observation microscopique de ce noyau, on constate l'existence de pigment épars extracellulaire et dans la plupart des neurones encore présents, il existe une inclusion anormale appelé corps de Lewy.

Les neurones du locus niger sont normalement connectés aux noyaux gris centraux et principalement au striatum formant ainsi une voie nigrostriée. Les neurones du locus niger activent ceux du striatum grâce à un neurotransmetteur fabriqué par eux : la dopamine. Dans la maladie de Parkinson, il y a donc un manque de dopamine au niveau du striatum. Or, la boucle nigro-striée est très impliquée dans le contrôle du mouvement non volontaire (motricité extrapyramidale en opposition à la motricité pyramidale qui est volontaire) et l'altération de cette voie se traduit par la survenue d'un syndrome parkinsonien.

Sémiologie

Le syndrome parkinsonien se caractérise par l'association d'un tremblement de repos, d'une hypertonie plastique et d'une akinésie. Ces différents éléments ne sont pas forcément tous présents et sont d'intensité variable, chacun d'eux peut prédominer.

Tremblement

LES CARACTÉRISTIQUES DU TREMBLEMENT PARKINSONIEN sont :

- **Tremblement de repos,** en relâchement musculaire complet mais disparaissant lors du sommeil.
- **D'installation progressive,** il peut rester très longtemps intermittent.
- **Relativement lent** (4 à 7 Hz).
- **Prédomine aux mains** où il restitue les images typiques d'émiettement du pain ou de comptage de la monnaie.
- **Asymétrique.**

SON DÉMASQUAGE OU SON EXAGÉRATION sont facilités par les émotions, la fatigue ou la concentration intellectuelle, d'où l'épreuve classique de calcul mental, mais cela n'a rien de spécifique.

IL FAUT LE DIFFÉRENCIER SURTOUT D'UN TREMBLEMENT DIT ESSENTIEL OU SÉNILE :

- **Tremblement d'attitude** que l'on met en évidence en demandant au patient de rester bras et mains tendus devant soi.
- **Beaucoup plus rapide** (10 à 12 Hz).
- **Touchant fréquemment la face et affectant parfois la voix** qu'il rend « chevrotante ».
- **Il peut perturber les mouvements** et rendre le patient incapable de boire sans renverser une bonne partie de son verre.

La distinction paraît simple mais est parfois très difficile car un authentique tremblement parkinsonien peut être mêlé à un tremblement d'attitude.

Hypertonie

L'hypertonie de la maladie de Parkinson est plastique, cireuse avec le classique *phénomène de la roue dentée* lors de la mobilisation passive des segments de membres.

Sa mise en évidence est facilitée, au stade précoce, par la *manœuvre de Froment* (évaluer le tonus sur un membre pendant que le membre controlatéral effectue un mouvement volontaire).

À un stade plus évolué, elle est responsable des *troubles de la posture* avec tête fléchie, grande cyphose dorsale, genoux et membres supérieurs fléchis lors de la marche.

L'hypertonie extrapyramidale est toujours plus marquée en position debout que couchée et il est préférable de la rechercher chez un patient assis.

Elle gêne considérablement l'habillage, la toilette, les repas et tous les mouvements fins.

Akinésie

L'AKINÉSIE EST LE TROUBLE MOTEUR LE PLUS FRÉQUENT au cours de la maladie de Parkinson. Elle touche les automatismes primaires (comme la marche par exemple) et interfère avec toutes les activités de la vie courante.

- **Troubles de la marche** : difficultés au démarrage, marche à petits pas, perte du ballant des bras, instabilité en position debout et surtout à l'arrêt de la marche.
- **Difficultés à se lever d'une chaise.**
- **Amimie** (aspect anormalement figé et triste du visage) et diminution du clignement des paupières.
- **Perturbation de l'écriture** : micrographie, écriture « tremblée » et impossibilité à signer.

Ces derniers éléments sont d'apparition précoce et sont très invalidants.

L'akinésie du syndrome extrapyramidal est parfois impossible à distinguer du grand ralentissement des dépressions sévères et, pire, les deux peuvent être mêlés.

Mode d'installation

Les formes akinéto-hypertoniques sont fréquentes ainsi que les formes akinéto-hypertoniques et tremblantes. Les formes tremblantes pures sont beaucoup plus rares.

Chez les patients de 50 à 60 ans débutant une maladie de Parkinson idiopathique, le début est unilatéral (ou tout du moins très asymétrique), et les troubles de la marche n'inaugurent jamais la maladie.

Le tremblement de repos existe de façon quasi constante au cours de l'évolution. Le déséquilibre du parkinsonien se fait vers l'avant, le malade « courant après son centre de gravité » comme il est classique de le dire.

Chez les parkinsoniens âgés, la symptomatologie est assez souvent bilatérale d'emblée avec une asymétrie nettement moins marquée que chez les sujets plus jeunes. L'altération de la marche est fréquemment inaugurale. Le tremblement de repos peut n'apparaître que très tardivement, voire même n'être jamais observé. L'existence d'une rétropulsion est au moins aussi fréquente que « la course vers l'avant », sinon plus. La maladie semble souvent débuter après une intervention chirurgicale, après un choc affectif (décès d'un proche par exemple), ou au décours d'une autre pathologie sévère.

Marche

L'examen de la marche et l'interrogatoire sur les éventuelles difficultés existant à la marche sont des moments importants de l'examen aussi bien sur le plan diagnostique que pour évaluer l'autonomie et les risques de chutes. Lors de la marche on peut constater un retard à l'initiation de la marche et il faut chercher une festination (tendance à partir vers l'avant) ou un *freezing* qui correspond à l'incapacité transitoire à passer le pas.

Troubles neuropsychiatriques

Les perturbations neuropsychologiques sont beaucoup plus fréquentes chez les patients plus âgés. Ces perturbations des fonctions supérieures viennent souvent limiter l'augmentation des doses des traitements antiparkinsoniens (voir ci-dessous).

Il s'agit de :

- **Bouffées confusionnelles répétées** surtout s'il existait auparavant une détérioration cognitive (même débutante) ou une pathologie psychiatrique.
- **Détérioration intellectuelle.**
- **Ralentissement du cours de la pensée** avec une grande lenteur d'idéation associé à des troubles de concentration, aboutissant à une perte de l'intérêt, à une réduction de l'initiative et une tendance au repli sur soi (bradyphrénie).
- **Dépression** qui est un mode de début de la maladie assez fréquent. Les troubles thymiques peuvent apparaître plusieurs années avant les troubles moteurs.

Triade classique :

- akinésie et amimie ;
- hypertonie plastique avec phénomène de la roue dentée ;
- tremblement de repos.

Diagnostic

L'établissement du diagnostic positif de maladie de Parkinson repose sur l'existence du syndrome extrapyramidal, en cherchant des éléments caractéristiques de la maladie de Parkinson (voir page 91) et en éliminant les autres étiologies qui pourraient en rendre compte (voir *Diagnostics différentiels*). Aucun examen complémentaire biologique ou neuroradiologique ne permet d'affirmer qu'il s'agit d'une maladie de Parkinson.

Le diagnostic de certitude n'est que neuropathologique, c'est-à-dire par examen du cerveau en *post mortem*.

Le caractère de sensibilité au traitement (dopasensibilité) est un indicateur de bonne qualité de maladie de Parkinson.

Évolution

Premières années

Lorsque le début est unilatéral, l'évolution se fait vers une bilatéralisation des signes. En effet, si le traitement par L-Dopa permet d'améliorer la symptomatologie, il ne s'agit que d'un traitement substitutif qui n'empêche pas la mort neuronale et donc la progression de la maladie.

Le traitement permet d'obtenir un bon contrôle du syndrome parkinsonien pendant environ 5 ans en moyenne, on parle de « lune de miel », puis au-delà surviennent des complications.

Complications

SURVENUE D'UN DÉCLIN MOTEUR caractérisé par des phases de blocage alternant avec des moments de plus en plus brefs de motricité satisfaisante et ce malgré les modifications thérapeutiques effectuées (phénomènes *on-off*).

CHUTES DE PLUS EN PLUS FRÉQUENTES dont certaines sont dues à une hypotension orthostatique (favorisée par le traitement).

MOUVEMENTS ANORMAUX (dyskinésies et dystonies) pouvant rendre toute activité motrice difficile.

Stade terminal

LE PATIENT EST GRABATAIRE et exposé à toutes les complications de décubitus.

LA DYSARTHRIE devient de plus en plus gênante, pouvant rendre le patient incompréhensible.

LES TROUBLES DE LA DÉGLUTITION s'accompagnent de fausses routes graves.

LES TROUBLES COGNITIFS sont très fréquents avec au minimum des syndromes confusionnels récurrents ainsi que de nombreuses hallucinations imposant une diminution du traitement d'où une perte supplémentaire de mobilité.

LE PRONOSTIC VITAL commence à être engagé au bout de 10 à 20 années d'évolution, temps très variable d'un patient à l'autre. La maladie de Parkinson reste donc une affection sévère malgré les nombreux progrès effectués.

Diagnostics différentiels

L'orientation diagnostique se fait selon deux axes principaux : les syndromes parkinsoniens iatrogènes (post-traitement par neuroleptiques le plus souvent) et les autres maladies dégénératives neurologiques.

Syndrome extrapyramidal iatrogène

Le syndrome extrapyramidal iatrogène est typiquement bilatéral et symétrique d'emblée, il affecte plus sévèrement la marche et le tremblement est plus rare. La meilleure preuve de syndrome parkinsonien iatrogène sera apportée par la régression de la symptomatologie dans un délai de 1 à 2 mois en général, mais parfois beaucoup plus (jusqu'à 1 an).

LES TRAITEMENTS impliqués sont bien sûr les neuroleptiques présentés comme tels (*Haldol*, *Majeptil*, *Melleril*...) mais aussi « les masqués » comme le *Primpéran* ou le *Noctran*.

Devant un syndrome parkinsonien, surtout s'il est symétrique et non tremblant, il faut toujours rechercher la prise actuelle ou antérieure de neuroleptiques. Certains médicaments prescrits dans d'autres spécialités (somnifères, antihypertenseurs) contiennent des neuroleptiques « cachés ». Il faut les traquer et réclamer au patient toutes les ordonnances des 6 derniers mois.

Autres syndromes extrapyramidaux dégénératifs

Les autres pathologies responsables de syndrome extrapyramidal « dégénératif » sont suspectées sur :

L'EXISTENCE D'AUTRES ANOMALIES à l'examen neurologique dès le début (par exemple, syndrome cérébelleux (atrophie olivo-ponto-cérébelleuse sporadique), raideur axiale, chutes fréquentes, syndrome pseudo-bulbaire et troubles de l'oculomotricité (maladie de Steele-Richardson-Olszewski ou paralysie supranucléaire progressive)...

L'ABSENCE DE « DOPA RÉACTIVITÉ » : pas d'amélioration franche sous des doses de L-Dopa suffisantes données pendant une période suffisante (plus d'un an).

Autres diagnostics différentiels

Pour être complet, dans cette rubrique des diagnostics différentiels, il faut citer :
- l'hématome sous-dural surtout bilatéral ;
- l'hydrocéphalie à pression normale ;
- l'état multilacunaire ;
- la nécrose bipallidale comme on peut l'observer dans les suites d'intoxication au monoxyde de carbone ou dans les anoxies cérébrales.

TOUS CES DIAGNOSTICS SONT ACCESSIBLES AU SCANNER CÉRÉBRAL qui trouve sa pleine justification lors de la découverte d'un syndrome extrapyramidal, surtout bien évidemment s'il comporte des atypies sémiologiques et notamment si le début semble avoir été brutal ou si l'aggravation paraît très rapide.

Le diagnostic de maladie de Parkinson peut être difficile, notamment chez un sujet très âgé. Il faut savoir avoir recours, chaque fois qu'il y a un doute, à un « traitement d'épreuve », mais en se plaçant dans les conditions idéales de posologie et de durée pour juger de l'efficacité de la L-Dopa.

Le diagnostic de maladie de Parkinson est clinique. Aucun examen complémentaire, radiologique ou biologique, ne permet d'affirmer ce diagnostic.

Toutefois, une imagerie cérébrale (scanner ou IRM) doit être réalisée pour éliminer une autre étiologie de syndrome parkinsonien (hématome sous-dural, hydrocéphalie à pression normale...).

Traitements

Il s'agit d'un traitement purement substitutif qui doit être poursuivi à vie. L'administration directe de dopamine n'est pas possible, mais l'on contourne cette difficulté en apportant de la L-Dopa, qui est son précurseur direct, ou des agonistes dopaminergiques.

Plusieurs classes de médicaments sont disponibles pour traiter la maladie de Parkinson : les produits à base de L-Dopa, les agonistes dopaminergiques et les anticholinergiques.

L-Dopa

L'adjonction systématique d'un inhibiteur de la Dopa décarboxylase périphérique a pour but d'empêcher la formation de dopamine en dehors du système nerveux central qui est responsable d'effets secondaires très gênants : nausées, vomissements et grande hypotension orthostatique.

Le début du traitement doit toujours être très prudent avec de petites doses augmentées très progressivement, soit en consultation chez un patient ambulatoire, soit lors d'une courte hospitalisation chez les sujets âgés notamment s'il existe une hypotension orthostatique avant le début du traitement.

Suivant les habitudes, le traitement par L-Dopa pourra être ou non associé d'emblée ou très précocement à un agoniste dopaminergique.

Les prises sont réparties en 3 ou 4 fois au cours de la journée.

La posologie suffisante est celle qui permet de diminuer ou de faire disparaître les signes parkinsoniens sans entraîner d'effets indésirables. La dose optimale est différente pour chaque patient et doit régulièrement être réévaluée. Elle varie entre 300 et 600 mg de L-Dopa au début de la maladie et atteint des valeurs bien supérieures au cours de l'évolution.

Savoir à quel moment il faut débuter la dopathérapie reste encore un problème délicat que l'on peut schématiser comme suit :

- **le patient est jeune** (moins de 70 ans) : essayer « d'économiser la dopathérapie » en ayant recours aux agonistes dopaminergiques jusqu'à ce que la gène fonctionnelle impose le recours à la L-Dopa ;
- **le patient est âgé** : le traitement le mieux toléré et le plus efficace est la L-Dopa.

La notion d'économie de la dopathérapie est due au fait que les patients recevant précocement des doses importantes de L-Dopa présentent également plus tôt des complications motrices induites par le traitement.

Pendant 5 ans (en moyenne) de « lune de miel », le patient n'aura plus de gêne fonctionnelle sous traitement. Puis survient le « déclin » caractérisé par les phases *« on-off »* : les mouvement anormaux, très intenses et gênants, sont d'un contrôle difficile. Les modifications thérapeutiques sont alors faites en fonction des données de l'observation du patient 24 h sur 24, en hospitalisation, et consistent en des adaptations et des fractionnement de doses de L-Dopa et en l'adjonction ou au contraire l'arrêt d'agonistes dopaminergiques.

On dispose de formes retard dont le principal intérêt est de diminuer les mouvements anormaux et de limiter les phénomènes d'akinésie nocturne qui gênent considérablement les patients en les empêchant de se retourner dans leur lit par exemple.

Il existe aussi une forme de *Modopar* dispersible, utile lorsqu'il existe des troubles importants de la déglutition ou en cas d'alimentation par sonde gastrique.

Agonistes dopaminergiques

Ils sont prescrits parfois en monothérapie au début de la maladie puis en association avec de la L-Dopa. Leur utilisation a pour objectif de limiter les inconvénients de la phase de déclin moteur et pour certains, il serait utile de les prescrire en association avec la L-Dopa de façon précoce.

Les produits les plus récents (*Dopergine*, *Célance* et *Requip*) seraient mieux tolérés (notamment moins

PRINCIPAUX ANTIPARKINSONIENS

L-DOPA *Modopar* *Modopar LP 125* *Modopar dispersible* *Sinemet* *Sinemet LP 250*	Gél. à 62,5 (50 mg de Dopa et 12,5 mg d'inhibiteur de la Dopa décarboxylase), à 125 (100 mg de Dopa) et à 250 (200 mg de Dopa) (comprenant 100 mg de Dopa) Comp. à 100 et 250 mg
AGONISTES DOPAMINERGIQUES *Parlodel* *Trivastal* *Requip* *Dopergine* *Célance*	Dragées à 2,5 et 10 mg Comp. à 20 mg et 50 mg LP Comp. à 0,25 ; 0,5 ; 1, 2, et 5 mg Comp. à 0,2 et 0,5 mg Comp. à 0,05 ; 0,25 et 1 mg
ANTICHOLINERGIQUES *Artane* *Lepticur* *Akineton Retard*	Comp. à 2 et 5 mg Comp. à 5 et 10 mg Comp. à 4 mg
SELEGILINE *Déprényl*	Comp. à 5 mg
ENTACAPONE *Comtan*	Comp. à 200 mg
APOMORPHINE *Apokinon*	Amp à 10 mg en inj. SC répétées ou perfusion SC continue

MODE D'ACTION

La L-Dopa, les agonistes dopaminergiques, le *Déprényl* et l'apomorphine tentent de restaurer un taux de dopamine suffisant dans le cerveau du parkinsonien.

INDICATION

Maladie de Parkinson.

CONTRE-INDICATIONS

– L-Dopa : infarctus du myocarde récent, cardiopathies décompensées, ulcère gastro-duodénal en poussée, mélanome malin et dans une certaine mesure les troubles psychiques et démentiels.

– Anticholinergiques : glaucome, adénome prostatique, occlusion digestive.

– *Déprényl* : certaines associations médicamenteuses, les mêmes CI que la L-Dopa.

– Apomorphine : même CI que la L-Dopa.

EFFETS INDÉSIRABLES

– L-Dopa :
  - nausées (voire vomissements) fréquentes lors de l'instauration du traitement ;
  - hypotension orthostatique ;
  - mouvements anormaux, effet « *on-off* » à un stade avancé de la maladie ;
  - syndromes confusionnels, hallucinations.

– Agonistes dopaminergiques : souvent mal tolérés chez les sujets âgés :
  - syndrome confusionnel, hallucinations ;
  - intolérance digestive ;
  - mouvements anormaux.

– Anticholinergiques : très mal tolérés chez les sujets âgés :
  - syndromes confusionnels, hallucinations.

– *Déprényl* : potentialise les effets de la L-Dopa.

– *Comtan* :
  - nausées ;
  - hypercinésie, dyskinésie ;
  - coloration de l'urine en jaune-orange ;
  - hypotension orthostatique.

– Apomorphine : troubles digestifs importants à type de nausées et vomissements.

FACTEURS LIMITANTS DU TRAITEMENT ANTIPARKINSONIEN

Les syndromes confusionnels et *a fortiori* l'installation d'une authentique démence ou d'importantes hallucinations obligent à réduire fortement le traitement en commençant par supprimer tous les produits qui ne sont pas de la L-Dopa. Si cela paraît insuffisant, il faudra également diminuer la posologie de la L-Dopa que l'on ne pourra augmenter à nouveau que très prudemment après l'épisode aigu.

DÉMARCHE INFIRMIÈRE

MALADIE DE PARKINSON

Stade de début

L'aide doit surtout porter sur le soutien psychologique afin de faire accepter au patient sa maladie et de l'encourager en fonction des progrès qui sont faits.

Il faut expliquer l'importance du traitement et de son observance en insistant notamment sur le respect des horaires. Il faut surveiller la tension artérielle en position couchée et debout pour ne pas méconnaître une hypotension orthostatique.

L'existence d'associations de personnes concernées par la maladie de Parkinson (France-Parkinson...) doit être signalée au patient et à son entourage.

Stade plus tardif

Il faut savoir observer la survenue des complications en notant sur une feuille de surveillance leurs horaires. Cela est particulièrement utile pour les phases *on-off* et les mouvements anormaux. Ces observations seront une aide précieuse pour les médecins afin de décider des adaptations thérapeutiques. Les troubles psychiques sont moins influencés par les horaires, mais leur présence ou leur régression sont des événements tout aussi importants à noter.

Le soutien psychologique du patient, mais aussi de l'entourage, est primordial, de même que les explications des modifications de traitement.

L'alimentation doit être soigneusement surveillée car les troubles moteurs ou ceux de la déglutition peuvent beaucoup interférer. La dysarthrie peut aussi devenir très gênante et il faut savoir faire preuve de patience.

Les troubles de l'équilibre et les chutes sont fréquents et il faut prévoir les situations à risques pour les prévenir. Il faut néanmoins maintenir le plus longtemps possible la marche et être donc disponible pour aider le patient dans ses déplacements lorsqu'il ne peut plus le faire seul.

La recherche d'une hypotension orthostatique est systématique.

La surveillance de la bonne observance du traitement est aussi indispensable, qu'il s'agisse de la prise des médicaments ou du respect des horaires. Il faut signaler aux médecins les troubles de déglutition rendant difficile l'absorption des comprimés ou des gélules, ce qui peut être une indication aux formes dispersibles. En cas de mise en place d'une sonde naso-gastrique, les comprimés de *Sinemet* peuvent être écrasés ou les comprimés de *Modopar* dispersibles administrés, mais les gélules de *Modopar* ne doivent pas être ouvertes.

À un stade ultime, la prévention des complications de décubitus est indispensable.

de confusion et hallucination) et seraient plus efficaces que la *Bromocriptine* en monothérapie de début de traitement.

Anticholinergiques

Ces produits sont nombreux et sont d'indication limitée depuis l'utilisation de la L-Dopa. Ils sont surtout utilisés comme traitement d'appoint du tremblement lorsque l'effet de la L-Dopa paraît insuffisant.

Déprényl (sélégiline)

L'utilisation de ce produit pourrait être assimilée à celle d'un agoniste dopaminergique. D'après certaines études, ce médicament pourrait ralentir la mort neuronale et avoir donc un certain effet protecteur, mais cela demande à être confirmé.

Comtan (entacapone)

Il s'agit du représentant d'une nouvelle classe thérapeutique, les inhibiteurs sélectifs et réversibles de la catéchol-O-méthyl-transférase (COMT). La COMT est une enzyme dégradant la L-Dopa en périphérie. En inhibant son fonctionnement, on augmente la quantité de L-Dopa disponible pour être transformée au niveau central en dopamine. En association avec le *Modopar* ou le *Sinemet*, ce traitement améliore les phénomènes de fluctuations motrices gênants chez les patients ayant une maladie de Parkinson évoluée.

Apokinon (apomorphine)

Il s'agit de la substance au pouvoir agoniste dopaminergique le plus élevé. Son utilisation reste très limitée par les troubles digestifs qu'elle entraîne (nausées et vomissements nécessitant la prescription simultanée de *Motilium*) et son administration par voie sous-cutanée uniquement. Ce médicament est toutefois très utile pour les effets « *on-off* » où il a souvent une bonne efficacité pour « débloquer » les patients.

Autres traitements

Parmi les autres médicaments qui peuvent être utilisés, principalement pour traiter des symptômes ou signes associés à la maladie de Parkinson, il faut citer les antidépresseurs, les correcteurs de l'hypotension orthostatique, les régulateurs du transit et les traitements des troubles sphinctériens. La rééducation est également une part importante de la prise en charge de ces patients avec plutôt des activités ludiques, en groupe parfois, au stade de début, puis plus personnalisées et plus adaptées aux stades plus avancés de la maladie. Dans certains cas, une stimulation cérébrale profonde peut être indiquée.

POINTS CLÉS

1. ▶ Le diagnostic repose sur la triade « **akinésie-hypertonie-tremblement** ».
2. ▶ Le traitement corrige le déficit cérébral en dopamine mais n'influe pas sur l'évolution.
3. ▶ Après une période d'efficacité thérapeutique de durée variable (5 ans en moyenne) surviennent les **difficultés d'équilibration du traitement** : déclin moteur, chutes plus fréquentes, mouvements anormaux, parfois déclin cognitif.

Tumeurs cérébrales

Les tumeurs cérébrales, primitives ou secondaires, constituent une pathologie neurologique fréquente, puisque leur incidence suit immédiatement celle des accidents vasculaires et des démences. Les tumeurs primitives constituent la deuxième cause de cancer chez l'enfant, mais seulement 2 % des tumeurs de l'adulte chez qui les tumeurs secondaires (métastases) sont beaucoup plus fréquentes. Durant ces 15 dernières années, l'approche diagnostique a été révolutionnée par les progrès de l'imagerie : le scanner et l'IRM, plus performante surtout pour les tumeurs du tronc cérébral et de l'hypophyse. En revanche, le traitement demeure décevant pour la plupart d'entre elles.

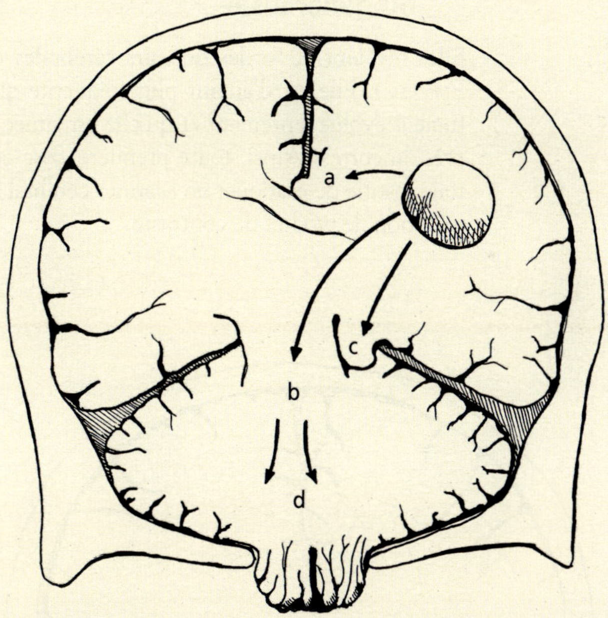

Fig. 4.9 Les différents types d'engagement provoqués par une tumeur sus-tentorielle :
a) engagement cingulaire;
b) engagement du diencéphale dans le foramen ovale (engagement central) ;
c) engagement de la 5e circonvolution (*Gyrus*) temporale dans le foramen ovale (engagement latéral);
d) engagement des amygdales (*tonsilles*) cérébelleuses dans le trou occipital (*Foramen magnum*).

Physiopathologie

Comme toute autre tumeur, une tumeur intracérébrale refoule, infiltre ou détruit le parenchyme avoisinant. La principale différence tient au fait qu'elle se développe dans un volume inextensible : la boîte crânienne, avec pour conséquence le développement d'une hypertension intracrânienne (HIC). Le principal danger de l'HIC est l'engagement, c'est-à-dire la hernie de tissu cérébral à travers une cavité inextensible, avec pour conséquence la compression de structures vitales du tronc cérébral et donc le décès.

En cas de tumeur hémisphérique il peut s'agir, suivant les cas, d'un engagement latéral du lobe temporal entre le bord libre de la tente du cervelet et la partie haute du tronc cérébral (mésencéphale) ou d'un engagement central, dirigé de haut en bas, du diencéphale dans le foramen ovale. Dans les deux cas, la compression de structures vitales du mésencéphale par une structure dure-mérienne rigide (le foramen ovale) peut provoquer le décès du patient. En revanche, un engagement sous la faux du cerveau ne met pas en jeu le pronostic vital (figure 4.9).

Dans les tumeurs de la fosse postérieure, le plus fréquent est l'engagement des amygdales cérébelleuses dans le trou occipital avec compression du bulbe. Un engagement de bas en haut dans le foramen ovale est possible mais beaucoup plus rare (figure 4.10). La gravité des engagements tient à la compression des structures vitales du tronc cérébral (mésencéphale et bulbe essentiellement) et aux hémorragies qu'elle y provoque.

Sémiologie

Les tumeurs cérébrales sont révélées généralement par l'une des 3 circonstances suivantes.

Crise d'épilepsie partielle ou généralisée

Elles révèlent 20 % des tumeurs cérébrales (voir *Épilepsie*). Elle est d'autant plus fréquente que la tumeur évolue lentement et qu'elle est située plus près du cortex. Ainsi, toute première crise comitiale justifie de pratiquer un scanner cérébral avec injection de produit de contraste.

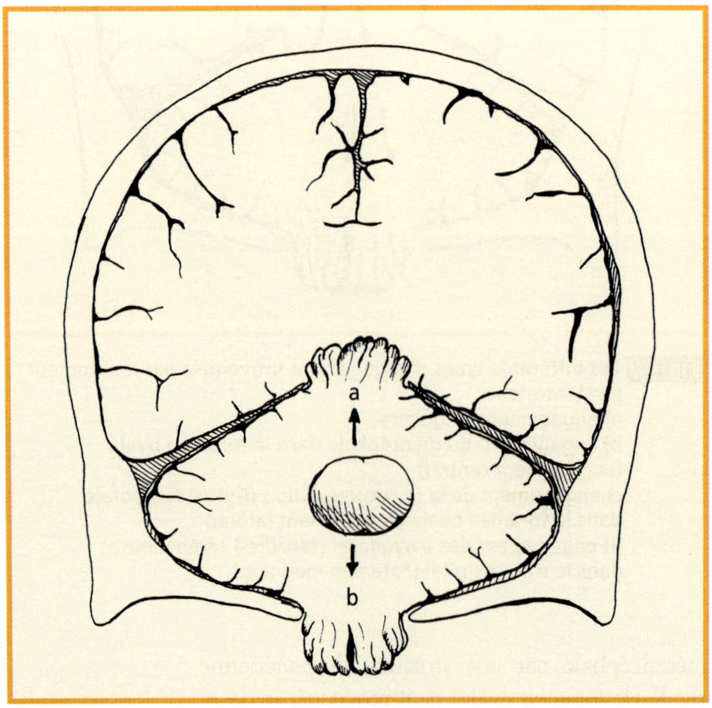

Fig. 4.10 **Dans le cas d'une tumeur de la fosse postérieure l'engagement peut se faire vers le haut (a), ou plus souvent vers le bas des amygdales (*tonsilles*) cérébelleuses dans le trou occipital (*Foramen magnum*) (b).**

Hypertension intracrânienne (HIC)

L'HIC reflète l'importance de la croissance tumorale au sein d'un volume fermé : la boîte crânienne. Sa sévérité dépend de la taille de la tumeur, de sa localisation et de sa vitesse de croissance. Ainsi une HIC révèle le plus souvent une tumeur maligne. Elle associe :

- **une céphalée** à prédominance matinale initialement, puis permanente, d'aggravation progressive, présente le plus souvent dès le début ;
- **des nausées,** parfois des vomissements, qui soulagent la céphalée ;
- **de façon inconstante, des signes visuels** (éclipses visuelles transitoires, baisse de l'acuité visuelle).

L'œdème papillaire au fond d'œil confirme le diagnostic mais il peut faire défaut.

À UN STADE TARDIF apparaissent des signes de souffrance cérébrale diffuse : ralentissement intellectuel, troubles de la vigilance et surtout les signes d'engagement qui nécessitent une thérapeutique urgente.

- **Une mydriase** traduisant une paralysie du 3e nerf crânien homolatéral traduit dans ce contexte un engagement temporal dont l'évolution peut se faire en quelques heures vers le coma et le décès.
- **Un engagement central** évolue en différents stades traduisant la compression successive de haut en bas :
  - du diencéphale : myosis serré et réactif, respiration de Cheyne-Stokes (alternance de mouvements respiratoires amples et de pauses respiratoires), parfois rigidité de décortication (membres inférieurs en extension, membres supérieurs en extension) ;
  - puis du mésencéphale et de la protubérance : pupilles intermédiaires et aréactives, hyperventilation, rigidité de décérébration (membres inférieurs en extension, membres supérieurs en extension).
- **Un engagement des amygdales cérébelleuses,** au début, peut se traduire par un port guindé de la tête ou un torticolis. À un stade avancé, le décès survient par atteinte des centres cardio-respiratoires.

Signes déficitaires focaux

Ils sont en rapport avec la localisation de la tumeur : ils permettent donc d'en déterminer le siège. Ainsi, les tumeurs peuvent être révélées, suivant leur topographie, par une atteinte des fonctions instrumentales (aphasie, apraxie, agnosie), un déficit hémicorporel sensitif ou moteur.

À l'examen clinique, il faut rechercher des signes neurologiques de localisation et des signes d'hypertension intracrânienne (œdème papillaire au fond d'œil). L'examen cutané, pulmonaire, la palpation des seins, du foie, de la rate, des testicules, des aires ganglionnaires, les touchers pelviens à la recherche d'un cancer primitif complètent ce bilan.

Examens complémentaires

LE SCANNER CÉRÉBRAL constitue l'examen clé. Pratiqué sans et avec injection de produit de contraste iodé[1], il permet d'apprécier l'importance de la tumeur, de l'œdème péritumoral et de l'effet de masse global. Selon ces caractéristiques radiologiques, la nature de la tumeur peut être suspectée mais le diagnostic de certitude demeure histologique.

L'IRM[2], avec des séquences pondérées en T_1 (avec et sans gadolinium) et en T_2, avec des coupes dans les trois plans de l'espace, permet une définition beaucoup plus précise de la tumeur et de l'œdème péritumoral. Dans le bilan préchirurgical, elle montre les rapports de la tumeur avec la zone fonctionnelle. C'est un examen irremplaçable dans les tumeurs hypophysaires et de la fosse postérieure et pour rechercher des lésions multiples.

L'ARTÉRIOGRAPHIE est rarement nécessaire : elle recherche une hypervascularisation anormale (« blush ») traduisant l'existence d'une néovascularisation tumorale et surtout un retour veineux précoce témoignant d'un shunt artério-veineux, évocateur de gliome malin. Elle est parfois utile pour le chirurgien afin de préciser les rapports anatomiques de la tumeur avec les vaisseaux.

LE DIAGNOSTIC DE CERTITUDE REPOSE SUR L'ANALYSE HISTOLOGIQUE D'UN PRÉLÈVEMENT TUMORAL : biopsie stéréotaxique (utilisant un repérage précis de la lésion dans les trois plans de l'espace) ou pièce d'exérèse chez les patients opérables.

1. L'injection de produit de contraste requiert certaines précautions en cas d'allergie (prémédication les trois jours précédents), d'insuffisance rénale, de diabète, de myélome.
2. La présence d'un pacemaker, de matériel métallique susceptible de se désinsérer (clips neurochirurgicaux, éclats métalliques intra-oculaires..) constitue une contre-indication absolue.

Principes généraux du traitement

Corticothérapie

Les corticoïdes ont une efficacité remarquable sur l'œdème tumoral (œdème vasogénique) à des doses de 1 mg/kg/j. de prednisone (*Cortancyl*). Des doses beaucoup plus élevées (500 mg-1 g de *Solumédrol*) peuvent être utilisées en cas d'HIC sévère. L'effet anti-œdémateux persiste 24-48 h mais est retardé de quelques heures. Des anti-œdémateux d'action brève (solutés osmotiques comme le mannitol) peuvent être associés en cas d'HIC menaçante (signes d'engagement).

Traitement antiépileptique

Il est nécessaire chez les patients qui ont déjà fait des crises. L'intérêt d'un traitement prophylactique systématique est controversé. La carbamazépine (*Tégrétol*), le valproate de sodium (*Dépakine*), la diphénylhydantoïne (*Di-hydan*), le phénobarbital (*Gardénal*) sont les agents habituellement prescrits.

Chirurgie

Elle permet d'obtenir un diagnostic de certitude. L'exérèse complète, lorsqu'elle est possible (celle-ci est conditionnée par la taille de la lésion, sa localisation par rapport aux zones fonctionnelles du cortex, aux centres vitaux situés dans le tronc cérébral et aux vaisseaux, son degré d'infiltration dans le parenchyme adjacent…), est indiquée dans toutes les tumeurs bénignes comme traitement unique, et dans les tumeurs malignes associée à la radiothérapie et à la chimiothérapie. En levant l'HIC et la compression cérébrale, la chirurgie est très souvent suivie d'une amélioration rapide des symptômes.

Radiothérapie

Elle est indiquée dans les tumeurs malignes, en l'absence des contre-indications suivantes :

- **L'HIC** qui, majorée par l'œdème précoce due à la radiothérapie, risque de provoquer la mort par engagement. Il faut donc traiter d'abord l'HIC par de fortes doses de corticoïdes (à poursuivre pendant la radiothérapie).

- **Un âge supérieur à 65 ans** qui augmente considérablement le risque de toxicité des rayons pour le cerveau.

Chimiothérapie

Elle dépend du type de tumeur. De rares tumeurs sont très chimiosensibles (germinomes) ; d'autres ont une sensibilité intermédiaire (médulloblastomes, lymphomes, oligodendrogliomes et astrocytomes anaplasiques), mais la majorité des glioblastomes qui sont les tumeurs cérébrales primitives malignes les plus fréquentes sont peu sensibles aux produits actuellement disponibles.

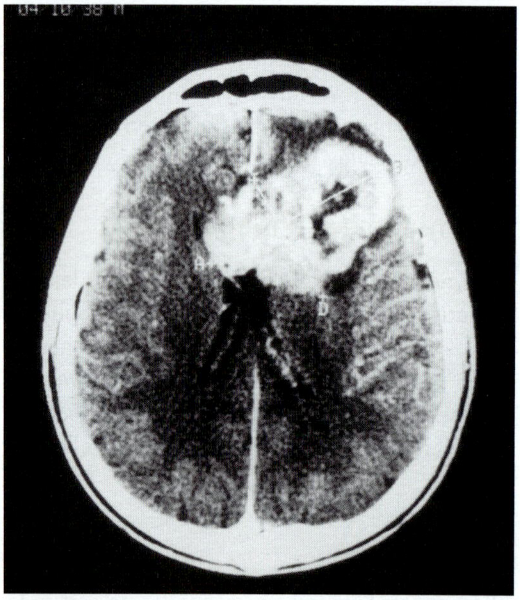

Fig. 4.11 Scanner avec injections montrant un volumineux glioblastome frontal gauche.

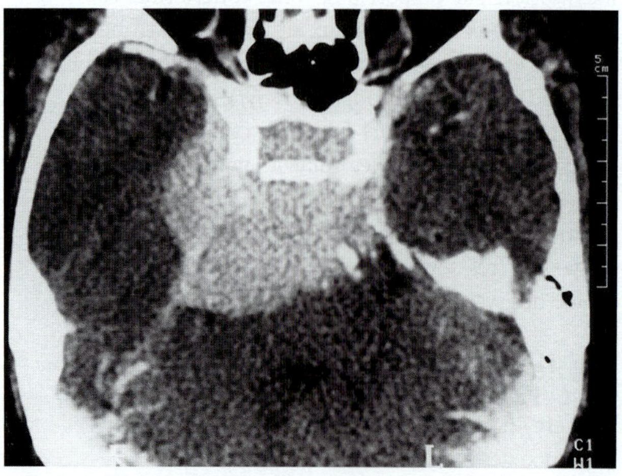

Fig. 4.12 Volumineux méningiome suprasellaire envahissant le sinus caverneux droit et la fosse postérieure.

Les différents types de tumeurs cérébrales

Principales tumeurs cérébrales primitives (TCP) (tableaux 4.5 et 4.6)

Gliomes

Ils constituent 50 % des TCP de l'adulte et dérivent des cellules gliales (qui constituent le tissu de soutien du système nerveux central). On distingue les tumeurs dérivées des astrocytes (astrocytomes), les tumeurs dérivées des oligodendrocytes (oligodendrogliomes) et les tumeurs mixtes (oligoastrocytomes).

LES ASTROCYTOMES sont classés en astrocytomes de bas grade (I et II) astrocytomes anaplasiques (grade III) et glioblastomes (grade IV).

- **Les astrocytomes de bas grade** ont une évolution très lente. Ils présentent cependant un risque important de dégénérescence en grade III ou IV. Sur le scanner, ils sont généralement hypodenses et ne prennent pas le contraste. Le traitement repose sur la chirurgie et, pour certains, la radiothérapie.
- **À l'inverse, astrocytome anaplasique et surtout glioblastome** sont des tumeurs malignes d'évolution rapide. Sur le scanner, ils prennent le contraste. Malgré la chirurgie, la radiothérapie et la chimiothérapie, le pronostic est très sombre avec une médiane de survie aux alentours d'un an pour le glioblastome (figure 4.11).

LES OLIGODENDROGLIOMES ET OLIGOASTROCYTOMES sont classés en grades II et III.

Méningiomes

Ils constituent environ 20 % des TCP de l'adulte ; ils dérivent des enveloppes du système nerveux (méninges) et sont des tumeurs bénignes de croissance lente. Ils touchent surtout la femme d'âge mûr. Ils sont fréquemment révélés par une comitialité. La radiographie standard de crâne et le scanner cérébral montrent en regard de la tumeur méningée des signes osseux évocateurs du diagnostic : épaississement ou lyse osseuse. Leur traitement repose sur la chirurgie (figure 4.12).

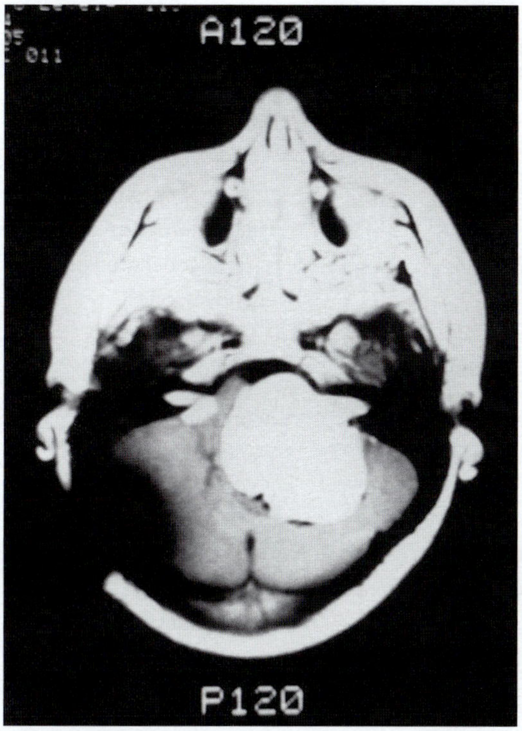

Fig. 4.13 Très volumineux neurinome de l'acoustique à gauche.
À droite, noter la présence d'un neurinome beaucoup plus petit.

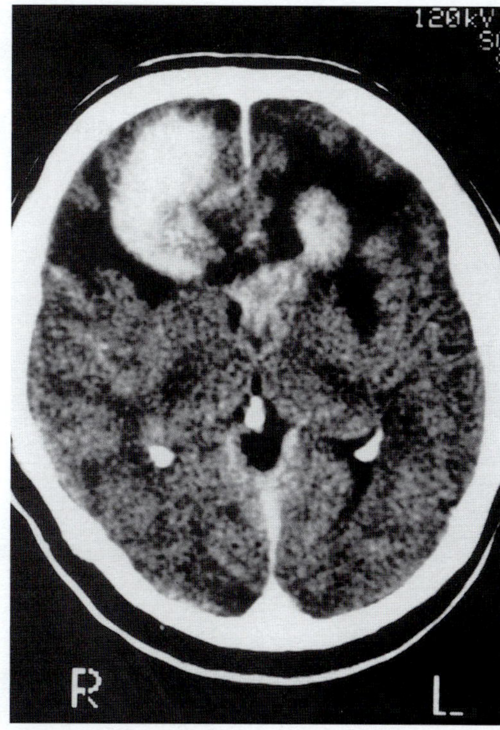

Fig. 4.14 Lymphome cérébral bifrontal dit en « ailes de papillon ».

Neurinomes

Ils constituent environ 5 % des tumeurs de l'adulte et sont des tumeurs bénignes, développés au dépens de la gaine du nerf périphérique. Le plus fréquent est le neurinome du nerf auditif à l'origine d'une surdité et de vertiges. Le traitement repose sur la chirurgie et/ou la radiothérapie (figure 4.13).

Médulloblastomes

Ce sont des tumeurs malignes du jeune enfant localisées dans la fosse postérieure et dérivant de cellules très primitives du système nerveux (embryonnaires). Leur traitement associe diversement chirurgie, radiothérapie étendue à tout le système nerveux en raison du risque de dissémination par le LCR et chimiothérapie par voie générale.

Lymphomes primitifs du système nerveux

Ils touchent plus volontiers l'immunodéprimé (Sida). Sur le scanner, ils sont souvent plurifocaux, de localisation périventriculaire, à contours flous, prenant le contraste de façon homogène, avec peu ou pas d'œdème (figure 4.14).

LE DIAGNOSTIC peut être fait :

- **Par la ponction lombaire (PL)** (lorsqu'il n'y a pas d'effet de masse entraînant une déviation des structures médianes) qui peut montrer des anomalies évocatrices (lymphocytose, hypoglycorachie, sécrétion intrathécale de gamma-globulines), sinon caractéristiques (lymphocytes tumoraux).
- **Par l'examen ophtalmologique** (une localisation oculaire est souvent associée).
- **Dans les autres cas par la biopsie cérébrale.**

LE TRAITEMENT repose sur la radiothérapie et la chimiothérapie.

Tableau 4.5 Fréquence relative des principales tumeurs primitives.

	Enfants (%)	Adultes (%)
Glioblastomes	10	35
Astrocytomes anaplasiques	10	10
Astrocytomes	20	10
Oligodendrogliomes	-	2
Lymphomes	-	3
Ependymomes	6,5	1
Médulloblastomes	25	1
Neurinomes	0,5	3
Méningiomes	4,5	20
Adénomes hypophysaires	-	5
Craniopharyngiomes	6,5	1
Autres	17	9

Tableau 4.6 Classification histologique (d'après Poirier 1985).

Tumeurs primitives		
Cellules dérivées du tube neural	cellules gliales précurseurs des neurones	astrocytes astrocytomes glioblastomes oligodendrocytes oligodendrogliomes épendymocytes épendymomes médulloblastomes
Cellules dérivées de la crête neurale	cellules de Schwann cellules leptoméningées	neurinomes méningiomes
Autres cellules	lymphocytes B	lymphomes
Reliquats embryonnaires	dérivés épiblastiques dérivés des 3 feuillets embryonnaires cellules germinales	craniopharyngiomes tératomes germinomes
Tumeurs secondaires (métastases)	poumon, sein, mélanome, tube digestif, rein essentiellement	

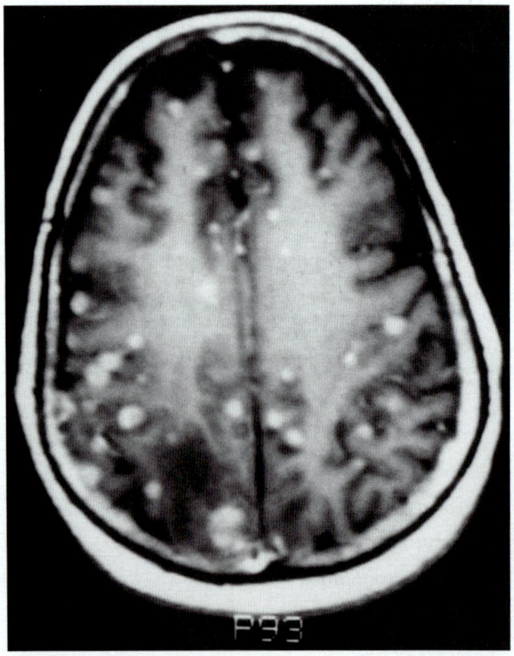

Fig. 4.15 Métastases cérébrales multiples de petite taille.

Métastases cérébrales (MC)

Épidémiologie

Les cancers broncho-pulmonaires, mammaires, digestifs, les mélanomes, les cancers du rein sont les plus fréquemment en cause (70 % des MC). 25 à 30 % des cancers se compliquent de MC au cours de leur évolution. Dans 15 à 20 % des cas, les MC révèlent le cancer. Malgré une enquête exhaustive, le cancer primitif n'est pas retrouvé dans environ 10 % des cas.

Physiopathologie

Les cellules malignes parviennent au cerveau par voie artérielle : elle doivent donc traverser le filtre pulmonaire. Ceci explique que les 2/3 des patients présentant des MC ont aussi des métastases pulmonaires (figure 4.15).

Clinique

Comme pour les autres tumeurs, une crise comitiale, une HIC, des signes de localisation peuvent révéler des MC. En outre, des métastases multiples peuvent se manifester par un tableau de souffrance cérébrale diffuse, des troubles du comportement, une modification du caractère.

DÉMARCHE INFIRMIÈRE

PATIENT ATTEINT D'UNE TUMEUR CÉRÉBRALE

ABORD PSYCHOLOGIQUE DU PATIENT

L'annonce d'une tumeur cérébrale est ressentie comme un très grave traumatisme par le patient, et ceci à un double titre :
- la crainte du cancer, même si bon nombre de tumeurs cérébrales sont histologiquement bénignes (exemple : méningiomes) ou de grade intermédiaire ;
- la crainte accompagnant toute maladie touchant le cerveau et menaçant l'intégrité psychique de la personne.

Il faut s'efforcer de rassurer, d'expliquer la maladie et surtout le déroulement des traitements.

SURVEILLANCE D'UN PATIENT EN HIC

Elle repose sur :
- l'interrogatoire : présence de céphalée, de troubles visuels, de nausées ;
- la surveillance de la tension et du pouls, des réflexes pupillaires, de l'état de conscience, à la recherche de signes de gravité : troubles de la vigilance, mydriase ou autres anomalies pupillaires, bradycardie.

SURVEILLANCE D'UN PATIENT SOUS CORTICOÏDES

Les 3/4 des patients porteurs de tumeur cérébrale sont sous corticoïdes au long cours, souvent à forte dose (par exemple, 1-2 mg/kg/j. de Cortancyl ou davantage) et il importe d'avoir à l'esprit leurs effets secondaires (voir *Pharmacologie*).

Examens complémentaires

Au scanner, les MC peuvent être hypo- ou hyperdenses spontanément, plus rarement isodenses. Elles prennent le contraste dans 90 % des cas. L'IRM avec injection de gadolinium est plus sensible : elle révèle parfois des lésions non détectées par le scanner. Les hémorragies compliquent 14 % des MC.

La biopsie apporte la preuve histologique indispensable à l'instauration du traitement.

Traitement

Le traitement est essentiellement palliatif : son but est de prolonger la survie, mais aussi de préserver la qualité de vie.

LES CORTICOÏDES ont souvent un effet immédiat spectaculaire mais toujours transitoire.

LA CHIRURGIE D'EXÉRÈSE est indiquée en cas de métastases cérébrales peu nombreuses avec cancer primitif non évolutif.

LA RADIOTHÉRAPIE CÉRÉBRALE est indiquée en l'absence d'HIC et sous corticoïdes. La réponse est appréciée 6 à 8 semaines après le début de la radiothérapie. Malgré une efficacité neurologique certaine, le bénéfice sur la survie apparaît faible.

LA CHIMIOTHÉRAPIE présente l'avantage d'agir à la fois sur les localisations cérébrales et systémiques, ces dernières étant responsables du décès du malade le plus souvent.

Patient en fin de vie

Par rapport au malade cancéreux, le patient atteint de tumeur cérébrale en phase terminale présente quelques spécificités :

PROTOCOLE DE SOINS

SURVEILLANCE D'UN PATIENT SOUS CHIMIOTHÉRAPIE

AVANT LA PERFUSION

Expliquer aux patients les effets secondaires (hématologiques, perte des cheveux...).
Apprécier le capital veineux et discuter la pose d'un site implantable.
Vérifier que la numération et les autres examens de contrôle sont satisfaisants et ont été vus par le médecin.

LA PRÉPARATION DES CHIMIOTHÉRAPIES

Doit se faire derrière une hotte chimique à aspiration en raison du caractère cytotoxique de ces produits.

PENDANT LA PERFUSION

Généralement, elle est pratiquée dans un site implantable (porte-à-cath.).
S'assurer de son bon fonctionnement et de l'absence d'inflammation locale.
Toute extravasation impose l'arrêt immédiat de la perfusion.

ENTRE LES CURES

Des numérations de contrôle hebdomadaires sont effectuées.

PROTOCOLE DE SOINS

SURVEILLANCE PÉRIOPÉRATOIRE

L'intervention peut être une simple biopsie ou une exérèse. Il faut surveiller :
- l'aspect de la cicatrice ;
- l'état clinique du patient (notamment fièvre et vigilance) ;
- surveiller l'absence de phlébite (douleur et/ou gonflement des mollets) ; en effet, la survenue de phlébites semble particulièrement fréquente chez les patients atteints de gliome.

Au dixième jour il faut retirer les fils.

- **L'absence de localisations extracérébrales est la règle** ; pour cette raison, il n'y a pas de cachexie

PHARMACOLOGIE

CORTICOÏDES

MÉTHYLPREDNISOLONE	
Médrol	Comp. à 4 et 16 mg
Solu-Médrol	Amp IV ou IM à 20, 40 et 120 mg
PREDNISONE	
Cortancyl	Comp. à 1, 5 et 20 mg
PREDNISOLONE	
Solupred	Comp. à 5 et 20 mg, gouttes à 1 mg/mL

ACTION

Effet anti-œdémateux.

INDICATIONS

Tumeur exerçant un effet de masse, hypertension intracrânienne.

CONTRE-INDICATIONS

- Infection non jugulée.
- Hémorragie digestive, ulcère gastro-duodénal évolutif.

EFFETS INDÉSIRABLES

- Rétention hydrosodée.
- Intolérance aux glucides, diabète.
- Infections bactériennes et mycotiques.
- Ulcére gastro-duodénal, hémorragie digestive.
- Hypokaliémie et potentialisation de la toxicité de certains antiarythmiques.
- Atrophie musculaire et déficit des racines.
- Atrophie cutanée, retard de cicatrisation, acné.
- Ostéoporose, fractures pathologiques, ostéonécrose de la tête fémorale.
- Insomnie, excitation psychomotrice, troubles psychiatriques.
- Phénomène de rebond et insuffisance surrénalienne à l'arrêt brutal du traitement.

SURVEILLANCE ET PRÉCAUTIONS

- S'assurer de l'absence d'infection, ECBU systématique.
- Prescription systématique d'un régime alimentaire **désodé**.
- Régime diabétique en cas d'élévation des glycémies.
- Prescription de potassium, de calcium, de vitamine D et d'anti-ulcéreux.
- Surveillance du poids, de l'apparition d'œdèmes, de la tension artérielle et de la température.
- Surveillance biologique du ionogramme, de la glycémie et de la fonction rénale.
- Arrêt toujours progressif de la corticothérapie.

Les troubles psychiatriques intéressent environ 3 % des patients sous corticoïdes. Ils peuvent revêtir trois aspects :

- troubles thymiques (états maniaques ou dépressifs) ;
- troubles psychotiques, délire ;
- syndrome confusionnel.

Ils disparaissent à l'arrêt du traitement.

Il faut noter, à côté de ces manifestations, des réactions psychiatriques minimes chez la majorité des patients : irritabilité, insomnie (éviter l'administration le soir), anxiété, trouble de la concentration.

Le sevrage d'un traitement corticoïde au long cours ne doit jamais se faire de façon brutale en raison :

- *du risque d'insuffisance surrénalienne* : l'apport exogène de corticostéroïdes met les surrénales au repos. Si on le supprime brutalement, les surrénales ne prennent pas le relais suffisamment rapidement et il existe un déficit en hormones surrénaliennes (hormones vitales). L'insuffisance surrénalienne se manifeste cliniquement par une grande fatigue, une hypotension artérielle, une hypoglycémie, une hyponatrémie et des troubles digestifs avec douleurs abdominales et vomissements ;
- *du phénomène de rebond* : réapparition et aggravation des symptômes à l'arrêt brutal du traitement.

et la souffrance physique (douleur) n'est pas au premier plan.

En revanche, le patient est atteint au cœur même de son intégrité psychique en raison de son déficit. En dehors de certaines localisations tumorales, notamment frontales, qui plongent le patient dans un état d'indifférence et d'apathie, la souffrance morale peut être intense, souvent en l'absence de douleur physique proprement dite. La prescription systématique de morphine n'est donc pas justifiée, mais l'accompagnement est nécessaire.

DÉMARCHE INFIRMIÈRE

SURVEILLANCE D'UN PATIENT SOUS RADIOTHÉRAPIE

L'infirmier(e) doit expliquer le déroulement du traitement.

Déroulement des séances

Première séance de centrage (repérage) avec marquage cutané (à ne pas effacer).

Puis une séance par jour.

Durée totale variable (de 15 jours à 6 semaines).

• ***Une surveillance particulière*** est indiquée en début de traitement, surtout pour les tumeurs volumineuses, en raison du risque d'aggravation de l'HIC.

Effets indésirables à craindre

Immédiats : aggravation neurologique, en particulier somnolence, irritabilité ou état dépressif.

À distance : perte des cheveux habituelle et réversible, détérioration intellectuelle chez des patients à risque.

• ***Il faut insister sur le caractère indolore du traitement.***

POINTS CLÉS

1. ▶ Les **tumeurs cérébrales** sont révélées par l'une des trois circonstances suivantes : crise d'épilepsie, céphalée, déficit neurologique.
2. ▶ Il peut s'agir de **tumeurs primitives**, bénignes ou malignes, ou de **tumeurs métastatiques ou secondaires**, toujours cancéreuses.
3. ▶ Le traitement est en fonction du type de tumeur, et de son degré de malignité.

Traumatismes crâniens

Les traumatismes crâniens (TC) graves sont en France la première cause de décès avant l'âge de 20 ans. Environ deux tiers des survivants présentent des séquelles neurologiques ou neuropsychologiques. Les accidents de circulation sont les plus fréquents (60 à 70 %) ; les chutes diverses (domicile ou travail) sont responsables de 20 à 25 % des TC ; dans 5 à 20 % des cas, la cause du traumatisme est inconnue.

Physiopathologie

Il existe deux mécanismes souvent associés à l'origine des lésions traumatiques du système nerveux : l'impact dû au traumatisme direct (lésions focales) et l'accélération-décélération du cerveau dans la boîte crânienne (lésions diffuses de mauvais pronostic). Les lésions intéressent l'ensemble des constituants du crâne : la peau, l'os (fractures ouvertes ou fermées), la dure-mère (brèches ostéo-durales) et le cerveau où diverses lésions peuvent s'associer : hématome intracérébral, œdème, lésions diffuses… Du sang peut également se localiser entre l'os et la dure-mère (hématome extradural), entre la dure-mère et le parenchyme cérébral (hématome sous-dural aigu ou chronique) ou dans l'espace sous-arachnoïdien (hémorragie méningée très fréquente).

Les lésions cérébrales initiales peuvent entraîner une hypertension intracrânienne et une ischémie cérébrale qui s'auto-entretiennent et aggravent les lésions initiales.

Examen clinique et surveillance du traumatisé crânien

L'INTERROGATOIRE, quand il est possible, du blessé lui-même sinon des témoins de l'accident précise les circonstances du traumatisme et son déroulement, l'heure de survenue, les antécédents médicaux et les traitements éventuels du patient. On recherche particulièrement une perte de connaissance initiale qui peut être la cause ou la conséquence du traumatisme.

L'EXAMEN GÉNÉRAL — quelle que soit la gravité du traumatisme — doit rechercher des signes de détresse vitale (état de choc par hémorragie interne associée, détresse respiratoire en cas de traumatisme thoracique...) et des lésions des membres ou du rachis.

L'EXAMEN NEUROLOGIQUE INITIAL est souvent limité par les troubles de la vigilance ou la mauvaise coopération du patient. Il constitue une référence qui permettra de suivre l'évolution et de détecter une éventuelle aggravation. Il apprécie :

- **l'état de conscience** : élément capital de l'examen du traumatisé du crâne. En cas de troubles de la vigilance, il faut en préciser l'intensité en utilisant l'échelle de Glasgow (voir *Coma*) ;
- **l'état végétatif** : on note sur la feuille de surveillance le pouls, la tension artérielle, la fréquence respiratoire, la température. Ces paramètres sont surveillés régulièrement.

LE CHANGEMENT DE CÔTÉ EN DÉCUBITUS LATÉRAL et l'aspiration trachéale des sécrétions bronchiques sont des mesures simples mais efficaces pour lutter contre l'encombrement bronchique. Si elles ne suffisent pas, il faut envisager une intubation oro- ou naso-trachéale ou une trachéotomie.

LES TROUBLES DE L'OCULOMOTRICITÉ : on recherche des mouvements spontanés des yeux, on étudie l'aspect des pupilles (symétriques, irrégulières, en myosis, intermédiaires, en mydriase) et leur réactivité à la lumière (réflexe photomoteur direct : la pupille éclairée se contracte ; réflexe consensuel : la pupille se contracte lorsque l'on éclaire l'autre). On examine aussi le réflexe cornéen (fermeture de la paupière lorsque l'on touche la cornée à l'aide d'une compresse).

LES SIGNES DE LOCALISATION : asymétrie faciale à la mimique spontanée ou lors de la manœuvre de Pierre-Marie et Foix (la pression bilatérale du nerf facial derrière la branche montante de la mandibule est douloureuse, elle entraîne une grimace qui est ou non symétrique). Asymétrie des réactions aux stimuli douloureux. Asymétrie des réflexes ostéotendineux.

Examens complémentaires

LES RADIOGRAPHIES DU CRÂNE ne sont plus systématiques ; elles permettent de déceler des traits de fracture.

LE SCANNER CÉRÉBRAL est pratiqué systématiquement lorsqu'il existe un trouble de la vigilance, un syndrome confusionnel ou un déficit neurologique focal. Il est essentiel pour mettre en évidence des collections hématiques intracrâniennes, des contusions ou un œdème cérébral. Il montre le siège, le nombre, le volume et l'étendue des lésions extra- ou intracérébrales, l'effet de masse, la déviation des structures de la ligne médiane et l'effacement des sillons corticaux.

Il est répété régulièrement en cas de traumatisme grave afin de surveiller l'évolution scannographique des lésions.

D'AUTRES EXAMENS peuvent être utiles en neurochirurgie tels que la mesure de la pression intracrânienne, du débit sanguin cérébral ou l'examen Doppler transcrânien...

Principaux tableaux évolutifs

Commotion cérébrale simple

L'évolution se fait vers l'amélioration des troubles de la conscience en quelques heures ou jours. Aucun élément ne permet d'évoquer une lésion focale. Ces patients doivent être surveillés afin de déceler une aggravation secondaire témoignant d'une complication (voir page 108).

TC avec signes de contusion cérébrale

La contusion cérébrale est une lésion macroscopique associant divers éléments, siégeant en regard du point d'impact ou à distance provoquée par le contre-coup. Il existe un coma plus ou moins réactif. Lorsqu'il régresse, on peut mettre en évidence des signes neurologiques focaux (hémiplégie, aphasie, troubles visuels...). Une contusion cérébrale nécessite une surveillance en milieu hospitalier. Le traitement est médical et symptomatique (liberté des voies aériennes, maintien de l'hémodynamique...). La surveillance clinique et scannographique régulière vise à déceler précocement une complication pouvant nécessiter l'intervention du neurochirurgien. Le plus souvent, l'évolution est favorable.

Hématome extradural (HED)

Il est dû à un saignement entre l'os et la dure-mère par lésion d'une artère ou d'une veine durale. Il peut survenir au décours d'un traumatisme crânien d'allure bénigne, se constituer très rapidement et mettre en jeu le pronostic vital. Il faut y penser devant une aggravation secondaire : typiquement, après le traumatisme avec ou sans perte de connaissance initiale, il existe un intervalle libre de 6 à 24 heures pendant lequel le patient est parfaitement conscient. Puis, il s'aggrave présentant des signes de focalisation et des troubles de la vigilance. Le scanner cérébral confirme le diagnostic en montrant un hyperdensité spontanée en forme de lentille biconvexe entre le crâne et la dure-mère. Le pronostic est plus réservé et le traitement est neurochirurgical.

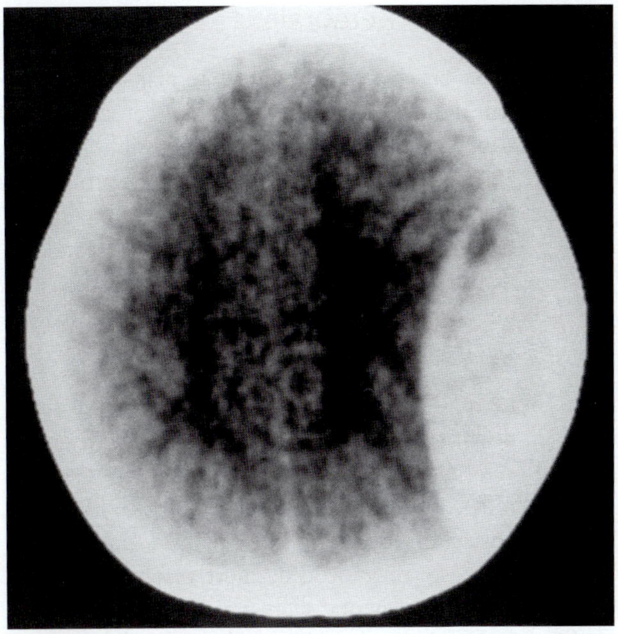

Fig. 4.16 Hématome extradural.

Hématome sous-dural (HSD)

C'est un saignement d'origine veineuse entre l'arachnoïde et la dure-mère. Il peut se constituer lentement en plusieurs jours, après un traumatisme parfois minime voire passé totalement inaperçu : c'est l'HSD chronique (voir page 108). Il peut être aigu et s'installer précocement quelques heures après le traumatisme. Des contusions cérébrales sont souvent associées. L'intervalle libre est beaucoup moins net que dans l'HED. Au scanner sans injection, il existe une hyperdensité à limite interne concave à la surface d'un hémisphère cérébral.

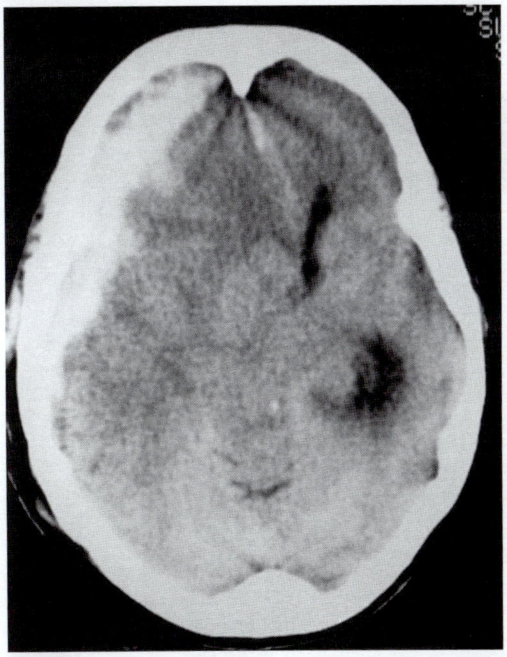

Fig. 4.17 Hématome sous-dural aigu.

Complications infectieuses

Elles sont à redouter lorsqu'il existe une brèche de la dure-mère mettant en communication l'espace sous-arachnoïdien avec les sinus de la face (fracture de l'étage antérieur du crâne) ou avec le rhinopharynx ou l'oreille externe (fracture du rocher). Cliniquement, ces brèches se manifestent par un écoulement de LCR par le nez (rhinorrhée) ou une oreille (otorrhée). La présence de sucre dans le liquide d'écoulement est détectée à la bandelette (comme pour les urines) et indique qu'il s'agit de LCR. Il faut débuter une antibiothérapie afin de prévenir le risque de méningite. En cas de fièvre inexpliquée chez un traumatisé du crâne, il faut réaliser une ponction lombaire pour rechercher cette redoutable complication infectieuse. Le traitement de la brèche est chirurgical, par suture de celle-ci, puisque la dure-mère ne se referme pas spontanément.

Mort cérébrale

C'est un état caractérisé sur le plan anatomique par des lésions irréversibles de l'ensemble des structures cérébrales rendant impossible la survie (même si celle-ci peut être prolongée artificiellement quelques heures ou jours par les techniques modernes de réanimation). La mort cérébrale va de pair avec l'arrêt de la perfusion du cerveau dû à une hypertension intracrânienne aiguë (œdème cérébral massif).

LE DIAGNOSTIC DE MORT CÉRÉBRALE repose sur la disparition de toute activité des hémisphères cérébraux et du tronc cérébral (abolition des réflexes du tronc cérébral) et un tracé EEG plat, en dehors de toute intoxication médicamenteuse. Le diagnostic de mort cérébrale autorise les prélèvements d'organes qui doivent être pratiqués le plus tôt possible afin d'éviter une altération de ces organes par une défaillance circulatoire.

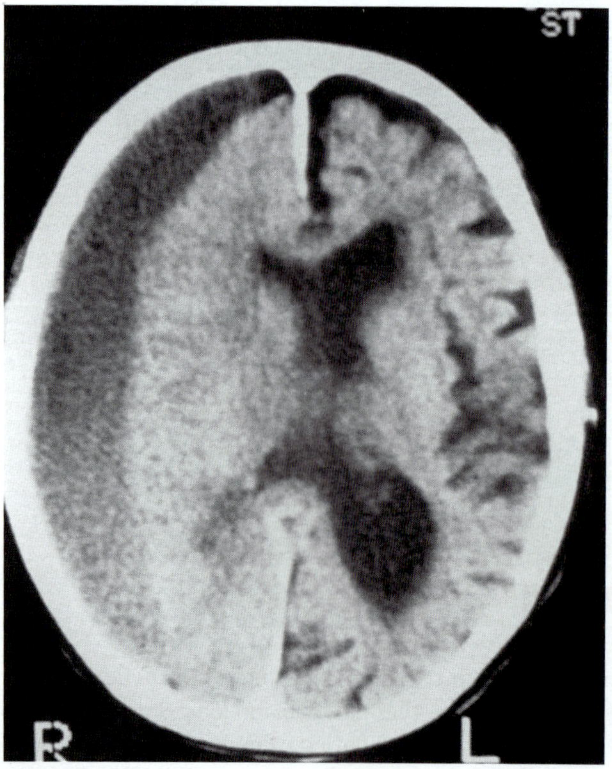

Fig. 4.18 Hématome sous-dural chronique hémisphérique droit (avec effet de masse sur les ventricules latéraux).

Complications tardives des traumatismes crâniens

État végétatif

Ce tableau, dû à des lésions étendues des hémisphères cérébraux, est à différencier très clairement de la mort cérébrale. Dans ce cas, quelques fonctions du tronc cérébral persistent : la ventilation spontanée et la régulation cardio-vasculaire sont conservées, de telle sorte que le patient peut survivre sans nécessité d'assistance circulatoire ou ventilatoire. Des réflexes du tronc cérébral peuvent être présents, ainsi que la persistance d'un cycle veille-sommeil. Mais aucune réaction ne survient et il n'y a pas de réponse appropriée aux stimuli douloureux. L'EEG est ralenti ou plat. Le pronostic de ces patients est très difficile à fixer initialement, des améliorations tardives pouvant parfois être observées.

Hématome sous-dural chronique

C'est une collection de sang lysé entre la face profonde de la dure-mère et l'arachnoïde, liée le plus souvent à la rupture de veines d'amarrage tendues entre le cortex cérébral et la dure-mère. Sa constitution est lente. Les signes cliniques sont insidieux et progressifs : céphalées sans horaire ni localisation, troubles psychiques (souvent pris pour une démence débutante : ralentissement idéatoire, apathie, indifférence, troubles de l'humeur), troubles de l'équilibre avec chutes, tendance à la somnolence; ultérieurement peuvent apparaître un déficit neurologique et des troubles de la vigilance. Il survient le plus souvent quelques semaines après un traumatisme minime (parfois oublié) ; il est favorisé par l'atrophie cérébrale (sujet âgé, éthylisme).

LE DIAGNOSTIC repose sur le scanner cérébral : collection hypodense (ou isodense lorsqu'elle est récente) péricérébrale, avec effet de masse sur un hémisphère qu'il refoule, et déviation de la ligne médiane (la ligne médiane peut être en place si l'hématome est bilatéral). L'HSD chronique peut être évacué chirurgicalement, avec un bon pronostic.

Syndrome subjectif des traumatisés crâniens (sinistrose post-traumatique)

C'est un ensemble de symptômes non systématisés, comprenant à des degrés divers, céphalées, insomnie, sensations vertigineuses, irritabilité, troubles de mémoire et de l'attention, qui contrastent avec un examen neurologique normal; ce syndrome survient chez 30 à 40 % des traumatisés crâniens. Le diagnostic est purement clinique. Les examens complémentaires (EEG, scanner, IRM, épreuves vestibulaires…) sont normaux ou ne montrent que des anomalies minimes et sans spécificité. Leur répétition a tendance à persuader le patient qu'il est gravement malade.

Il faut donc éviter la multiplication des examens complémentaires et les hospitalisations, rassurer et faire reprendre le travail le plus tôt possible, car plus le retour à une vie professionnelle et familiale normale tarde, plus grand est le risque d'invalidité sans réadaptation professionnelle possible.

Troubles psychiques

Troubles du caractère, du comportement, de la personnalité; parfois véritable démence.

Épilepsie post-traumatique

Rare, souvent retardée (plus de 3 mois après le traumatisme) : traitement anticomitial à vie.

Principes du traitement

À la phase aiguë, en dehors de la réanimation proprement dite et du traitement médical symptomatique des complications du coma ou du décubitus prolongé, il y a peu d'indications chirurgicales dans la plupart des traumatismes crâniens, en dehors de l'évacuation d'hématomes intracérébraux et de lésions de la boîte crânienne (dure-mère, voûte crânienne). L'évacuation d'hématomes sous-duraux au stade chronique est également envisageable.

DÉMARCHE INFIRMIÈRE

TRAUMATISMES CRÂNIENS

SURVEILLANCE D'UN TRAUMATISÉ CRÂNIEN DANS LES PREMIÈRES HEURES OU LES PREMIERS JOURS

En cas de plaie du cuir chevelu, la nettoyer soigneusement et s'enquérir de l'état de la vaccination antitétanique.

L'infirmier(e) doit signaler rapidement les modifications de l'examen clinique du patient, certaines d'entre elles pouvant traduire une complication grave :

- modification de l'état de conscience (aggravation de la somnolence ou du coma);
- modification hémodynamique (pouls, TA, fréquence respiratoire, coloration cutanée, diurèse);
- diminution de la réactivité spontanée ou provoquée;
- asymétrie pupillaire;
- céphalées, vomissements, crises comitiales;
- apparition d'écoulements par le nez (rhinorrhée) ou l'oreille (otorrhée).

Bien se rappeler la possibilité d'aggravation secondaire après un « intervalle libre » de quelques heures à quelques jours.

SURVEILLANCE D'UN TRAUMATISÉ CRÂNIEN DANS LE COMA

À la surveillance précédente s'ajoute la prévention des complications de décubitus.

SURVEILLANCE DU PATIENT À DISTANCE DU TRAUMATISME ET EN L'ABSENCE DE COMPLICATIONS GRAVES

Il faut rassurer le malade et l'encourager à reprendre une vie normale le plus tôt possible.

SURVEILLANCE POSTOPÉRATOIRE EN CAS D'ÉVACUATION D'UN HÉMATOME INTRACRÂNIEN

L'infirmier(e) doit signaler toute anomalie qui pourrait faire craindre une récidive postopératoire.

Cas clinique

Traumatisme crânien

Un homme de 27 ans est admis aux urgences après un accident de moto, il ne portait pas son casque. Il ne se souvient pas de sa chute, ni de l'arrivée de la police et des pompiers. Une plaie du cuir chevelu indique qu'il a présenté un traumatisme crânien. À son arrivée, le jeune homme est parfaitement vigilant, il répond de manière adaptée à toutes les questions.

Une surveillance de 48 heures est décidée par le médecin en raison de la perte de connaissance initiale prolongée. Vous surveillez toutes les 3 heures le pouls, la tension artérielle, la température, la vigilance et les pupilles. Douze heures après son arrivée, le patient est un peu somnolent, il parle avec difficulté et bouge peu son membre inférieur droit. Vous constatez une dilatation de la pupille gauche par rapport à la droite et notez qu'elle réagit peu à la lumière. Vous alertez immédiatement le médecin et lui faites part de vos craintes. Un scanner cérébral est alors réalisé en urgence et met en évidence un hématome extradural hémisphérique gauche et un début d'engagement. Le patient est aussitôt transféré au bloc de neurochirurgie pour qu'une évacuation de la collection sanguine soit effectuée.

À distance de l'épisode aigu, la rééducation fonctionnelle est primordiale pour corriger les déficits de la motricité ou des fonctions supérieures (troubles du langage, troubles de la mémoire). Enfin la prise en charge des patients en état végétatif prolongé ne peut se faire que dans des centres très spécialisés.

POINTS CLÉS

1. ▶ Garder en mémoire la possibilité d'**aggravation secondaire** (intervalle libre) notamment dans l'hématome extradural, parfois dans l'hématome sous-dural. C'est pourquoi les TC avec perte de connaissance initiale justifient une surveillance étroite (conscience, hémodynamique) et doivent bénéficier d'un scanner cérébral.
2. ▶ L'**hématome extradural** est une urgence neurochirurgicale. L'**hématome sous-dural** doit être évacué s'il est volumineux et/ou compressif. Les hématomes intracérébraux ne sont opérés qu'en cas de compression menaçante.
3. ▶ Une **méningite secondaire** est à craindre en cas de brèche ostéo-durale (suspectée en cas de rhinorrhée ou d'otorrhée).

Traumatismes médullaires

Anatomie - Physiopathologie

Les traumatismes médullaires, souvent associés à des lésions rachidiennes, sont dus le plus fréquemment à des accidents de la voie publique ou à des chutes. Les régions les plus exposées sont la moelle cervicale et lombaire, du fait de la mobilité de ces segments rachidiens; le rachis dorsal est moins fréquemment touché. Une lésion cervicale au-dessus de C4 (4e vertèbre cervicale) s'accompagne toujours d'une insuffisance respiratoire aiguë, mortelle en l'absence de réanimation immédiate.

DÉMARCHE INFIRMIÈRE

TRAUMATISMES MÉDULLAIRES

La prise en charge comporte 3 aspects essentiels :

• ***D'abord sur le plan psychologique,*** il faut encourager ces patients souvent jeunes et bouleversés dans leurs projets, à poursuivre la rééducation activement, chaque récupération de la motricité d'un nouveau groupe musculaire donnant un peu plus d'autonomie au patient : par exemple, pour une lésion médullaire cervicale basse, la récupération de la flexion de l'avant-bras sur le bras (niveau médullaire C6) permet au patient de s'alimenter en partie tout seul, ce qui est extrêmement important.

• ***Ensuite prévenir les complications de décubitus*** qui guettent les patients tétraplégiques ou paraplégiques.

• ***Enfin, participer à la rééducation des troubles sphinctériens*** en sachant décrire les troubles du patient (perception ou non du besoin et du passage des urines et des selles, nombre de mictions ou de selles dans la journée); lors de la rééducation de vessies atones, propices aux rétentions urinaires, l'infirmier(e) devra être capable d'expliquer au patient la pratique de l'autosondage (comment se sonder lui-même stérilement plusieurs fois par jour).

Entre C4 et D1 des troubles végétatifs importants peuvent survenir (vasodilatation périphérique due à une lésion des fibres végétatives intramédullaires). Si la lésion siège au-dessus de C5, il existe une tétraplégie. Si elle siège en dessous de D1, il existe une paraplégie. En dessous de L2, il ne persiste que les racines de la queue de cheval (racines lombo-sacrées) puisque la moelle se termine en L1. Une lésion en dessous de L2 entraîne donc un syndrome de la queue de cheval avec troubles sphinctériens prédominants.

La moelle est souvent étirée et déchirée lors des traumatismes rachidiens, rarement sectionnée. Il existe souvent une part de sidération médullaire juste après un traumatisme, due à une lésion fonctionnelle surajoutée à la lésion anatomique, qui peut régresser assez rapidement : une récupération motrice ou sensitive dans les 3 premiers jours est de bon pronostic.

Clinique

Les traumatismes médullaires entraînent une paralysie et une anesthésie en dessous du niveau de la section, des troubles sphinctériens vésicaux et rectaux, des troubles génitaux (troubles de l'érection et de l'éjaculation) et des anomalies du tonus et des réflexes : à la phase initiale de choc spinal (hypotonie, abolition des réflexes), qui peut durer plusieurs semaines, succède la phase d'hyperréflexivité. Il existe enfin une prédisposition nette à l'apparition de troubles trophiques, du fait de l'immobilité et des troubles sensitifs.

Principes du traitement

Au moment de l'accident, l'important est de ne pas majorer les lésions du blessé suspect de lésion médullaire en mobilisant précautionneusement le patient, de préférence grâce à un plan dur et en veillant à lui maintenir en permanence la tête immobile. Le bilan lésionnel sera réalisé grâce à des clichés simples et à l'IRM. À la phase aiguë, des troubles végétatifs peuvent apparaître après des lésions médullaires hautes (chute tensionnelle due à une vasodilatation périphérique, dilatation gastrique aiguë, rétention urinaire), et nécessitent un traitement propre. Les interventions chirurgicales visant à réparer et à fixer le rachis sont affaire de spécialistes et ne seront pas abordées ici. La rééducation porte sur la motricité et la récupération d'une autonomie sphinctérienne, vésicale (apprendre au patient à déclencher lui-même ses mictions par des percussions abdominales, lui apprendre éventuellement à se sonder lui-même) et rectale. Certains médicaments agissant sur le système nerveux végétatif (parasympathique ou sympathique) peuvent être prescrits après des bilans très spécialisés, pour régulariser ces troubles de la miction et de la défécation.

Neuropathies périphériques

Rappels anatomiques et physiologiques

Organisation générale du système nerveux périphérique

Le système nerveux périphérique (SNP) est défini anatomiquement par l'ensemble des structures nerveuses situées à l'extérieur du crâne et du canal vertébral, c'est-à-dire qu'il est composé des nerfs crâniens qui naissent au niveau du tronc cérébral et des nerfs rachidiens ou périphériques qui naissent dans la moelle. (Il est convenu que les noyaux de ces nerfs rachidiens et crâniens appartiennent au SNP.)

Le système nerveux périphérique, organisation au niveau médullaire

Le contingent moteur comprend les corps cellulaires des neurones moteurs (les motoneurones) situés dans la corne antérieure de la moelle. De celle-ci émergent les racines ventrales qui se regroupent au niveau cervical et lombo-sacré pour former les plexus cervicaux et lombo-sacrés d'où naissent les troncs nerveux destinés aux membres supérieurs et inférieurs (figure 4.19). Au niveau du rachis dorsal, les racines ne s'articulent pas entre elles et constituent les nerfs intercostaux. Les troncs nerveux sont finalement connectés au niveau des synapses avec les fibres musculaires dont ils assurent l'innervation.

Le contingent sensitif comprend les récepteurs sensitifs aux différents modes (tact, piqûre, chaleur...), disposés en périphérie (peau, articulations, tendons...) d'où partent des fibres sensitives regroupées en troncs nerveux. Le corps cellulaire des neurones sensitifs est situé dans les ganglions rachidiens postérieurs. Les fibres sensitives forment des plexus à la racine des membres, puis

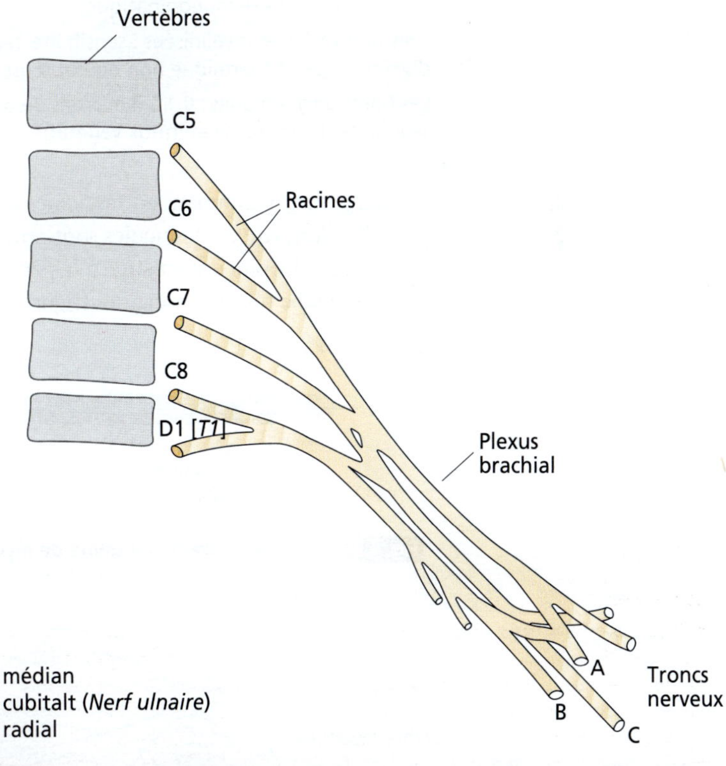

Fig. 4.19 Organisation générale du système nerveux périphérique (racines, plexus, troncs nerveux).

gagnent la corne postérieure de la moelle par les racines dorsales.

Le SNP comprend également un contingent végétatif parasympathique et sympathique constitué de fibres pré- et postganglionnaires.

Remarquons que les plexus sont constitués de l'intrication des fibres nerveuses motrices et sensitives issues des racines adjacentes.

Constitution du nerf périphérique

Le nerf périphérique est constitué de fibres nerveuses ou axones, de calibres variables et entourés ou non d'une gaine de myéline synthétisée par les cellules de Schwann. On parle de fibres myélinisées ou amyéliniques (figure 4.20).

Les fibres myélinisées : 1 à 20 microns de diamètre :

– les plus grosses (supérieures à 14 microns) : motrices, sensitives proprioceptives, tactiles épicritiques ou afférence du réflexe monosynatique;

– les petites fibres myélinisées : sensibilité tactile non discriminative et thermique non douloureuse.

Les fibres amyéliniques : 0,1 à 2 microns de diamètre : sensibilité douloureuse et influx végétatif.

Les fibres sont regroupées en fascicules et constituent l'endonèvre, ces fascicules sont entourés par le périnèvre. L'épinèvre est situé à la périphérie du nerf et englobe tous les fascicules (figure 4.21).

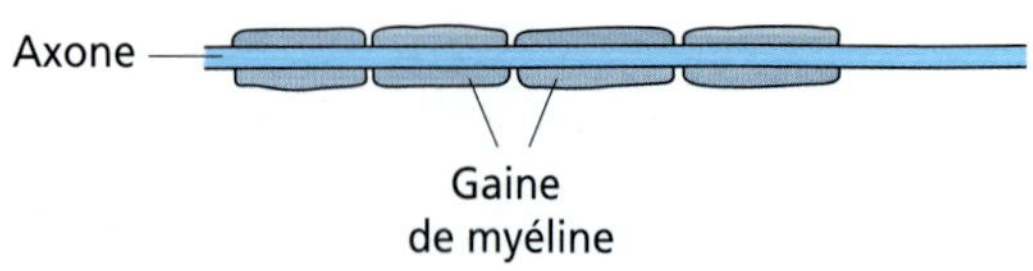

Fig. 4.20 Axone entouré d'une gaine de myéline.

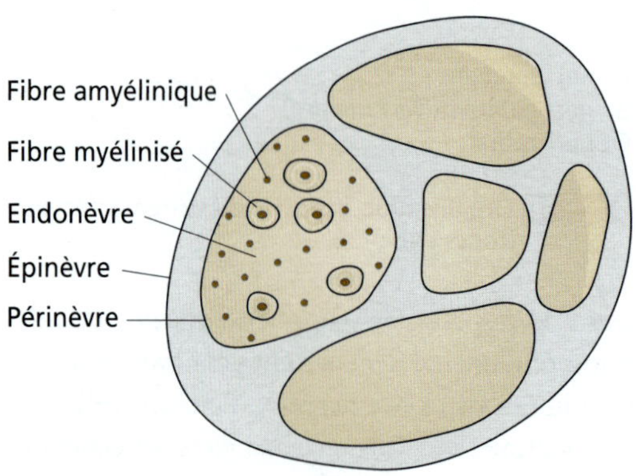

Fig. 4.21 Coupe d'un nerf périphérique.

Un nerf (de même que les différentes branches d'un plexus) peut être moteur pur, sensitif pur ou mixte s'il est constitué de fibres sensitives et de fibres motrices. Outre les axones issus des corps cellulaires, le nerf est composé de cellules de Schwann entourant les axones et d'un tissu de soutien nourricier.

Définitions anatomocliniques des atteintes du système nerveux périphérique

Selon la topographie de l'atteinte

- **Atteinte isolée d'un nerf** (mononeuropathie) d'une racine (radiculopathie) ou d'un plexus (plexopathie).
- **Atteinte étendue et diffuse des fibres nerveuses périphériques,** bilatérale, symétrique et simultanée, sans systématisation tronculaire ou radiculaire, souvent distale : polyneuropathie ou polynévrite. Elles correspondent le plus souvent, mais pas toujours, à une atteinte axonale.
- **Atteinte simultanée ou successive de plusieurs troncs nerveux,** aboutissant à une répartition inégale et asymétrique, analysable en terme de topographie tronculaire : mononeuropathie multiple ou multinévrite.
- **Atteinte diffuse intéressant aussi bien la racine que l'extrémité des membres et les nerfs crâniens : polyradiculonévrite.** Elles sont le plus souvent démyélinisantes.

Selon le symptôme prédominant

On distingue les neuropathies sensitive, motrice, sensitivo-motrice ou végétative.

Selon le type histologique

Les maladies du système nerveux périphérique peuvent concerner le corps cellulaire (ganglionopathie et neuronopathie), l'axone (axonopathie) ou la cellule de Schwann et donc la myéline (myélinopathie).

LES NEUROPATHIES SONT DONC CLASSÉES EN DEUX TYPES : neuropathies axonales ou neuropathies

DÉMARCHE INFIRMIÈRE

SCLÉROSE LATÉRALE AMYOTROPHIQUE (SLA) OU MALADIE DE CHARCOT

La SLA est une maladie dégénérative atteignant sélectivement les motoneurones. D'évolution progressive et inéluctable, elle touche les noyaux des nerfs moteurs situés dans la corne antérieure de la moelle et au niveau du bulbe (dernières paires de nerfs crâniens), ainsi que les neurones de la voie pyramidale. Il s'agit donc d'une maladie purement motrice, responsable d'une paralysie progressive des membres et d'une atteinte bulbaire à type de troubles de la déglutition et de la respiration qui en fait une affection mortelle et à ce jour incurable, même s'il existe actuellement des traitements symptomatiques susceptibles d'en ralentir l'évolution.
Elle débute généralement entre 45 et 60 ans.

ELLE ASSOCIE :

- un *déficit musculaire* qui débute volontiers et prédomine au niveau des petits muscles de la main, donnant à celle-ci un aspect décharné appelé « main de singe », décrit par Aran-Duchenne. Le déficit musculaire est souvent bilatéral et symétrique. Il s'étend progressivement et de manière ascendante aux autres groupes musculaires des membres supérieurs puis aux membres inférieurs. Ce déficit s'accompagne d'une fonte musculaire ou *amyotrophie*, de *fasciculations* évocatrices du diagnostic et de *crampes* douloureuses;
- un *syndrome pyramidal* avec vivacité des réflexes ostéo-tendineux qui contraste avec l'amyotrophie des muscles déficitaires, et parfois un signe de Babinski;
- un *syndrome bulbaire* associant une paralysie, une amyotrophie et des fasciculations de la langue (très évocatrices de la SLA), une paralysie des lèvres et du voile du palais. Cette atteinte bulbaire est responsable de troubles de la déglutition à l'origine de fausses routes, d'encombrement bronchique, de pneumopathies d'inhalation et de dénutrition, et des troubles de la respiration qui font de la SLA une maladie mortelle en plusieurs mois à quelques années.

Il n'y a pas de trouble sensitif objectif, ni de trouble cognitif (au moins à la phase initiale) ou de la vigilance, le patient restant conscient jusqu'au bout de ses difficultés.

• **Le diagnostic positif de SLA** est avant tout clinique. L'EMG confirme l'existence d'une atteinte neurogène périphérique motrice et enregistre des fasciculations. Les autres examens complémentaires (ponction lombaire, imagerie cérébrale et cervicale) permettent d'éliminer les diagnostics différentiels, en particulier une myélopathie cervicarthrosique ou autre compression de la moelle cervicale.

• **Le traitement ne permet pas de guérir la maladie,** en revanche, il existe actuellement un traitement permettant de retarder le décès et le recours à la ventilation assistée : le riluzole (*Rilutek*) inhibe l'action du glutamate, ce neurotransmetteur excitateur du système nerveux étant probablement impliqué dans la mort neuronale de la SLA. D'autres médicaments symptomatiques peuvent être utilisés, tels que des anxiolytiques et des antidépresseurs (en tenant compte des troubles respiratoires) ou pour lutter contre les crampes.

RÔLE INFIRMIER

La prise en charge du patient atteint de SLA est multidisciplinaire, faisant intervenir kinésithérapeutes et ergothérapeutes — pour entretenir la motricité résiduelle et surtout tenter d'atténuer le handicap —, et orthophonistes.
L'adaptation des apports hydriques et alimentaires aux troubles de la déglutition est indispensable : fractionnement des repas, éviction des liquides, apports d'eau gélifiée, puis assistance nutritionnelle par gastrostomie percutanée par voie endoscopique permettant les apports caloriques et protidiques indispensables pour prévenir la survenue d'un état cachectique qui aggraverait la fonte musculaire inhérente à la maladie et favoriserait la survenue d'infections et d'escarres. La gastrostomie permet de plus l'administration des médicaments.
Les patients doivent être aidés pour la toilette, l'habillage… en tenant compte de l'extrême fatigabilité de ces malades. Des conseils pratiques et des informations quant à la maladie et son évolution prévisible doivent être donnés aux familles. Des aides au domicile peuvent être instaurées et adaptées au stade de la maladie et au niveau de l'handicap du patient.
Enfin, et peut-être surtout, le soutien psychologique du malade et de sa famille est capital. La prescription d'antidépresseurs et d'anxiolytiques est souvent nécessaire, mais ne remplace pas l'écoute des malades et de leur entourage. L'équipe soignante doit accompagner le malade en adaptant son attitude et son discours à chaque cas particulier. Le rôle des psychologues et des associations de malades est ici primordial.

démyélinisantes, selon que la lésion initiale touche préférentiellement l'axone ou la myéline mais les deux types de lésions sont souvent associés.

Les différentes fibres peuvent être touchées de manière relativement sélective :

- **atteinte des grosses fibres myélinisées** (afférences du réflexe monosynaptique, fibres motrices Ia, fibres proprioceptives et fibres de la sensibilité tactile épicritique) ;
- **atteinte des petites fibres myélinisées** véhiculant la sensibilité tactile grossière et thermique non douloureuse ;
- **atteinte des fibres amyéliniques** (sensibilité douloureuse, fibres végétatives).

Selon l'évolution

On distingue les formes aiguës évoluant en quelques jours ou semaines, les formes subaiguës, les plus fréquentes, s'installant sur quelques mois ou années. Il existe des formes d'évolution très lente sur plusieurs années : ce sont les *formes chroniques*. Enfin, certaines sont d'évolution fluctuante, avec des périodes d'amélioration plus ou moins complète et des phases de réaggravation : ce sont les *formes à rechutes*.

Démarche diagnostique clinique

Les symptômes peuvent être très frustes et l'examen très pauvre, il sera alors nécessaire de recourir à l'examen électrophysiologique pour poser le diagnostic. Le plus souvent, toutefois, les signes d'appel sont évocateurs et orientent le clinicien.

Aspect évolutif : l'histoire de la maladie

L'ÉVOLUTION AIGUË des neuropathies est rare et oriente vers un petit nombre de diagnostics (neuropathies démyélinisantes type Guillain-Barré).

LA PLUPART DES POLYNEUROPATHIES SONT D'ÉVOLUTION SUBAIGUË OU CHRONIQUE. L'installation en quelques semaines ou mois est le fait des polyneuropathies métaboliques, toxiques et carentielles ou des syndromes paranéoplasiques.

UNE ÉVOLUTION CHRONIQUE sur des années avec un début insidieux et une progression lente marquée par des phases de stabilisation est caractéristique des neuropathies héréditaires, du syndrome de Gougerot-Sjogren (syndrome sec) et des polyneuropathies secondaires à une dysglobulinémie.

Symptômes

LE PATIENT SE PLAINT DE DIFFÉRENTS SYMPTÔMES :

- **Les troubles moteurs** peuvent être une gêne motrice, une maladresse, un steppage (voir page 32).
- **Les troubles sensitifs** sont un motif fréquent de consultation du neurologue et sont très variés :

– Des paresthésies à type de fourmillements ou de picotements, des douleurs à type de brûlures évoquent une atteinte des petites fibres myélinisées.

– Des douleurs pénibles à type de striction et de contention orientent vers une atteinte des ganglions rachidiens ou des grosses fibres myélinisées, volontiers associées à une ataxie proprioceptive (troubles de l'équilibre et de la marche caractéristiques avec instabilité et tendance à la chute non latéralisée, majorés par la perte du contrôle visuel et l'obscurité). Ils sont liés à une altération des afférences sensitives profondes informant le patient de la position de ses différents segments de membres les uns par rapport aux autres et au sol.

Une anesthésie thermique et douloureuse se compliquant de troubles trophiques et de la survenue de blessures indolores correspond à une atteinte des petites fibres amyéliniques.

- **Les troubles végétatifs** sont plus rares : tachycardie, hypotension orthostatique sans tachycardie réflexe, diarrhée motrice, gastroparésie, troubles vésico-sphinctériens avec impuissance, rétention vésicale, troubles vasomoteurs, troubles de la motricité oculaire intrinsèque (signe d'Argyll-Robertson)…
- **Enfin des troubles trophiques** peuvent révéler la maladie : ostéo-arthropathie et mal perforant plantaire.

Données de l'examen clinique (figures 4.22 et 4.23)

Il doit être rigoureux et systématique. Il s'efforce de recueillir les différents déficits moteurs et/ou sensitifs qui constituent le syndrome neurogène.

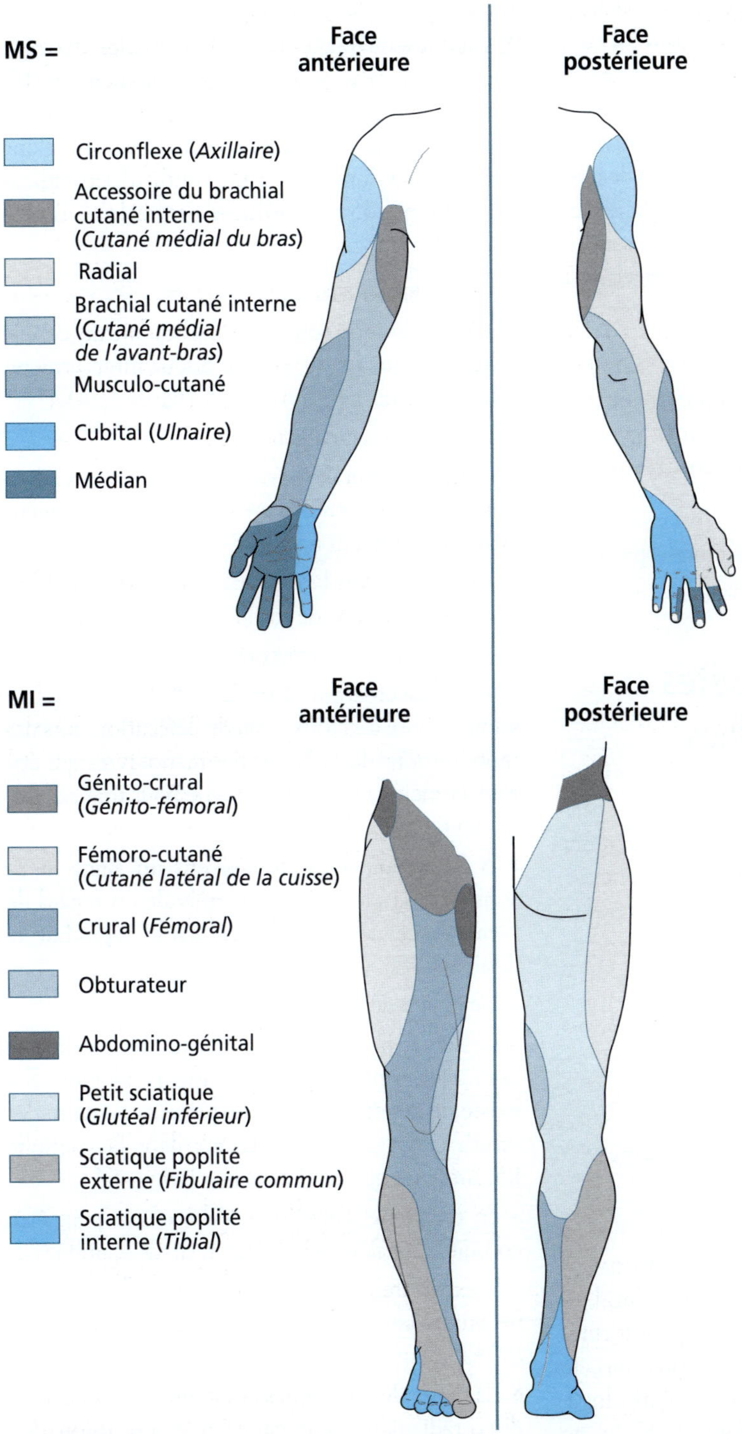

Fig. 4.22 **Territoires sensitifs tronculaires.**

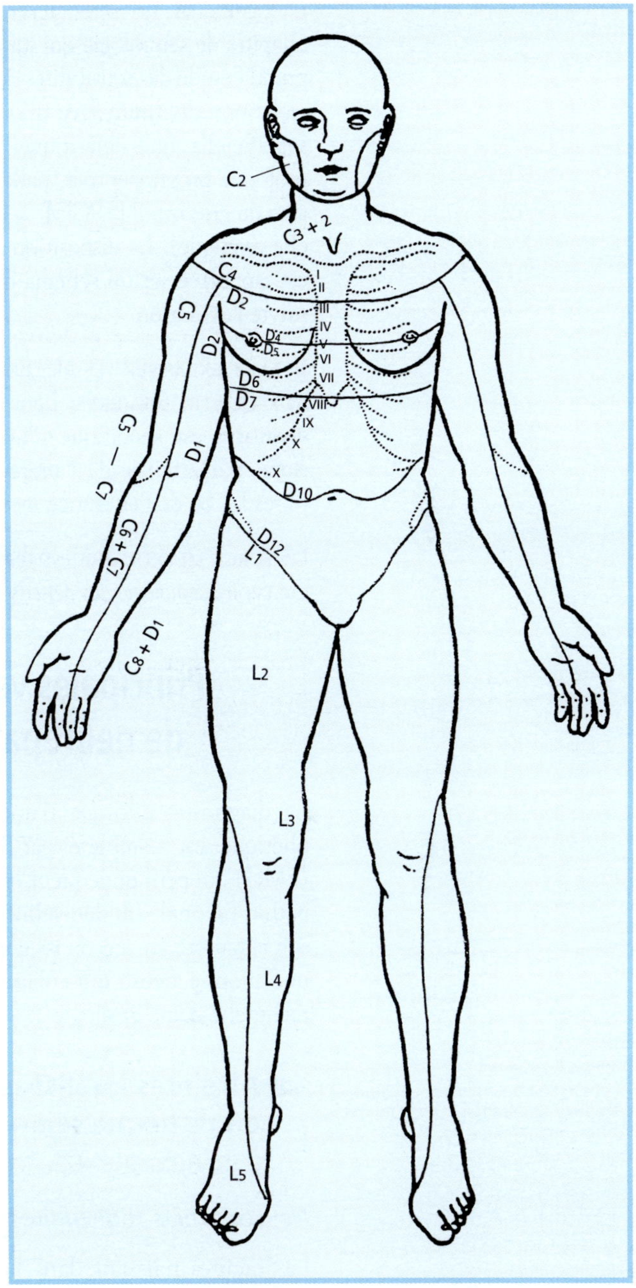

Fig. 4.23 **Territoires sensitifs radiculaires.**

- paralysie et parfois atrophie musculaire ;
- **hypoesthésie ou anesthésie** à un ou plusieurs modes dans le territoire cutané correspondant ;
- **abolition d'un ou plusieurs réflexes** correspondant au territoire de l'atteinte.

Il est impératif de préciser la topographie des troubles : y a-t-il une répartition tronculaire, radiculaire des troubles, ou au contraire une topographie bilatérale et symétrique évoquant une polyneuropathie ?

L'EXAMEN DE LA SENSIBILITÉ est détaillé dans le chapitre de sémiologie qui lui est consacré. Il comprend l'étude des sensibilités douloureuse et superficielle non discriminative (piqûre, tact), thermique, superficielle fine épicritique et discriminative, et profonde proprioceptive (pallesthésie, sens de position du gros orteil [SPGO]…, recherche d'une marche ataxique). La disposition des troubles sensitifs est rapportée sur un schéma daté qui permettra de suivre l'évolution.

IL FAUT EXAMINER LES RÉFLEXES OSTÉO-TENDINEUX AUX QUATRE MEMBRES. Leur diminution ou leur abolition est spécifique d'une atteinte périphérique, par atteinte de l'afférence sensitive par les fibres IA ou de l'efférence motrice.

LA FORCE MUSCULAIRE est testée muscle par muscle (voir *Sémiologie des déficits moteurs*).

Principales variétés de neuropathies

Le diagnostic clinique d'une neuropathie périphérique est complété par l'électromyogramme (EMG) qui permet de préciser le type de la neuropathie (axonale ou démyélinisante), son étendue, son caractère ancien ou récent. Dans certains cas, une biopsie neuro-musculaire est pratiquée à la recherche d'une étiologie.

Atteintes localisées : on distingue selon le siège (racines, plexus, tronc nerveux)

Neuropathies radiculaires

Les racines naissent dans la moelle, décrivent un trajet sous-arachnoïdien puis extradural et intrarachidien avant de se rejoindre pour former le nerf rachidien. Nous n'étudierons pas le retentissement radiculaire d'une pathologie méningée (infectieuse ou tumorale). Nous ne considérerons que les pathologies intéressant la racine dans l'étroit défilé du trou de conjugaison, souvent dues à la compression de cette racine.

Elles donnent une séméiologie essentiellement sensitive, dominée par la douleur selon un trajet précis correspondant à celui de la racine irritée.

AUX MEMBRES SUPÉRIEURS :

Il s'agit des névralgies cervico-brachiales, diagnostiquées sur l'association d'une douleur rachidienne, d'une radiculalgie, d'un déficit sensitif et d'une aréflexie, systématisés au territoire d'une racine. Elles sont dues à un conflit disco-radiculaire (hernie discale, arthrose cervicale) à l'étage cervical.

AUX MEMBRES INFÉRIEURS :

C'est la sciatique commune qui traduit un conflit entre la racine L5 ou S1 et le disque intervertébral correspondant L4-L5 ou L5-S1 (figure 4.24).

▸ **La douleur** est caractérisée par :

– son début brutal, à l'occasion d'une toux, d'un faux mouvement ou d'un effort de soulèvement (très fréquemment accident de travail…) ;

– son trajet selon la racine L_5 ou S_1 (figure 4.25) que le patient dessine sur lui avec un doigt ;

– son caractère permanent ;

– son exacerbation par les efforts de toux : « impulsivité à la toux », ou de défécation, lors des mobilisations du rachis et des manœuvres qui étirent la racine : signe de Lasègue pour une sciatalgie L5 ou S1.

▸ **À l'examen, il existe souvent un signe de la sonnette** (la pression paravertébrale en regard de l'émergence de la racine en cause reproduit la douleur).

– L'examen de la sensibilité est pauvre.

– Le déficit moteur est rare car les muscles reçoivent leur innervation de plusieurs racines. S'il existe, le déficit porte sur l'extenseur commun des orteils et les péroniers latéraux dans la sciatique L5, sur le triceps sural dans la sciatique S1.

– En revanche, l'abolition d'un réflexe peut être constatée : *aréflexie achilléenne* en cas de sciatique S1.

– Il existe fréquemment une douleur lombaire et un enraidissement douloureux du rachis lombaire qui est incurvé latéralement.

▸ **La cause des sciatiques communes** est un conflit disco-radiculaire, soit par simple protrusion discale ou hernie discale parfois exclue.

▸ **Attitude pratique :**

Dans la plupart des cas, les examens complémentaires sont inutiles.

Le pronostic est le plus souvent favorable avec guérison grâce au repos sur plan dur, des antalgiques et des anti-inflammatoires.

En revanche, en l'absence d'amélioration de la sciatalgie après 3 semaines d'un traitement médical bien conduit ou s'il existe des signes de gravité, il faut demander une IRM ou un myélo-scanner afin de visualiser le conflit disco-radiculaire et proposer le patient au chirurgien.

L'intervention sur le disque peut se faire soit par une technique chirurgicale, soit par nucléolyse chimique. Dans tous les cas, les récidives sont à redouter et une prévention s'impose : apprentissage d'une hygiène vertébrale +++.

Atteintes plexiques

La sémiologie est variable selon la partie du plexus qui est concernée, il s'agit souvent de douleurs et de paralysies d'allure périphérique (voir *Sémiologie des paralysies*) non systématisables en terme de territoire radiculaire ou tronculaire.

AUX MEMBRES SUPÉRIEURS : lésion plexique par infiltration maligne (syndrome de Pancoast-Tobias, avec une atteinte C8-D1 lors des cancers de l'apex pulmonaire), après traumatisme (arrachement du plexus brachial, responsable d'une paralysie, avec anesthésie et aréflexie dans le territoire des racines lésées), après irradiation...

AUX MEMBRES INFÉRIEURS : envahissement du plexus lombaire par les cancers du petit bassin.

Principaux syndromes tronculaires

Ils sont dus à la souffrance d'un tronc nerveux, le plus souvent à cause d'une compression.

AUX MEMBRES SUPÉRIEURS :

- **Nerf radial** (constitué des racines C5, C6, C7, C8) comprimé dans la gouttière humérale :
  - impossibilité d'étendre la main ;
  - hypoesthésie du 1er espace interosseux dorsal ;
  - abolition du réflexe stylo-radial.
- **Nerf cubital** (constitué des racines C8, D1) comprimé au coude :
  - griffe cubitale ;
  - paralysie de l'adduction du pouce (signe de Froment) ;
  - paralysie de l'adduction du poignet et du V ;
  - atrophie de l'éminence hypothénar et des espaces interosseux ;
  - hypoesthésie du bord cubital de la main et des doigts IV, V.

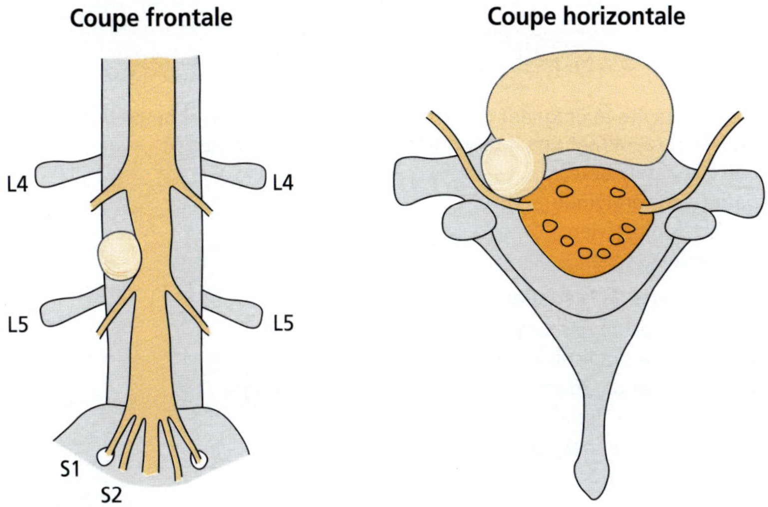

Fig. 4.24 Hernie discale L4-L5 irritant la racine L5.

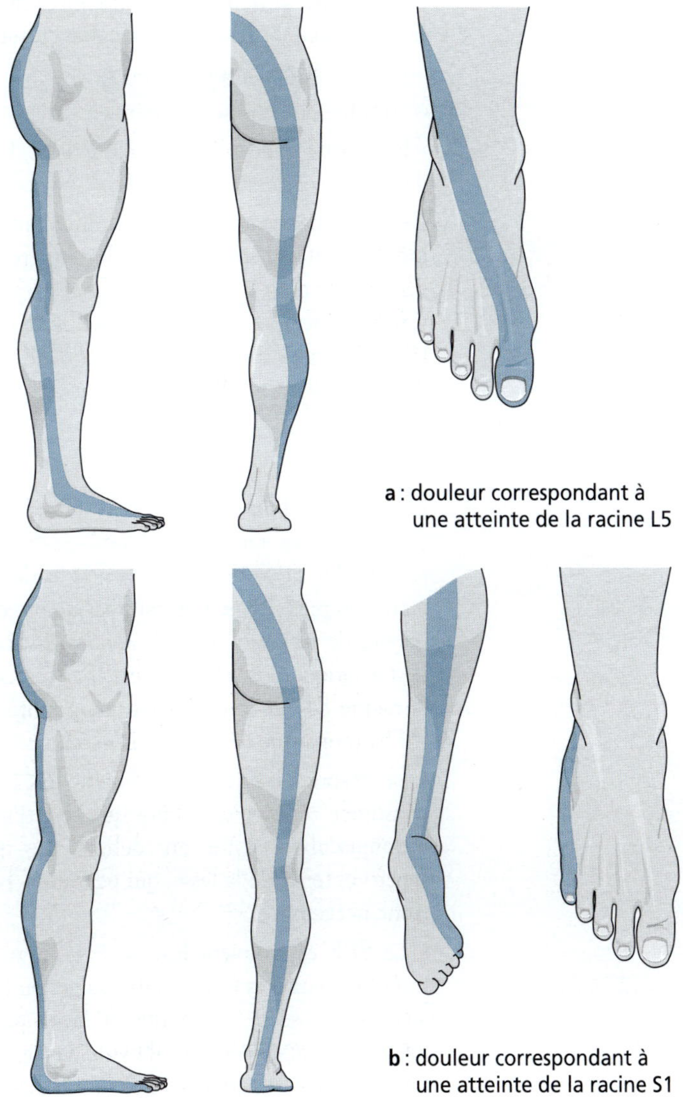

Fig. 4.25 Territoires sensitifs L5 (a) et S1 (b). ▶

DÉMARCHE INFIRMIÈRE

ATTEINTE RADICULAIRE

Signes de gravité témoignant de l'atteinte de la racine motrice ou de la queue de cheval et requérant une intervention chirurgicale en urgence :
- sciatique paralysante;
- sciatique hyperalgique;
- troubles sphinctériens;
- anesthésie en selle.

Caractéristiques de la sciatique :
- douleur à type de décharge électrique;
- décrit un trajet radiculaire L5 ou S1;
- apparaît après un effort de soulèvement ou un lumbago;
- exacerbation par les efforts de toux ou de défécation;
- associée à des lombalgies;
- signe de Lasègue à l'examen clinique.

Nerf médian (constitué des racines C6, C7, C8, D1) au poignet : syndrome du canal carpien :
- perte de l'opposition du pouce;
- atrophie de l'éminence thénar;
- hypoesthésie de la face palmaire des 2/3 externes de la main et des doigts I, II, III.

Des paresthésies à type de fourmillements dans ce même territoire sont le motif le plus fréquent de découverte d'un syndrome du canal carpien. Elles sont typiquement nocturnes réveillant la patiente (il s'agit le plus souvent de femmes de 40 à 50 ans) et disparaissent lorsqu'elle se frotte ou se secoue la main.

AUX MEMBRES INFÉRIEURS :

Lésions des branches du nerf grand sciatique (constitué des racines L4-L5-S1-S2-S3) qui est responsable de la flexion du genou et des mouvements du pied. Le nerf grand sciatique se divise au niveau de la jambe en 2 branches distinctes : le nerf sciatique poplité interne (SPI) (constitué de la racine S1) et le nerf sciatique poplité externe (SPE) (constitué des racines L4-L5).

Le grand sciatique est rarement lésé : une circonstance étiologique classique est l'injection intramusculaire faite en dehors du quadrant supéro-externe de la fesse, qui peut alors blesser le tronc nerveux.

Le SPE est souvent lésé après compression du tronc nerveux à la face externe du genou (position « jambes croisées » maintenue de façon prolongée, fracture du col du péroné); il existe des signes sensitifs (hypoesthésie du dos du pied, touchant le gros orteil) et moteurs (déficit de l'extenseur des orteils, des péroniers latéraux, du jambier antérieur qui est responsable de la flexion dorsale du pied). Le patient ne peut relever le pied, ce qui entraîne un steppage : nécessité de soulever la jambe à chaque pas, pour que le pied ne bute pas sur le sol.

La lésion du SPI donne des signes sensitifs (plante du pied) et moteurs (déficit du triceps sural et du jambier postérieur, qui sont responsables de la flexion plantaire du pied, et déficit du fléchisseur des orteils), le réflexe achilléen est aboli.

L'association de plusieurs atteintes tronculaires constitue une mononeuropathie multiple (anciennement appelée « multinévrite »), souvent dans le cadre d'une pathologie générale (le diabète — première étiologie dans les pays industrialisés —, la lèpre — première étiologie dans le monde —, les maladies générales inflammatoires comme la périartérite noueuse).

Atteintes diffuses

Elles correspondent à une souffrance de tous les nerfs périphériques, touchant en premier lieu les fibres les plus longues.

Polyneuropathies

LES SYMPTÔMES peuvent être très frustes et l'examen très pauvre, il sera alors nécessaire de recourir à l'examen électrophysiologique pour poser le diagnostic. Le plus souvent toutefois, les signes d'appel sont évocateurs et orientent le clinicien.

Il s'agit souvent d'atteintes axonales à prédominance sensitive : les troubles sensitifs sont bilatéraux, symétriques et distaux : hypoesthésie en gants ou en chaussettes, d'installation subaiguë ou chronique. Les causes les plus fréquentes sont le plus souvent métaboliques (diabète), toxiques (alcool) ou infectieuses (voir tableau 4.7). Toutefois de nombreuses polyneuropathies restent de cause indéterminée, même au décours d'un bilan exhaustif comprenant notamment une biopsie neuro-musculaire.

LE TRAITEMENT repose essentiellement sur celui de la cause : sevrage alcoolique, traitement substitutif d'une hypothyroïdie, équilibration d'un diabète, corticothérapie en cas de maladie systémique, traitement chimiothérapeutique d'une hémopathie, arrêt d'un médicament neurotoxique...

Tableau 4.7 Principales causes des polyneuropathies.

Maladies générales
Métaboliques et endocriniennes : diabète, insuffisance rénale, hypothyroïdie. Nutritionnelle : alcool, carences vitaminiques, malabsorption. Ischémiques : vascularites, connectivites, périartérite noueuse. Hémopathies : leucémies, maladie de Hodgkin, dysglobulinémies. Paranéoplasiques.
Infections
Lèpre, diphtérie, neuroborrélioses (morsures de tiques). Infection par le VIH, virus varicelle-zona, cytomégalovirus.
Médicaments
Antimitotiques : vincristine. Antituberculeux (isoniazide, éthambutol), antibiotiques : nitrofuranes. Antirhumatismaux : sels d'or.
Toxiques
Métaux : plomb, arsenic, mercure, thallium. Toxiques : substances adhésives, solvants, hexacarbone. Alimentaires : huile frelatée, poissons crus, lathyrisme (fèves).

On peut proposer des traitements symptomatiques, tels que la mise en place d'un releveur du pied en cas de steppage, la prescription de médicaments du type benzodiazépines ou antidépresseurs tricycliques en cas de douleurs intenses…

Le diabète est l'étiologie la plus fréquente des neuropathies périphériques dans les pays industrialisés. Comme la rétinopathie, la polyneuropathie diabétique entre dans le cadre des complications de la microangiopathie diabétique, c'est-à-dire de l'ischémie chronique des tissus liée aux troubles de la microvascularisation.

Le pied du diabétique est particulièrement exposé aux troubles trophiques et aux complications infectieuses en raison de l'association possible d'une polyneuropathie et d'une artériopathie.

Les soins de pédicurie doivent être réguliers et doux. L'hygiène doit être parfaite et les traumatismes évités à tout prix. Ceux-ci peuvent passer complètement inaperçus du fait des troubles sensitifs inhérents à l'atteinte neurogène. Il faut donc bien avertir le diabétique et l'« éduquer » (ne pas se blesser en se taillant les ongles, port de chaussures en cuir, s'assurer de l'absence de corps étranger en passant sa main dans la chaussure avant de l'enfiler…).

Polyradiculonévrites

Atteintes inflammatoires des racines et des nerfs, démyélinisantes, symétriques, distales puis d'évolution ascendante vers la racine des membres, avec troubles moteurs prédominants.

La forme la plus caractéristique est constituée par le syndrome de Guillain-Barré : c'est une polyradiculonévrite aiguë, survenant souvent après un épisode infectieux, d'étiologie inconnue, pouvant survenir quels que soient l'âge ou le sexe.

Tableau clinique

Le patient se plaint d'abord de paresthésies distales. En quelques jours, apparaissent des troubles moteurs distaux, puis proximaux, aux membres inférieurs puis aux membres supérieurs et au tronc, avec souvent une paralysie faciale uni- ou bilatérale (« diplégie faciale »).

Il n'y a aucun trouble de conscience et les patients peuvent être complètement paralysés avec une vigilance normale : ils sont donc souvent très angoissés.

L'évolution se fait en 3 phases : phase d'extension pendant laquelle les déficits s'étendent ; phase de plateau pendant laquelle les déficits arrêtent d'évoluer, puis phase de régression en général complète et sans séquelle.

Complications à redouter

- **L'insuffisance respiratoire aiguë** car les muscles intercostaux et le diaphragme peuvent être paralysés ; de plus, la paralysie des muscles abdominaux et des muscles intercostaux empêche le patient de tousser et un encombrement bronchique peut alors majorer les troubles de la ventilation.
- **Les troubles de la déglutition,** fréquents, à l'origine de pneumopathie de déglutition. Ils imposent la suspension de l'alimentation *per os* et l'instauration d'une alimentation par sonde gastrique.
- **Les complications de décubitus** lors des deux premières phases.

Examens complémentaires

- **L'EMG** met en évidence une atteinte démyélinisante.
- **La ponction lombaire** montre une dissociation albumino-cytologique c'est-à-dire une protéino-

DÉMARCHE INFIRMIÈRE

NEUROPATHIES PÉRIPHÉRIQUES

SI LES PARALYSIES SONT IMPORTANTES

– Soins spécifiques du patient grabataire (voir *Prise en charge du malade grabataire*).

– Précautions pour éviter l'enraidissement en mauvaise position : massages et mobilisations douces, calage des pieds, arceau pour éviter le poids des couvertures.

SI LE PATIENT PEUT MARCHER

– L'aider à se lever, à s'asseoir au fauteuil, à marcher.

– Veiller à la qualité de ses chaussures pour éviter la survenue d'entorse avec des chaussures inadaptées ; une collaboration avec le kinésithérapeute est indispensable.

Pour les neuropathies radiculaires, l'infirmier(e) veillera à la bonne observance du traitement et au besoin lui en expliquera les principes :

– mettre au repos le segment rachidien concerné ;

– interrompre toute activité physique pendant au moins 3 semaines.

Pour les névralgies cervico-brachiales, on propose souvent au patient de porter un collier cervical ; pour les sciatalgies, on lui prescrira un repos strict au lit sur un plan dur. Les médicaments utilisables dans ces pathologies sont les antalgiques et les anti-inflammatoires non stéroïdiens.

Pour les atteintes plexiques qui surviennent dans un contexte cancéreux ou traumatique, il faut que la douleur soit correctement prise en compte et traitée. Ne pas hésiter à recourir à des antalgiques morphiniques.

Pour les atteintes tronculaires dont bon nombre sont d'origine compressive, la prise en charge est souvent chirurgicale. L'infirmière a un rôle de prévention en veillant à la bonne installation et aux changements réguliers de position des patients alités de façon prolongée (possibilité de compression des nerfs radiaux, cubitaux ou sciatiques poplités externes).

Pour les polyneuropathies, le traitement est celui de leur cause : elles surviennent souvent dans un contexte de pathologie chronique (diabète, alcoolisme) et l'infirmière participe à la prise en charge souvent difficile de ces pathologies : il faut encourager le patient à équilibrer son diabète le mieux possible, ou à interrompre sa consommation de boissons alcoolisées, et dans tous les cas à avoir une alimentation équilibrée.

Pour les polyradiculonévrites, le rôle de l'infirmier(e) est fondamental :

• ***Principes de surveillance***

Dans une structure de soins intensifs.

Surveillance continue.

Surveillance clinique de la déglutition et de la ventilation.

Mesure répétée des gaz du sang, pose d'un saturomètre percutané et d'un monitorage cardiaque par scope.

• ***En pratique***

Essayer de faire boire de l'eau au patient à la recherche de fausses routes.

En cas de fausses routes, interrompre immédiatement toute alimentation *per os*.

Lui demander de tousser volontairement pour tester ses possibilités de toux qui participe au nettoyage des bronches.

Le faire compter le plus longtemps possible en prenant une seule inspiration : un adulte sain peut facilement compter distinctement jusqu'à 30 à voix haute ; le fait de ne pas pouvoir compter au-delà de 20 est un signe de gravité, qui doit faire envisager une ventilation assistée.

• ***Traitement symptomatique***

Ventilation assistée.

Kinésithérapie motrice et respiratoire.

Nutrition et hydratation par sonde gastrique avec apports caloriques suffisants.

Prévention de la maladie thrombo-embolique par une héparine sous-cutanée.

Prévention des escarres aux points de compression.

Prévention des attitudes vicieuses.

Traitement des crampes et des douleurs de décubitus : antalgiques classiques, quinine en l'absence de troubles cardiaques.

Rassurer et expliquer l'évolution favorable habituel de la maladie.

rachie élevée sans augmentation du nombre de cellules dans le LCR.

TRAITEMENT

- **Il est toujours symptomatique** : mise en place d'une ventilation assistée en cas d'insuffisance respiratoire, antibiothérapie en cas de pneumopathie associée, prévention des complications de décubitus…
- **Pour les syndromes de Guillain-Barré** vus précocement, après le transfert en milieu spécialisé, on peut envisager une série de plasmaphérèses ou des perfusions d'immunoglobulines intraveineuses.

Syndrome de Guillain-Barré :

Évolution ascendante de troubles sensitifs et moteurs aboutissant en quelques jours ou semaines à une tétraplégie flasque et aréflexique.

Le pronostic dépend de l'atteinte des muscles de la déglutition et de la ventilation.

La prise en charge des atteintes graves ne se conçoit qu'en milieu hospitalier à proximité d'une réanimation médicale.

POINTS CLÉS

▶ Distinguer :
- d'une part, les formes chroniques, de loin les plus fréquentes, le plus souvent correspondant à des polyneuropathies (ou polynévrites), dont les causes sont multiples (diabète, toxiques, médicaments…) ;
- et d'autre part, les formes d'installation rapide, essentiellement représentées par le syndrome de Guillain-Barré ou polyradiculonévrite aiguë, atteinte le plus souvent réversible mais grave par le risque de décès (dysautonomie et en particulier trouble du rythme cardiaque, fausse route, insuffisance respiratoire aiguë, embolie pulmonaire), et justifiant donc une surveillance très étroite, le plus souvent en unité de soins intensifs.

Prise en charge du malade grabataire

Le grabataire est un patient confiné au lit par sa maladie et qui a perdu toute autonomie. L'alitement prolongé est source de multiples complications qui mettent en jeu le pronostic vital. De nombreuses pathologies neurologiques peuvent malheureusement évoluer jusqu'à ce stade ultime de dépendance. Le malade grabataire incarne dans l'esprit des médecins et de l'équipe soignante les limites de nos connaissances et l'incapacité de la médecine à traiter de façon curative bon nombre de maladies. C'est une mise en échec souvent mal vécue par l'équipe. Le patient nous projette l'image négative et pénible de notre propre « déchéance » et de notre mort. Il est vrai qu'il représente une charge de travail importante pour l'ensemble des soignants. Malgré cela, il ne faut pas « baisser les bras » et s'avouer vaincu comme si plus rien n'était possible ou à faire pour ce malade. En effet, le patient grabataire nécessite des soins et une attention toute particulière qui permettront d'éviter la survenue de complications source de douleur physique, voire morale. De même, des précautions spécifiques visent à prévenir les complications du décubitus. Ainsi donc il reste aux soignants d'importants services à rendre à un homme privé de son autonomie et bien souvent de son estime de lui-même.

Les problèmes soulevés par ces patients sont assez stéréotypés quelle que soit la pathologie en cause.

Nutrition et hydratation

L'ÉTAT DE DÉPENDANCE de ces patients qui peuvent présenter aussi des problèmes de communication associés (aphasie, dysarthrie…) doit faire surveiller de très près les apports nutritionnels et hydriques afin d'éviter la survenue d'un état de dénutrition et de déshydratation. Il faut noter sur une feuille de surveillance les apports hydriques et demander à la diététicienne d'évaluer les apports caloriques. Pour assurer une hydratation correcte, il faut souvent avoir recours à des apports très fractionnés dans la journée. Dans le cas de troubles de déglutition légers, l'alimentation pourra se faire *per os* sous la responsabilité de l'infirmier(e). Celui/celle-ci devra s'assurer de la bonne compréhension de la situation par les aides soignant(e)s et elle devra leur fournir des explications nécessaires : petites bouchées, alimentation mixée ou semi-liquide, utilisation d'eau gélifiée en cas de fausses routes importantes aux liquides…

Lorsque les troubles de déglutition sont majeurs et gênent l'alimentation et l'hydratation, des mesures doivent être prises pour maintenir des apports suffisants. On peut avoir recours à la mise en place d'une sonde naso-gastrique (SNG) lorsque les troubles seront vraisemblablement régressifs, mais cela ne doit pas se prolonger dans le temps (moins de 3 semaines). Il faudra toujours s'assurer de l'existence d'un matériel d'aspiration à proximité avec au mieux une prise sur le vide dans la chambre. On introduit la sonde par une narine après l'avoir lubrifiée chez un patient en position demi-assise et l'on demande au patient d'avaler en même temps que l'on pousse doucement la sonde qui doit passer le carrefour aérodigestif, descendre dans l'œsophage et aller jusque dans l'estomac. La position de la SNG doit être impérativement vérifiée avant d'être utilisée. Pour cela, le moyen le plus simple et le moins dangereux consiste à injecter rapidement dans la SNG 20 mL d'air en écoutant simultanément avec un stéthoscope le bruit fait par l'arrivée de l'air dans l'estomac. Il faudra toujours contrôler le bon positionnement de la sonde par un cliché d'abdomen sans préparation (ASP). Lorsque la SNG est bien en place, il faut la fixer sur le nez et le front et l'occlure par un fosset ou une pince à défaut. Avant chaque repas, il faut s'assurer par une aspiration à la seringue de quelques millilitres de liquide gastrique que la SNG est toujours bien en place. Les substituts de repas (préparations liquides équilibrées enrichies en vitamines) sont nombreux et leur type ainsi que les quantités initiales seront fixés par prescription médicale en collaboration avec la diététicienne. La quantité d'eau sera également à faire préciser. Le débit des repas liquides doit être lent et le système idéal est celui de la nutri-pompe sur laquelle on règle le débit qui est maintenu de façon constante. Le patient doit être en position demi-assise tant que dure l'alimentation.

Mais, lorsque les troubles de la déglutition se prolongent, on peut être amené à proposer une gastrostomie d'alimentation qui correspond à la mise en communication de l'estomac avec l'extérieur au travers des plans cutanés. Il s'agit d'un geste simple, le plus souvent effectué sous endoscopie gastrique, le patient étant sous neuroleptanalgésie. Il faut donc prévoir un bilan préopératoire. L'orifice de stomie nécessite des soins spécifiques et réguliers. L'alimentation obéit aux mêmes règles que pour l'alimentation par SNG.

Prévention des escarres

Le meilleur traitement des escarres est préventif. C'est le *nursing*. Cela implique de mobiliser régulièrement le patient dans la journée (toutes les 4 heures) en alternant les décubitus latéral droit et gauche et la position assise ; des massages de toutes les régions d'appui sont également indispensables pour éviter les zones d'ischémie. Il faut aussi avoir recours à des couchages appropriés (matelas anti-escarre) comme les matelas à eau, les matelas gaufriers (*Cliniplot*) ou autres. Il faut éviter tous les problèmes de macération et il faut donc se préoccuper tout particulièrement des problèmes d'incontinence urinaire et/ou anale. Le rôle d'un régime hypercalorique et hyperprotidique dans la prévention des escarres est fondamental.

Prévention des phlébites

Les phlébites des membres inférieurs surviennent très facilement chez ces patients alités en permanence, préférentiellement sur le membre inférieur paralysé. La complication redoutable des phlébites est l'embolie pulmonaire qui peut mettre en jeu le pronostic vital.

Il faut donc avoir recours très largement à un traitement préventif qui comporte plusieurs mesures. On peut utiliser des injections sous-cutanées d'héparine de bas poids moléculaire (*Fraxiparine*, *Fragmine*, *Lovenox*) à raison d'une injection par jour dans la région sus-iliaque à des doses dites préventives sur prescription médicale et sous contrôle du prescripteur. Il est toutefois difficile de maintenir ce traitement pendant des périodes très prolongées (plusieurs mois) et dans ces conditions, on peut avoir recours à des massages des membres inférieurs (1 à 2 fois par jour) associés à la mise en place dans la journée de bas ou de bandes de contention veineuse.

Prévention des positions vicieuses

Elle est indispensable car les positions vicieuses sont responsables de difficultés de *nursing* et sont source de douleurs pour les patients. La prévention repose sur la mobilisation passive des segments de membres parétiques par le kinésithérapeute et par le positionnement correct des membres lorsque le patient est mis dans certaines positions ou au fauteuil. Les conseils du kinésithérapeute sont souvent utiles. Lorsque le patient est au lit, il faut le plus souvent mettre un cerceau au pied du lit pour éviter le poids des draps et des couvertures. Il faut également mettre en place des cales de pieds pour éviter les problèmes d'équinisme.

Troubles sphinctériens

On observe souvent chez ces patients soit une rétention urinaire et/ou une constipation, soit une incontinence urinaire et/ou fécale. La rétention urinaire nécessite un sondage urinaire (prescription médicale) à demeure ou simplement évacuateur. Dans le second cas, si le problème de rétention urinaire est chronique, on peut avoir recours, pour éviter les problèmes de sondage à demeure (SAD), aux sondages intermittents (2 à 3 fois par jour) pour assurer alors une vidange vésicale totale. En cas de rétention aiguë d'urines, il ne faut jamais vider la vessie trop rapidement et un premier clampage doit être effectué après l'évacuation de 400 à 500 mL d'urines. Les risques d'une vidange trop rapide des urines sont des lésions des parois vésicales, une syncope vagale, des troubles métaboliques. Le sondage urinaire doit se faire dans des conditions d'asepsie stricte : toilette stérile préalable, champ stérile, manipulation avec des gants stériles de la sonde. La sonde urinaire doit être lubrifiée avant d'être introduite dans l'urètre et elle sera reliée à une poche à urines stérile afin de réaliser un circuit fermé qui réduit les risques d'infection urinaire. L'indication d'une SAD peut être une incontinence urinaire définitive pour éviter notamment que le patient ne soit souillé en permanence ce qui favorise les macérations et donc les risques d'escarres. Chez l'homme, les inconvénients de la SAD peuvent être contournés par la mise en place d'un étui pénien (pénilex), c'est-à-dire une sorte de gant en caoutchouc fixé sur la verge et relié à un tuyau. La surveillance locale et la toilette doivent être minutieuses pour éviter toutes complications locales (allergique, infectieuse, escarre…). Il n'existe malheureusement pas de système équivalent pour les femmes. La constipation est très fréquente et source de nombreux problèmes : douleurs abdominales, diarrhée de dilution sus-jacente au fécalome, épisodes d'occlusion digestive avec nausées et vomissements, déclenchement de rétention aiguë d'urines. Il faut donc surveiller soigneusement le transit digestif de ces patients et il est souvent utile de noter les selles sur la feuille de surveillance ou dans les transmissions infirmières. En prévention, on peut utiliser (sur prescription médicale) des laxatifs osmotiques comme le *Duphalac* (1 à 3 cuillères à soupe par jour), ou encore des lubrifiants comme le *Lansoÿl* (1 à 3 pots par jour). Lorsque le fécalome est présent, il faut avoir recours à un lavement évacuateur, voire dans certains cas à une évacuation manuelle des selles. En cas d'incontinence fécale, le recours aux garnitures est la seule solution en assurant des changes de façon suffisante pour éviter les problèmes de macération.

Infections bronchiques et broncho-pulmonaires

Elles sont de survenue très fréquente chez les patients grabataires. Leur prévention repose principalement sur celle des troubles de déglutition. Lorsque le patient est connu pour présenter une insuffisance respiratoire chronique, il est nécessaire d'être particulièrement vigilant et une kinésithérapie respiratoire doit être prescrite chaque fois que le patient paraît s'encombrer. L'utilisation d'aérosols avec des fluidifiants bronchiques, des bronchodilatateurs voire des corticoïdes peut être utile. Cela nécessite une prescription médicale. La surveillance de la courbe thermique permet de réagir rapidement et motive un examen clinique médical dès qu'il existe une hyperthermie. Les sites infectieux habituels chez ces patients sont l'appareil respiratoire et l'arbre urinaire.

Prise en charge psychologique

Le soutien psychologique du patient et de son entourage est capital. L'équipe doit s'efforcer de revaloriser le malade auprès de lui-même et de ses proches. Il convient de lutter contre un vécu de déchéance mentale inévitablement liée à la dégradation physique. Les syndromes dépressifs sont extrêmement fréquents et la souffrance morale intense. L'aide de psychologues et de psychiatres, le recours à des médicaments anxiolytiques et antidépresseurs font partie intégrante de la prise en charge d'un patient grabataire.

Examens complémentaire

5

Ponction lombaire (PL)

Principe : elle permet d'étudier le liquide céphalo-rachidien (LCR), dans lequel baigne le système nerveux central (cerveau, tronc cérébral, cervelet, moelle épinière). Elle doit être pratiquée dans des conditions d'asepsie strictes.

Indications : elle est pratiquée fréquemment en neurologie pour rechercher des anomalies biochimiques ou bactériologiques du LCR, indispensables au diagnostic de méningite (infectieuse ou cancéreuse), d'hémorragie méningée, de sclérose en plaques, de syndrome de Guillain-Barré.

Contre-indications

- **anomalie de l'hémostase** (traitement anticoagulant en cours, thrombopénie) ;
- **hypertension intracrânienne** (céphalées, vomissements en jets) confirmée par le scanner cérébral car il y a alors un risque d'engagement mortel (voir *HIC*) ;
- **infection cutanée** en regard du lieu de la ponction (risque de contamination méningée).

Biopsie neuro-musculaire (BNM)

Principe : elle permet d'étudier la structure du nerf sensitif et du muscle par une étude en microscopie photonique après diverses colorations et éventuellement une étude en microscopie électronique ; on pratique parfois uniquement une biopsie musculaire sans biopsie nerveuse.

Indications : elle est pratiquée pour mettre en évidence (ou caractériser si elle est déjà connue) une myopathie (par exemple recherche d'une cause toxique ou d'une myopathie congénitale) ou une neuropathie périphérique (par exemple recherche d'une étiologie métabolique ou inflammatoire).

Contre-indications

- **anomalie de l'hémostase** (traitement anticoagulant en cours, thrombopénie) ;
- **infection cutanée** en regard du lieu de la BNM (risque d'infection) ;
- **mauvaise vascularisation des membres inférieurs** (artérite évoluée, diabète) qui peut rendre la cicatrisation difficile.

Technique : on la pratique au bloc opératoire, avec une anesthésie locale à la xylocaïne. Après une incision cutanée de 5 cm de long environ au tiers inférieur de la jambe, la biopsie de muscle consiste à prendre un fragment du muscle court péronier latéral ; la biopsie de nerf sensitif, un fragment du nerf musculo-cutané. L'opérateur fait ensuite quelques points de suture, qui seront enlevés après une semaine. Plus rarement, la biopsie de nerf se fait au membre supérieur (branche sensitive du nerf radial, au-dessus du pouce) ; lorsqu'elle est pratiquée seule, la biopsie de muscle peut se faire à l'épaule (deltoïde).

PROTOCOLE DE SOINS

BIOPSIE NEURO-MUSCULAIRE

– Après une BNM au tiers inférieur de jambe, le patient ne doit pas prendre appui pendant 24 à 48 heures pendant lesquelles il garde le membre inférieur biopsié surélevé afin d'éviter l'apparition d'un œdème.
– Il faut refaire le pansement le lendemain de la BNM, la cicatrice peut ensuite être laissée à l'air.
– Surveillance des complications : il s'agit de celles de toute intervention chirurgicale (hémorragie, infection, mauvaise cicatrisation).
– Prévenir le patient qu'après une biopsie de nerf, il peut ressentir des fourmillements ou une sensation désagréable de pied mort ou cartonné en aval de la biopsie, dus à la lésion nerveuse. Ces phénomènes habituellement régressifs, au moins en partie, peuvent toutefois être définitifs. De même, il peut exister une zone d'anesthésie au niveau du pied (territoire musculo-cutané) qui peut être également définitive.
– Les fils doivent être enlevés au huitième jour.

Explorations électrophysiologiques du système nerveux - Introduction

Les techniques d'imagerie telles que le scanner ou l'IRM (Imagerie par résonance magnétique) permettent une étude morphologique, anatomique du système nerveux (SN). De façon complémentaire, le clinicien dispose de divers outils pour appréhender l'aspect fonctionnel du SN : ce sont les explorations électrophysiologiques.

Le système nerveux se comporte en partie comme un extraordinaire réseau électrique, que l'on peut étudier de façon grossière en clinique, c'est-à-dire de façon macroscopique, en étudiant non pas un neurone séparément, mais un ensemble de plusieurs milliers ou millions de cellules.

PROTOCOLE DE SOINS

PONCTION LOMBAIRE (PL)

La PL est un geste médical qui requiert idéalement l'intervention de deux infirmier(e)s. Elle est pratiquée au lit du patient.

Préparation

– L'infirmier(e) prépare sur un plateau une paire de gants stériles, 5 tubes stériles, plusieurs aiguilles spéciales (aiguilles à PL), de quoi désinfecter (compresses stériles, *Bétadine solution*) et faire un pansement (compresses, adhésif).

– Le patient est perfusé, rassuré, et au besoin calmé par un anxiolytique 30 minutes avant, car l'agitation rend le geste difficile et dangereux.

– Il est allongé sur le côté près du bord du lit ou assis au bord du lit en « faisant le dos rond » : une technique classique consiste à le faire « s'enrouler » autour d'un ou deux oreillers qu'il tiendra sur le ventre.

– Deux aides assistent le médecin qui fait la PL : l'un maintient le patient (une main sous l'occiput et l'autre bras autour des épaules), et l'autre passe les tubes au fur et à mesure avec des gants (risque de contact avec le LCR potentiellement infecté).

Réalisation du geste

– Désinfection avec de la *Bétadine solution*.

– Le médecin enfile des gants stériles.

– Il pique avec une aiguille à PL au milieu de l'espace séparant les processus épineux de L4 et L5 (4e et 5e vertèbres lombaires), qui est au niveau de la ligne joignant les ailes iliaques.

– Il traverse plusieurs plans aponévrotiques et la dure-mère avant de pénétrer dans l'espace sous-arachnoïdien.

– (Si l'on désire mesurer la pression du LCR [valeur normale < 20 cm H_2O], il faut le faire sur un patient en décubitus latéral et à ce moment de l'opération.)

– Il retire le mandrin de l'aiguille et le LCR coule alors de façon régulière.

– On recueille habituellement une dizaine de gouttes par tube dans quatre tubes :
  - un tube pour l'étude biochimique classique;
  - un tube pour l'étude de l'électrophorèse des protides du LCR et la recherche de pigments sanguins;
  - un tube pour l'étude bactériologique;
  - un tube pour l'étude anatomopathologique à la recherche de cellules malignes, qui doit être apporté dans l'heure au laboratoire.

Après la PL

– L'infirmier(e) doit vérifier que les demandes d'examen soient remplies avant d'envoyer les tubes dans les laboratoires.

– Après la PL, le patient doit rester allongé à plat le plus longtemps possible (24 heures paraît un délai raisonnable), à plat ventre de préférence. L'utilisation d'une aiguille fine de calibre supérieur à 20 gauge permet de réduire le risque de survenue d'un « syndrome post-PL ».

– On lui conseille de boire beaucoup d'eau, au besoin à l'aide d'une paille si le patient respecte le décubitus strict.

Dépistage des complications

– ***Pendant la PL*** : la survenue d'un malaise vagal est assez fréquente (apparition de sueurs et de « tête qui tourne »). Il faut alors allonger le patient rapidement, en faisant attention de ne pas le blesser avec l'aiguille si elle est déjà enfoncée, éventuellement lui injecter de l'atropine (par voie sous-cutanée ou intraveineuse) si le décubitus ne suffit pas à faire passer le malaise.

– ***Après la PL*** : le lever trop précoce peut entraîner des maux de tête tenaces et des vomissements (« syndrome post-PL » dû à une fuite persistante de LCR). Dans ce cas, certains font réaliser un « blood-patch » (injection de quelques cm^3 de sang autologue dans l'espace péridural avec une asepsie chirurgicale), pour colmater la brèche méningée responsable de la fuite. Le plus souvent, le décubitus strict et prolongé, des boissons abondantes et des antalgiques suffisent.

Le choix du niveau de prélèvement tient au fait que la moelle ne descend pas plus bas que L2 (2e vertèbre lombaire). Il n'y a donc pas de risque de lésion médullaire en piquant en dessous de L2.

Le LCR normal est limpide, « eau de roche » dans tous les tubes.

Le recueil d'un liquide hémorragique est toujours anormal et doit faire discuter l'éventualité d'une hémorragie méningée, mais il peut s'agir simplement d'une ponction traumatique.

L'**électromyographie** étudie le système nerveux périphérique, le muscle et la jonction neuromusculaire, l'**électroencéphalogramme**, l'encéphale et les **potentiels évoqués** certaines voies du système nerveux périphérique au système nerveux central.

Électromyographie (EMG)

L'électromyographie ou EMG est une technique d'exploration fonctionnelle permettant d'étudier le système nerveux périphérique, le muscle et la jonction neuro-musculaire.

Rappel : anatomie du nerf périphérique et physiologie de la conduction nerveuse

Constitution du nerf périphérique

Le nerf périphérique est constitué de fibres nerveuses ou axones, de calibres variables et entourés ou non d'une gaine de myéline synthétisée par les cellules de Schwann. Les fibres sont regroupées en fascicules et les fascicules en nerf.

Les fibres sensitives conduisent l'influx des récepteurs périphériques vers le SNC, tandis que les fibres motrices conduisent l'influx du SNC vers les muscles (figure 5.1).

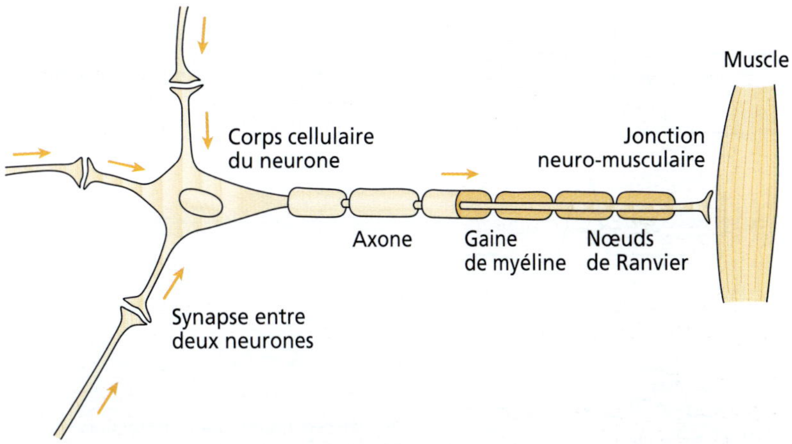

Fig. 5.1 Représentation d'un neurone moteur.

Fibre nerveuse

Potentiel de membrane (figures 5.2 et 5.3)

Toute cellule vivante possède au niveau de sa membrane, des pompes à sodium (Na^+) qui font sortir le sodium et font rentrer le potassium (K^+). La différence de concentration de ces deux ions de part et d'autre de la membrane cellulaire est à l'origine d'un flux passif en sens inverse qui va produire une différence de potentiel aux bornes de la membrane appelé potentiel de repos.

L'excitabilité est la propriété essentielle de la fibre nerveuse.

Le potentiel d'action apparaît pour une stimulation électrique d'intensité suffisante, selon la loi du tout ou rien. Il correspond à la dépolarisation ponctuelle de la membrane axonale. L'augmentation brève et importante de la perméabilité membranaire au sodium s'accompagne d'une entrée massive de sodium (charges positives) à travers la membrane et génère ainsi une dépolarisation. La repolarisation est assurée par une entrée massive de potassium aussitôt après (figure 5.4).

La propagation de l'influx nerveux est assurée par la dépolarisation de la membrane de proche en proche le long des petits axones amyéliniques, par saut d'un nœud de Ranvier à l'autre sur les fibres myélinisées.

La vitesse de conduction nerveuse est donc plus rapide sur les fibres myélinisées et croît proportionnellement au diamètre de l'axone, de la gaine myélinique et à la distance internodale.

Les neurones ont la possibilité de transmettre un signal électrique à d'autres cellules nerveuses ou à des cellules effectrices, notamment musculaires. La zone de contact et de transmission du signal entre ces deux cellules nerveuses est appelée la *synapse* : une substance spécifique appelée neuromédiateur est libérée par le neurone présynaptique. Sa fixation sur des récepteurs spécifiques provoque la dépolarisation du neurone postsynaptique, engendrant un nouveau potentiel d'action. La jonction cellule nerveuse/cellule musculaire est

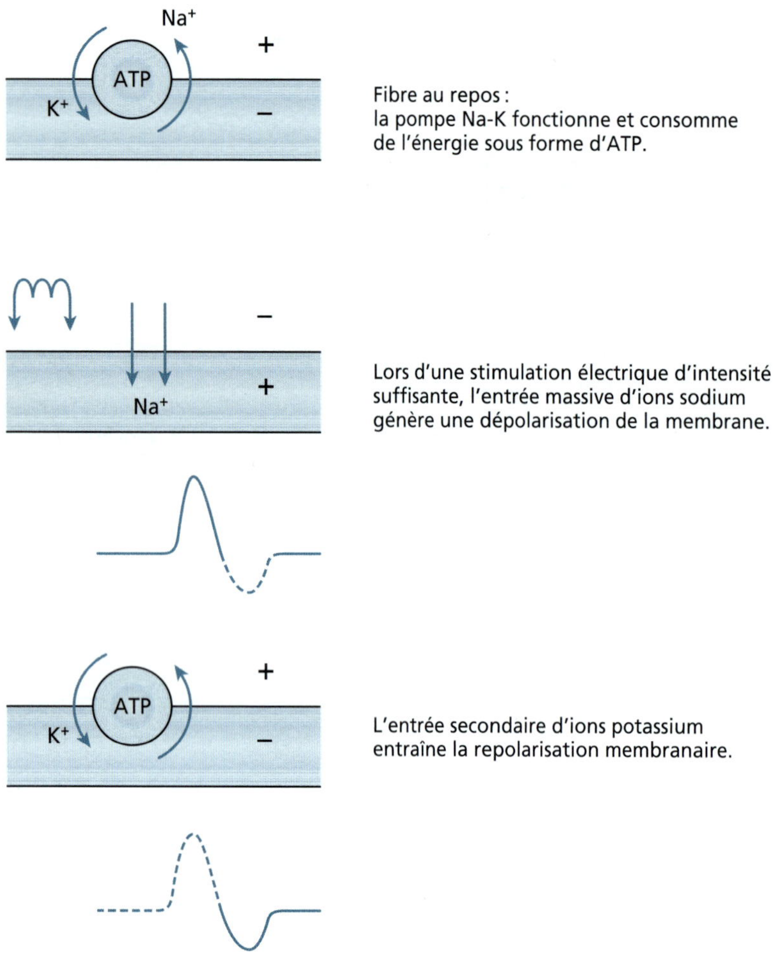

Fig. 5.2 Mécanismes ioniques à l'origine du potentiel d'action.

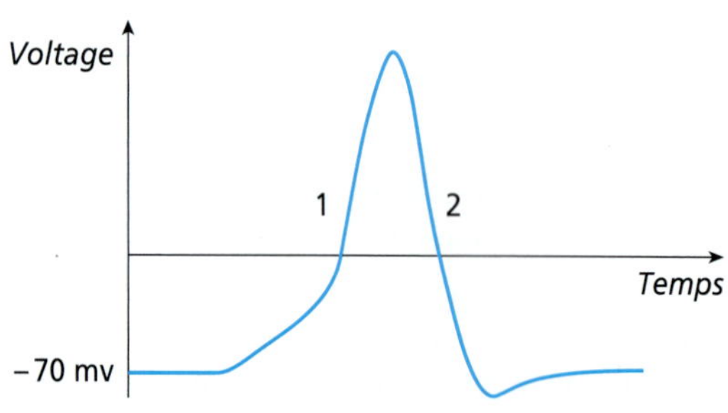

Fig. 5.3 Le potentiel d'action.
Phase 1. Entrée massive de sodium : dépolarisation.
Phase 2. Sortie massive de potassium : repolarisation.

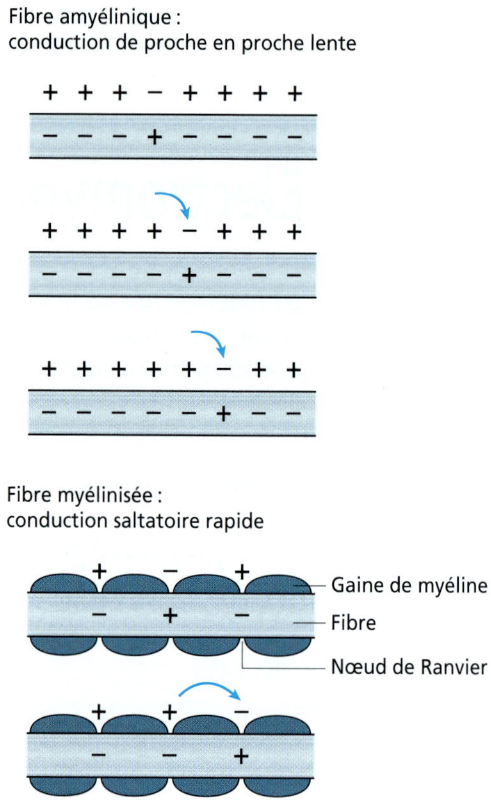

Fig. 5.4 Conduction le long de la fibre nerveuse.

appelée *plaque motrice* : la libération de neuromédiateur (acétylcholine) s'accompagne d'une dépolarisation de la membrane Ìmusculaire et d'une contraction.

À l'échelle du nerf

Notion d'unité motrice (UM) : l'UM correspond à l'unité fonctionnelle élémentaire constituée par un axone et toutes les fibres musculaires qu'il innerve (figure 5.5).

Lors d'une stimulation électrique, si celle-ci atteint une certaine intensité appelée seuil, la fibre la plus excitable émet un potentiel d'action qui va être propagé le long de l'axone. On enregistre alors le potentiel d'une seule UM : c'est le potentiel d'unité motrice ou PUM. Son amplitude est directement proportionnelle à la taille de l'UM, c'est-à-dire au nombre de fibres musculaires qu'elle contient.

Lorsque l'intensité de stimulation ou la force de contraction augmente, il y a recrutement des UM selon un ordre précis, d'abord les plus lentes puis les plus rapides et les plus puissantes : c'est le *recrutement spatial physiologique* (figure 5.6). Les potentiels de chaque UM s'additionnent et constituent le potentiel moteur du nerf qui augmente en amplitude.

Lorsque toutes les fibres sont recrutées, le potentiel ne grandit plus, même si l'intensité de stimulation croît.

En pathologie, en cas de dénervation (lors d'une affection atteignant les neurones, la perte de certains d'entre eux fait que certaines fibres musculaires ne sont plus innervées), le muscle pour augmenter sa force doit augmenter la fréquence des contractions élémentaires : c'est le recrutement temporel, toujours pathologique.

Lors de la stimulation d'un nerf sensitif lui-même ou de son territoire sensitif cutané (ou dermatome), le potentiel enregistré augmente progressivement en amplitude jusqu'à un maximum correspondant au potentiel sensitif.

Objectifs de l'EMG

L'EMG constitue une aide diagnostique pour le clinicien confronté à un tableau clinique évocateur d'une maladie du système nerveux périphérique, de la jonction neuro-musculaire ou du muscle.

Il apporte des arguments en faveur d'une origine neurogène ou myogène. Il précise la topographie de l'atteinte neurogène : pathologie radiculaire, plexique ou tronculaire. Il oriente vers le type de la lésion : atteinte axonale ou démyélinisante, atteinte du motoneurone…

Il évalue enfin le pronostic de l'affection en mettant en évidence des signes d'évolutivité.

Comme tout examen complémentaire, il ne s'interprète pas isolément mais s'inscrit dans un contexte clinique qu'il convient de toujours prendre en compte.

L'électromyographie ou EMG comprend différents temps : l'étude des vitesses de conduction nerveuse (VCN) sensitives et motrices, ainsi que l'examen de détection, pratiqués successivement pour chaque patient.

Elle s'effectue dans un laboratoire d'électrophysiologie, sur un patient déshabillé et allongé sur un lit.

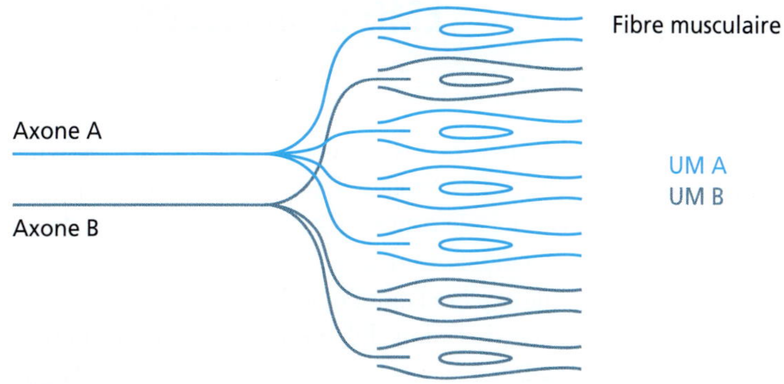

Fig. 5.5 Une unité motrice = un axone et toutes les fibres musculaires qu'il innerve.

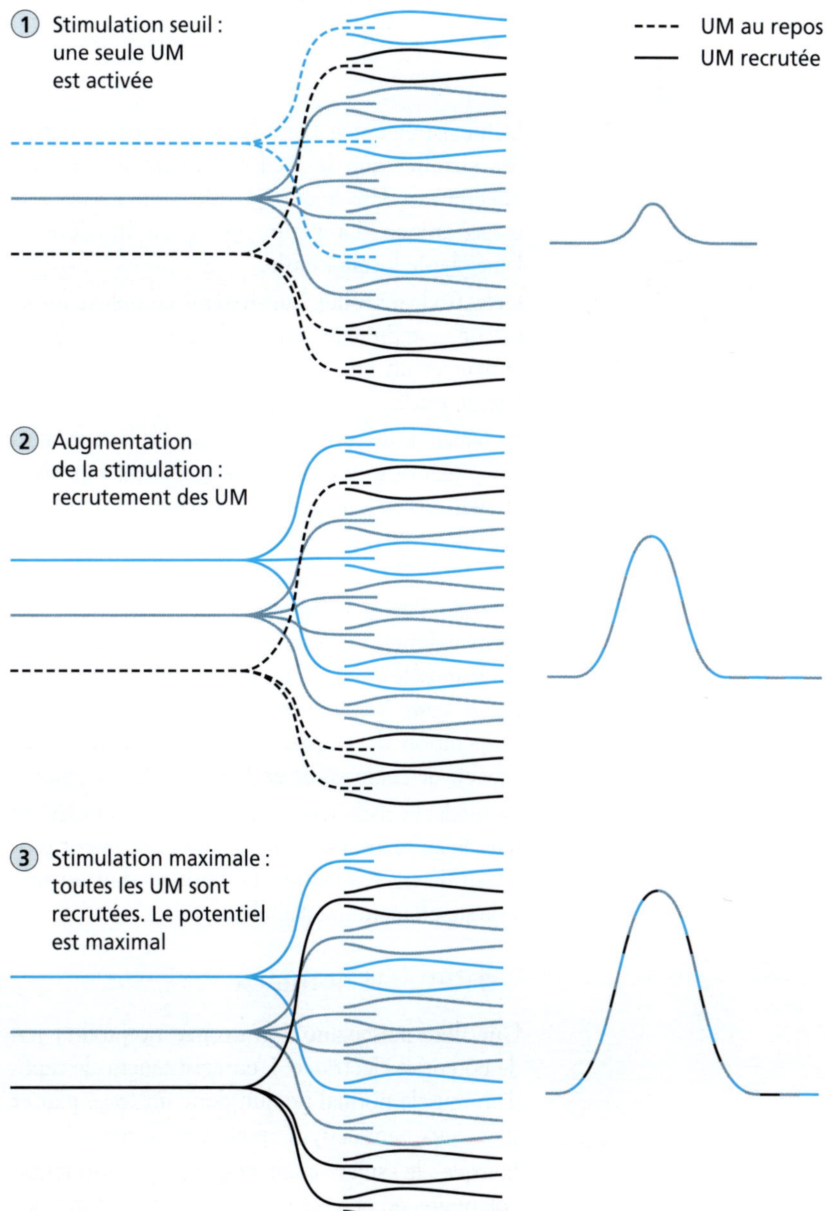

Fig. 5.6 Recrutement spatial physiologique des unités motrices.

EMG de détection

Définition

La détection est l'enregistrement des activités électriques produites par le muscle soit au repos soit lors de contractions volontaires ou lors de stimulations électriques.

Elle explore l'unité motrice et son recrutement au cours de l'effort. Elle nécessite la participation du malade.

Elle recherche également une activité spontanée de repos, toujours pathologique.

Matériel et technique utilisés (figure 5.7)

L'enregistrement se fait à l'aide de petites électrodes aiguilles que le médecin insère en piquant directement dans le muscle. Elles sont stériles et à usage unique. La piqûre est quasi indolore et l'anesthésie locale inutile.

L'électrode est reliée à un système complexe informatisé comprenant un oscillographe, un haut-parleur et un procédé d'enregistrement et d'analyse du tracé.

L'examen de détection étudie toujours plusieurs muscles proximaux et/ou distaux des membres supérieurs et inférieurs en fonction de l'anomalie suspectée.

Les différents muscles sont enregistrés au repos, le muscle étant décontracté et le patient bien détendu. Puis on demande au patient de réaliser un effort volontaire d'intensité croissante mettant en jeu le muscle étudié. On lui aura auparavant expliqué le geste à effectuer. Cela suppose une bonne coopération de la part du patient qui doit être capable de comprendre et de réaliser la consigne.

Le médecin recherche une activité spontanée du muscle au repos, puis étudie l'enrichissement progressif du tracé à l'effort. Le bruit produit est une aide supplémentaire d'analyse.

Résultat normaux

Une fibre musculaire non excitée ne produit pas de potentiel électrique. L'enregistrement de repos d'un muscle normal produit donc un tracé plat et silencieux, sans activité spontanée de repos.

Lorsque le sujet commence une contraction volontaire, on observe un potentiel d'unité motrice (PUM), puis rapidement le tracé s'enrichit, devient intermédiaire puis riche. La distinction des différentes UM devient impossible. On apprécie la qualité de cet enrichissement progressif qui reflète le recrutement spatial physiologique des UM. On analyse la forme, l'amplitude, la fréquence et la durée des potentiels (figure 5.8).

En pathologie

Deux cas de figures se présentent :

Il s'agit d'une pathologie neurogène caractérisée par une perte axonale et une dénervation (figure 5.9).

- **Les fibres musculaires enregistrées sont dénervées** et produisent une activité spontanée de repos (principalement par instabilité membranaire). Celle-ci traduit une évolutivité de la maladie.
- **La perte axonale** se traduit par une diminution des UM. Lors de l'activité volontaire, un nombre moins important d'UM est mobilisable, le tracé ne s'enrichit pas et reste pauvre ou simple. Les PUM restent individualisables pour de fortes contractions.
- **Les axones sains** prennent en charge en partie les fibres musculaires dénervées si bien que les UM restantes sont plus importantes en taille. Les PUM sont plus amples.
- **Il existe un certain degré de désynchronisation des fibres** et le tracé est volontiers polyphasique.
- **Enfin et surtout, on observe parallèlement à la réduction des phénomènes de recrutement spatial, un recrutement temporel** : le tracé est accéléré à l'effort.

En résumé, l'examen de détection d'une atteinte neurogène montre typiquement une activité spontanée de repos et à l'effort, un tracé simple et accéléré fait de potentiels amples et polyphasiques.

Il s'agit d'une atteinte myogène caractérisée par une perte de fibres musculaires (figure 5.10, *A* et *B*).

- **Au repos,** on peut observer une activité spontanée des fibres dystrophiques.
- **Les UM sont constituées d'un nombre moins important de fibres musculaires.** Les PUM sont plus petits en amplitude.
- **Lors de l'effort volontaire,** pour obtenir une contraction identique, davantage d'UM doivent être stimulées : le recrutement spatial est trop précoce. Sur le plan électrophysiologique, on assiste à un enrichissement trop précoce du tracé.

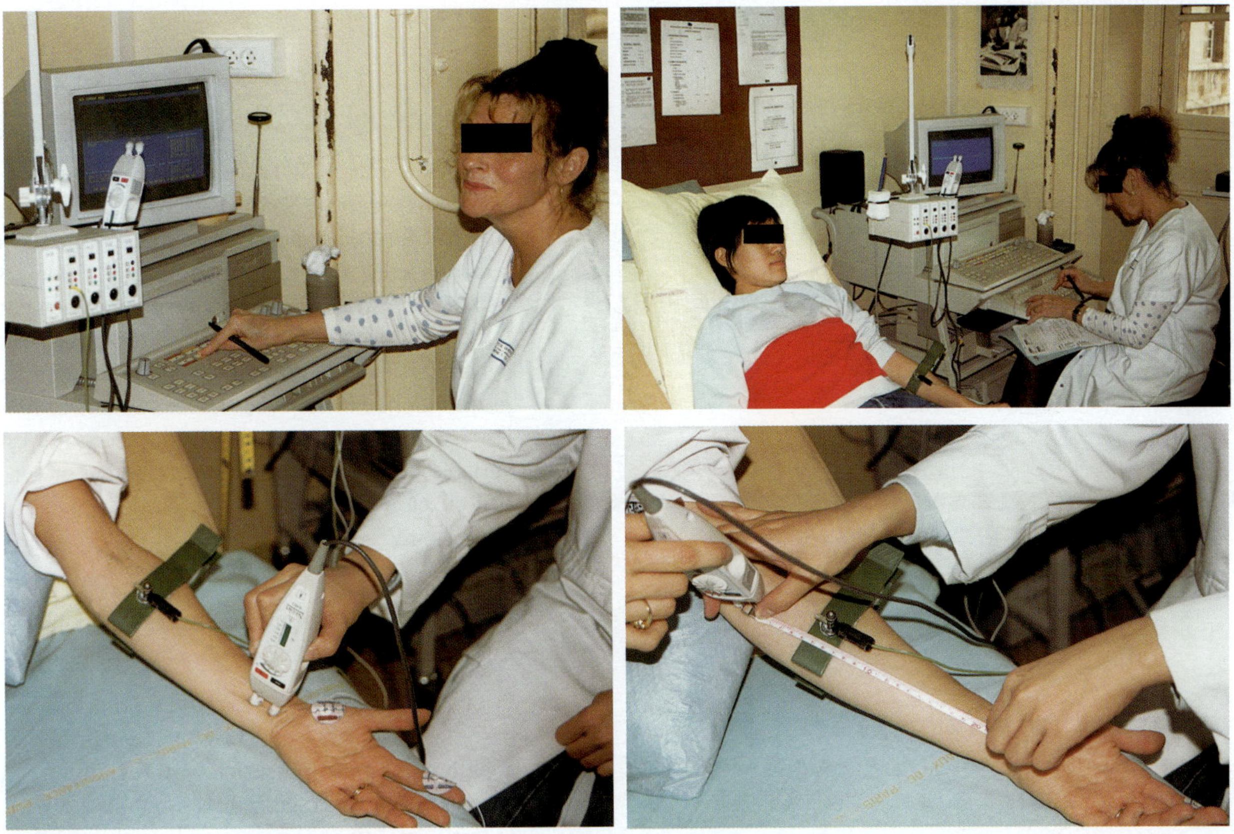

Fig. 5.7 Technique de l'EMG.
1 et 2. Appareil EMG.
3. Stimulation du nerf médian au poignet; recueil de surface sur le muscle court abducteur du pouce.
4. Mesure de la distance entre les deux points de stimulation motrice (stimulation distale au poignet; stimulation proximale au coude).

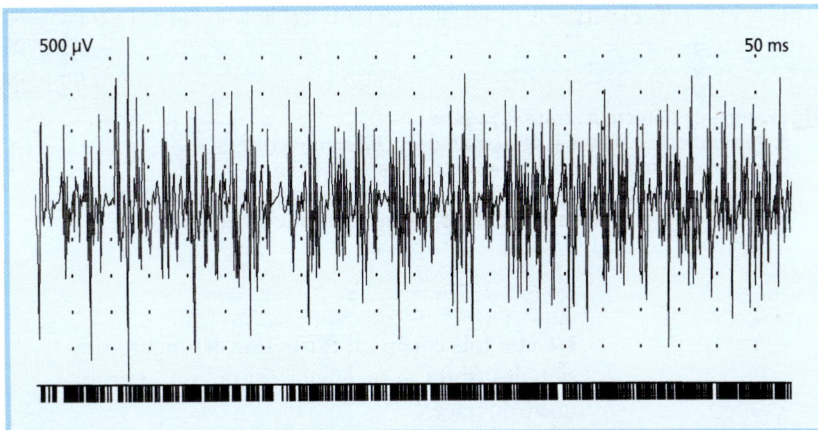

Fig. 5.8 Examen de détection.
Tracé d'effort maximal normal : les potentiels d'unités motrices ne sont pas distinguables les uns des autres. La richesse du tracé est normale.

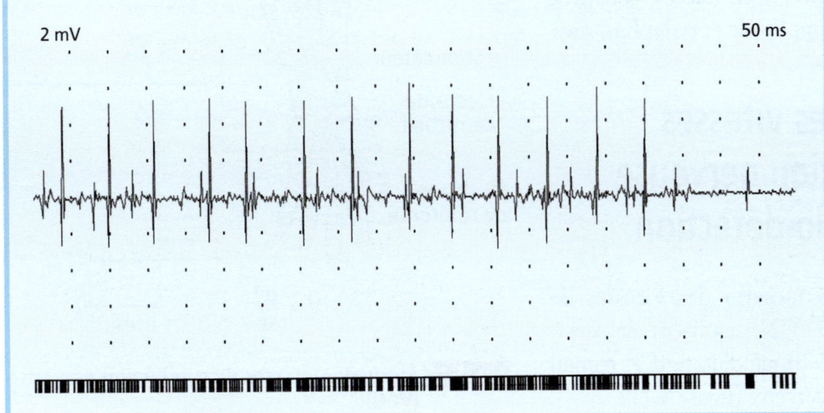

Fig. 5.9 Atteinte neurogène.
Tracé simple (on ne distingue que quelques potentiels d'UM) et accéléré (recrutement temporel) constitué de potentiels de grande amplitude (8 mV).

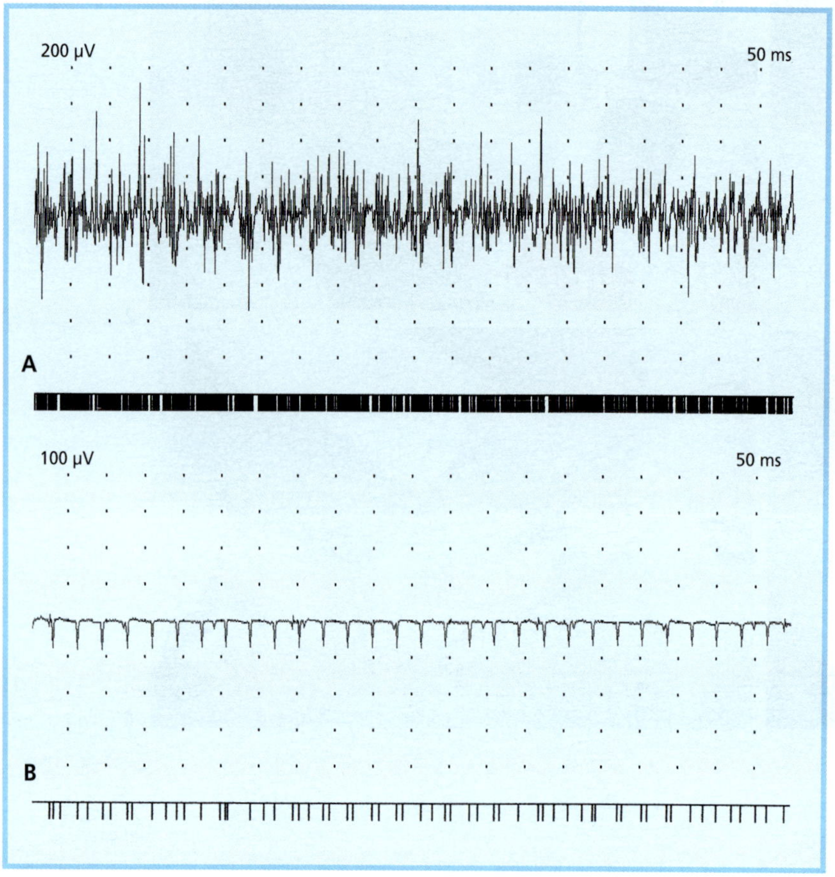

Fig. 5.10 Examen de détection : tracé myogène.
a. Pour un effort minime, de nombreuses UM sont recrutées (recrutement spatial anormal) et le tracé est trop riche.
b. Au repos, toute activité spontanée est pathologique : par exemple, ici, salve myotonique dans le cadre d'une maladie musculaire.

Cette fois encore, il existe une désynchronisation des fibres se traduisant par un aspect déchiqueté du tracé.

En résumé, une atteinte myogène donne un tracé trop riche pour des contractions faibles, constitué de potentiels de faible amplitude et polyphasiques.

Étude des vitesses de conduction nerveuse par stimulo-détection

Le principe consiste à mesurer des vitesses de conduction nerveuses (VCN) motrices et sensitives par stimulation électrique d'un nerf et recueil à distance du potentiel nerveux (figure 5.11).

Matériel et technique

Après nettoyage de la peau, on réalise des stimulations étagées à l'aide d'électrodes de surface situées le long du trajet d'un nerf moteur, mixte ou sensitif. Seuls sont accessibles à cette étude les nerfs superficiels. On augmente progressivement l'intensité de stimulation électrique pour voir apparaître un potentiel dont l'amplitude grandit jusqu'à un maximum : tous les axones sont stimulés. La stimulation supramaximale nécessaire est variable selon qu'il s'agit d'un nerf moteur ou sensitif et selon les individus. Elle est désagréable et douloureuse.

Le recueil du potentiel moteur s'effectue à l'aide d'électrodes de surface placées sur un muscle innervé par le nerf moteur ou mixte étudié.

Pour étudier les VCN sensitives, on utilise soit des électrodes de surface, soit des électrodes aiguilles en cas de potentiels sensitifs difficiles à obtenir ou en cas d'œdème. Elles sont placées dans le territoire cutané innervé par le nerf sensitif ou mixte étudié.

Les électrodes sont reliées à un amplificateur, un ordinateur qui effectue les calculs et une imprimante.

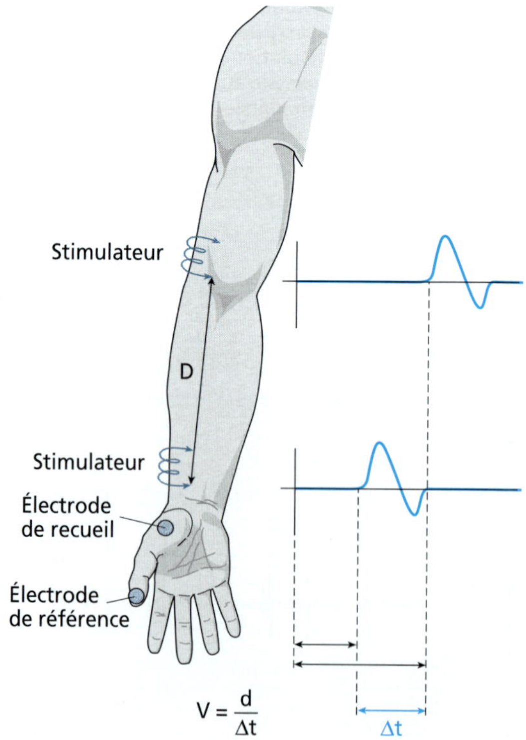

Fig. 5.11 Étude des vitesses de conduction nerveuse (VCN).

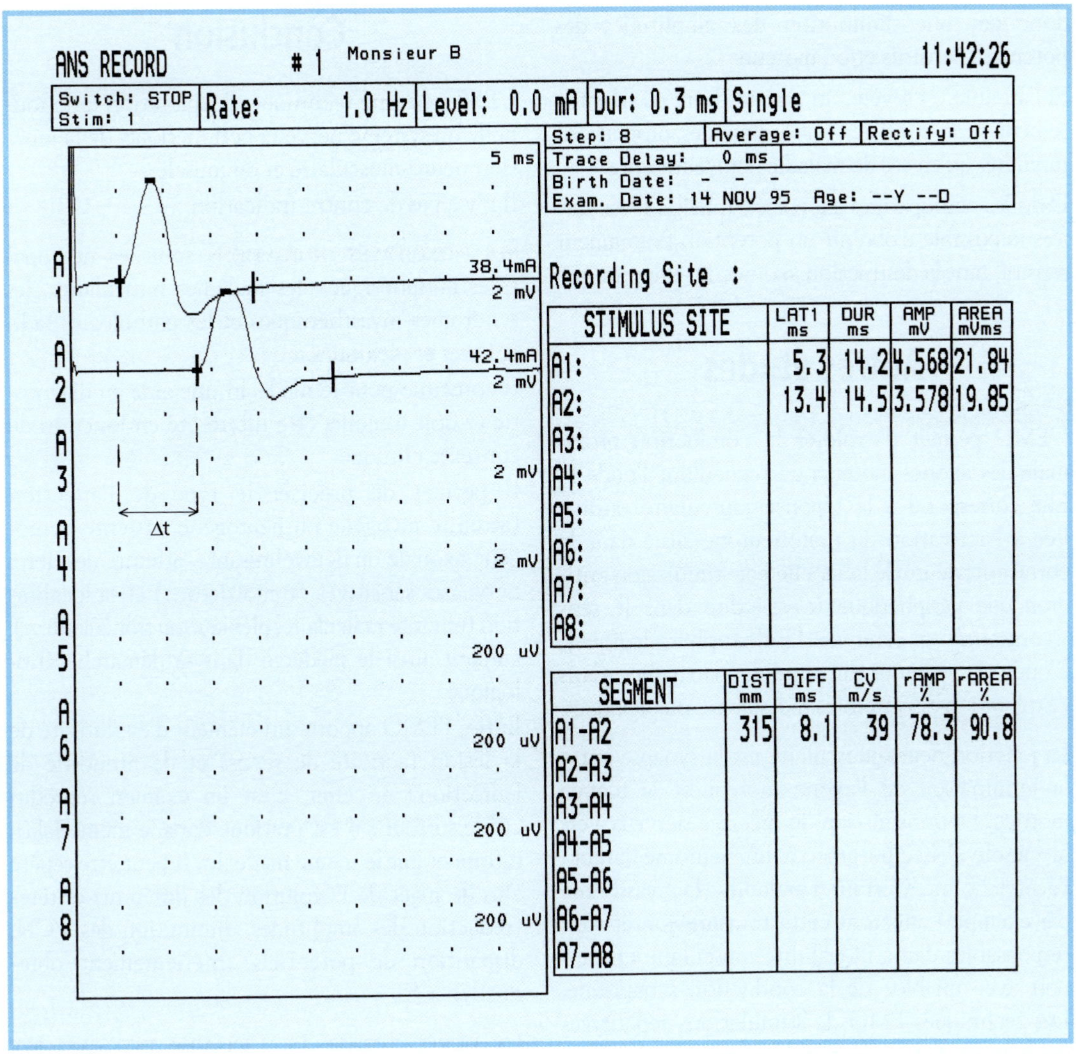

Fig. 5.12 Étude de la VCN en stimulo-détection : la stimulation du nerf moteur en deux sites, distal et proximal, permet de recueillir deux potentiels moteurs. La mesure de la distance entre les deux sites de stimulation et le calcul de la différence des latences permet d'obtenir une vitesse de conduction motrice.

On obtient des potentiels moteurs et sensitifs dont on détermine l'amplitude, la latence et la durée. En mesurant sur le patient la distance entre deux points de stimulation proximal et distal et en la rapportant au temps nécessaire à l'influx pour la parcourir (calculé par l'ordinateur par la différence des latences des potentiels proximal et distal), on obtient une vitesse de conduction de l'influx nerveux (figure 5.12).

Les valeurs normales sont établies par chaque laboratoire.

Deux grands types d'atteinte neurogène périphérique

Schématiquement, on distingue les atteintes démyélinisantes et les atteintes axonales. Même si un processus est rarement pur, la prédominance de l'un ou l'autre des deux mécanismes orientent le clinicien pour le diagnostic étiologique de la neuropathie.

Affections démyélinisantes

La vitesse de conduction de l'influx nerveux est proportionnelle au diamètre de la gaine de myéline et à la distance entre deux nœuds de Ranvier. Un processus pathologique touchant la cellule de Schwann et la myélinisation des axones altère donc la conduction (notamment en réduisant l'espace internodal). La conséquence électrophysiologique est le ralentissement des VCN tandis que les amplitudes des potentiels restent correctes.

Neuropathies axonales

L'amplitude des potentiels est corrélée au nombre d'axones fonctionnels. La perte axonale se traduit donc par une diminution des amplitudes des potentiels sensitifs et/ou moteurs.

Si l'atteinte est sévère, un certain degré de ralentissement peut coexister, mais dans des proportions moindres qu'en cas de maladie démyélinisante.

Dans les neuropathies axonales évoluées, il est parfois impossible d'obtenir un potentiel, notamment sensitif, tant la destruction axonale est importante.

Autres études

L'EMG permet d'explorer la conduction proximale des axones moteurs en recueillant l'onde F. Elle correspond à la réponse musculaire tardive liée à l'activation du motoneurone situé dans la corne antérieure de la moelle par stimulation antidromique périphérique (c'est-à-dire dans le sens « contraire » à celui de l'influx physiologique). L'onde F présente un intérêt particulier dans l'exploration des atteintes radiculaires ou plexiques.

La jonction neuro-musculaire est la synapse entre la terminaison de l'axone moteur et la plaque motrice. La transmission du message nerveux vers le muscle s'effectue grâce à un neuromédiateur : l'acétylcholine. Certaines maladies (la myasthénie par exemple) affectent cette transmission et sont responsables d'une fatigabilité musculaire en rapport avec un bloc de la conduction synaptique. Des techniques EMG de stimulations répétitives permettent d'objectiver ce bloc neuro-musculaire et trouvent alors tout leur intérêt en confirmant le diagnostic.

L'EMG est indiqué lorsque des symptômes et des signes d'examen évoquent une affection musculaire ou du système nerveux périphérique.

Il explore les grosses fibres nerveuses entrant dans la constitution du nerf périphérique, la jonction neuro-musculaire et le muscle lui-même.

C'est un examen désagréable nécessitant l'utilisation de stimulations électriques et d'aiguilles fines que l'on insère dans les muscles.

Son bon déroulement requiert la participation active du malade. Il est donc peu réalisable chez le patient non coopérant ou dément.

Conclusion

L'EMG est une technique d'exploration fonctionnelle du système nerveux périphérique, de la jonction neuro-musculaire et du muscle.

Il n'y a pas de contre-indication.

Ses principales indications sont les neuropathies périphériques, les maladies musculaires, les syndromes myasthéniques et les pathologies radiculaires et plexiques.

Il constitue pour le médecin une aide au diagnostic et doit toujours être interprété en fonction du contexte clinique.

Il permet de préciser le type de l'affection (atteinte myogène ou neurogène, atteinte neurogène axonale ou démyélinisante, atteinte des fibres nerveuses sensitives ou motrices…) et sa localisation (atteinte radiculaire, plexique ou tronculaire…), guidant ainsi le médecin dans sa démarche étiologique.

Enfin, l'EMG apporte un élément d'évolutivité de la lésion (activité de repos) et de pronostic de l'affection : en effet, c'est un examen reproductible surtout s'il est pratiqué dans le même laboratoire et par le même médecin. Il peut être répété afin de juger de l'évolution des différents critères (réduction des amplitudes, diminution des VCN, disparition de potentiels antérieurement obtenus…)

La durée totale de l'examen est variable selon que l'on fait une recherche de bloc neuromusculaire seule ou l'ensemble des techniques de détection et de stimulo-détection, que l'on étudie un membre ou les quatre… En moyenne, le patient reste de 20 à 40 minutes dans le laboratoire.

C'est un examen qui requiert la participation du malade. Il convient de le prévenir de l'utilisation de stimulations électriques désagréables voire douloureuses. Lui expliquer l'intérêt de l'examen et ses grands principes permettent d'obtenir le consentement du patient, sa détente et sa coopération indispensables au bon déroulement de l'examen et à l'obtention de résultats interprétables.

Électroencéphalographie (EEG)

L'EEG classique permet l'enregistrement de l'activité électrique spontanée du cerveau à partir d'électrodes posées sur le scalp. Ses principales indications, à l'ère du scanner cérébral et de l'imagerie par résonance magnétique, sont l'épilepsie, les encéphalopathies et les encéphalites. Suivant des modalités particulières, il peut aussi être très utile dans l'exploration de pathologies du sommeil.

Modalités pratiques

On utilise entre 8 et 20 électrodes de surface reliées à une série d'amplificateurs. Celles-ci sont réparties sur le scalp de façon symétrique et équidistante, en conformité avec le système international 10/20 (figure 5.13). Pour améliorer les conditions d'enregistrement en diminuant la résistivité de la peau (en l'occurrence du cuir chevelu), on applique une pâte contenant des électrolytes sur le scalp qui nécessite souvent un nettoyage des cheveux après l'examen (sinon, des démangeaisons peuvent apparaître).

On mesure une différence de potentiel entre ces électrodes.

Plusieurs montages sont réalisés, transversaux et longitudinaux, afin d'enregistrer l'ensemble du scalp. Un enregistrement électrocardiographique est effectué parallèlement.

On enregistre le tracé de repos pendant au minimum 10 minutes, puis on réalise des stimulations : 2 séquences d'hyperpnée de 3 à 5 minutes et une séquence de stimulation lumineuse intermittente ou SLI.

Chaque événement doit être soigneusement noté sur le tracé comme les mouvements du patient (normaux ou anormaux), les mouvements oculaires, etc.

Au total, l'examen dure environ 20 minutes.

Résultats

Le tracé obtenu est variable selon le montage (correspondant grossièrement à une topographie : lobe frontal, temporal…), selon que les yeux sont ouverts ou fermés, selon l'état de vigilance et bien sûr selon les différentes pathologies.

On analyse toujours un tracé en fonction du contexte clinique.

Plan d'analyse (figure 5.14)

L'activité de fond est définie par son rythme c'est-à-dire par sa fréquence :

- **Le rythme alpha** a une fréquence comprise entre 8 à 13 cycles par seconde (c/s) ; il est plus

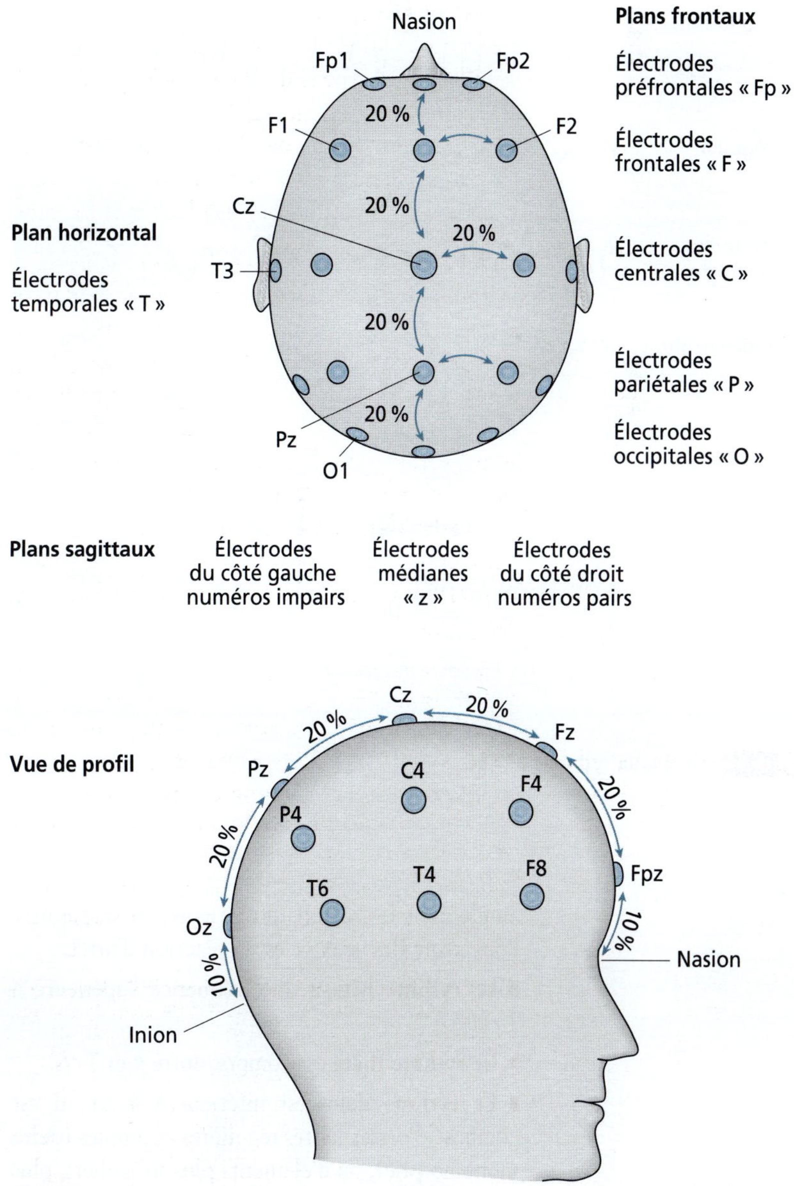

Fig. 5.13 Le système 10/20.

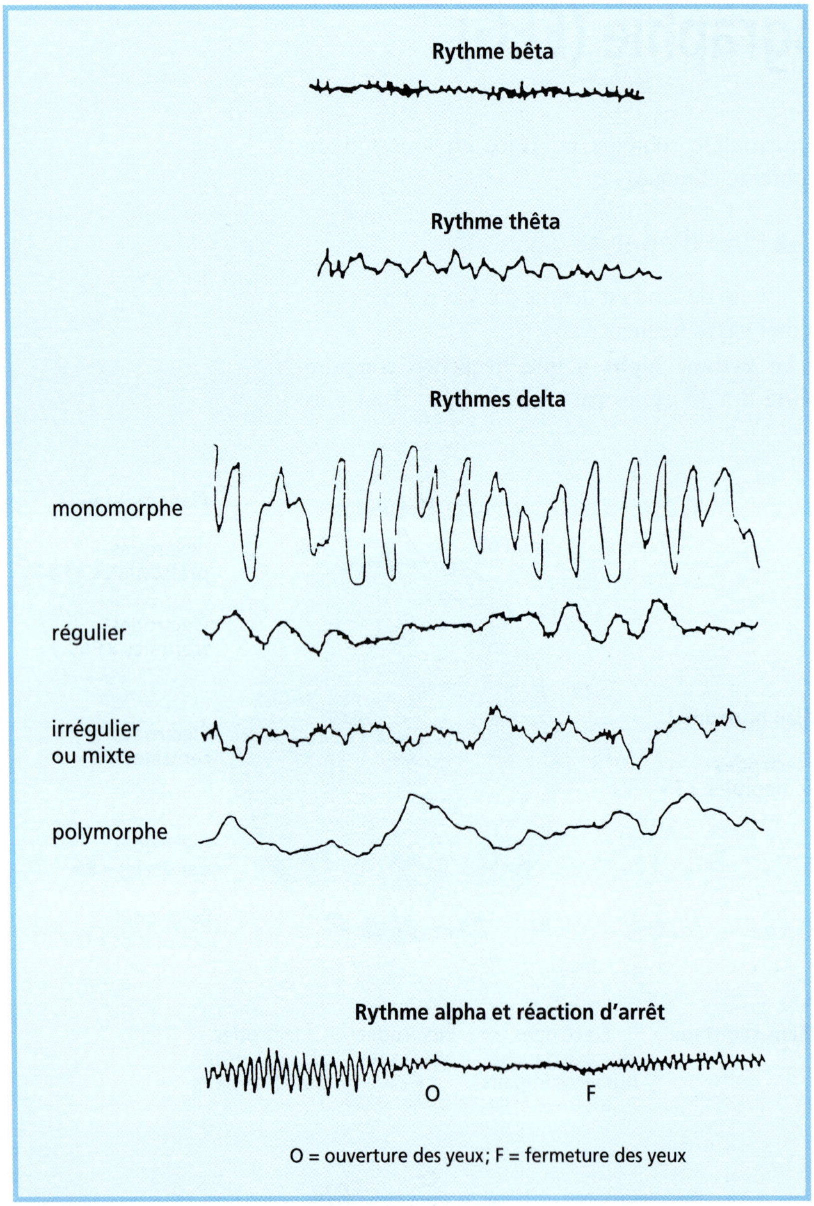

Fig. 5.14 Principaux rythmes à l'EEG.

ample dans les régions postérieures et disparaît à l'ouverture des yeux : c'est la réaction d'arrêt.

- **Le rythme bêta** a une fréquence supérieure à 13 c/s.
- **Le rythme thêta** est compris entre 4 et 7 c/s.
- **Le rythme delta** est inférieur à 4 c/s; il est composé d'ondes lentes régulières et amples (delta monomorphe), ou d'éléments plus irréguliers, plus lents et moins amples (delta polymorphe).

On étudie également la symétrie du tracé de fond.

On interprète la réactivité à l'ouverture des yeux (réaction d'arrêt) ou à d'autres stimuli (bruits, appel du nom...).

On cherche des figures anormales au repos (voir ci-dessous).

On étudie l'effet des épreuves d'activation, hyperpnée et SLI.

Résultats physiologiques

LE TRACÉ DE VEILLE DE L'ADULTE SAIN EST UN RYTHME BÊTA DIFFUS. À la fermeture des yeux, l'alpha apparaît sur les régions postérieures.

PENDANT LE SOMMEIL : on distingue 2 types de sommeil selon l'existence ou non d'une activité corticale proche de celle observée lors de la veille :

- **L'endormissement ou stade I** est de courte durée, quelques minutes. Il se caractérise par un ralentissement du tracé de fond (thêta) et une diffusion vers l'avant du rythme alpha.
- **Le sommeil orthodoxe** comprend : le stade II, également bref, caractérisé par la présence de figures spécifiques (fuseaux, pointes vertex et complexes K); les stades de sommeil lent profond ou stades III et IV, durant entre 30 et 40 minutes, définis par la survenue d'ondes delta amples et lentes.
- **Le sommeil paradoxal** ou phase des mouvement oculaires rapides est défini par des critères EEG, électro-oculographiques (EOG) et électromyographiques (EMG). Sur le plan EEG, le tracé est proche de celui du stade I.

Variations pathologiques

Un tracé est anormal soit parce qu'il comporte des figures qui n'existent pas normalement, soit parce qu'il est mal organisé, mal réactif ou trop sensible aux épreuves d'activation.

Anomalies du tracé de fond

La présence d'une activité thêta et delta polymorphe ou monomorphe, unilatérale ou bilatérale est pathologique et se rencontre par exemple en regard d'une tumeur profonde.

Un tracé rapide riche en bêta est également anormal et évoque une cause toxique.

Un ralentissement trop marqué lors de l'épreuve d'hyperpnée ou l'apparition de figures paroxystiques à la SLI s'observent plus fréquemment chez les sujets épileptiques, mais peut s'observer chez des sujets non épileptiques.

Éléments anormaux

Un tracé EEG pathologique peut comporter des figures paroxystiques dont les plus typiques sont les pointes isolées ou groupées en polypointes, les pointe-ondes ou polypointes-ondes (figure 5.15).

- **Soit elles sont focalisées** et s'observent alors dans l'intervalle des crises chez un patient présentant une épilepsie partielle ou secondairement généralisée à point de départ focal ou chez un sujet ne faisant pas de crises mais porteur d'une lésion épileptogène.
- **Soit elles sont généralisées** et se rencontrent alors dans l'intervalle de crises généralisées (épilepsie de type grand mal ou absences de type petit mal caractérisées par des décharges de pointes-ondes rythmiques bilatérales et synchrones à 3 c/s).

La présence d'ondes triphasiques oriente vers une encéphalopathie métabolique.

- **Enfin, un tracé peut être anormal** parce qu'il existe une activité périodique généralisée ou localisée, entrant dans le cadre de certaines affections dégénératives ou infectieuses, comme l'encéphalite herpétique ou la maladie de Creutzfeldt-Jakob par exemple.

L'EEG est un examen électrophysiologique non invasif utile pour indiquer l'origine comitiale d'un malaise ou d'une manifestation atypique. Il peut mettre en évidence des anomalies évocatrices d'un trouble métabolique, d'une surcharge médicamenteuse ou de certaines encéphalopathies infectieuses plus rares (herpétique, maladie de Creutzfeldt-Jakob).

Il est complémentaire de la clinique et ne s'interprète qu'en fonction d'elle.

Intérêt de l'EEG dans les comas

Lors des comas, l'EEG a un intérêt double : il oriente parfois vers une étiologie. En effet, l'aspect du tracé peut être évocateur lors d'une encéphalopathie métabolique, lors de l'encéphalite herpétique, de la maladie de Creutzfeldt-Jakob ou d'un coma aux barbituriques. Dans ces circonstances, l'EEG peut apporter un complément d'information non négligeable au clinicien.

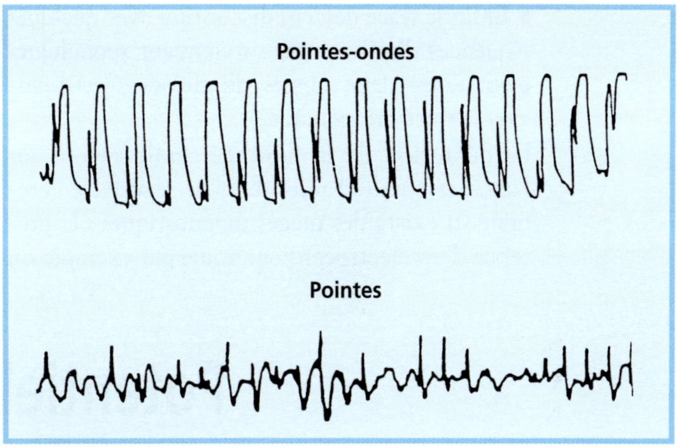

Fig. 5.15 EEG. Anomalies paroxystiques.

MAIS L'EEG A SURTOUT UN INTÉRÊT PRONOSTIQUE :

Il apprécie la profondeur du coma en décrivant 6 stades de gravité croissante correspondant au niveau de souffrance cérébrale :

- **Le stade cortico-sous-cortical** ou « coma sommeil » est ainsi nommé parce qu'il comprend des figures proches de celles observées au cours du sommeil physiologique, en particulier des fuseaux à 14 c/s.
- **Le stade diencéphalique** ou « coma alternant » est caractérisé par un tracé diphasique comportant une alternance de rythmes rapides peu voltés et de delta monomorphe très ample.

Ces deux premiers stades de dysfonctionnement encéphalique conservent une bonne réactivité à tous les modes de stimulations et sont généralement réversibles.

- **Le stade méso-diencéphalique** est un stade intermédiaire qui peut encore évoluer de façon favorable. Il est caractérisé par un tracé monophasique lent fait d'ondes delta polymorphes et réactif aux seules stimulations douloureuses.

Les tracés suivants sont aréactifs et correspondent à des niveaux de dysfonctionnement cérébral sévère et irréversible.

- **Le stade mésencéphalique** réalise un tracé monotone lent constitué de delta polymorphe lent à 0,5 c/s et d'amplitude d'autant plus faible que le coma est profond.
- **Le tracé du stade protubérantiel** est appelé pseudo-alpha car il est constitué de rythmes rapides proches des fréquences de l'alpha mais totalement aréactif.

◗ **Enfin le tracé devient discontinu** avec quelques séquences d'activité qui surviennent sporadiquement entre deux phases de silence électrique : c'est le tracé préagonique.

La définition de la mort cérébrale repose sur l'absence totale d'activité et de réactivité cérébrale. Il existe des pièges diagnostiques : la présence d'un électrocardiogramme par exemple ou d'un artefact lié au fonctionnement de l'appareil de ventilation assistée parasitent le tracé. À l'opposé, des silences prolongés de plusieurs heures peuvent être enregistrés au cours des hypothermies profondes ou d'intoxications aiguës. Il convient donc de répéter l'EEG à 6 ou 24 heures s'il existe un doute quelconque sur l'origine du coma.

Potentiels évoqués

Introduction

Le terme de potentiel évoqué (PE) est une mauvaise traduction de l'anglais *evoked* et correspond au potentiel électrique provoqué par la stimulation d'un système sensoriel.

L'étude des PE permet d'évaluer la conduction de l'influx nerveux sur une voie sensorielle donnée. Elle peut détecter une anomalie infraclinique ou confirmer un dysfonctionnement suspecté cliniquement. Elle précise à quel niveau il siège sur les voies sensorielles. Les anomalies des PE ne sont pas spécifiques d'une étiologie et comme toujours en exploration fonctionnelle, elles doivent être interprétées en fonction du contexte clinique.

Les modalités de stimulation et de recueil varient selon le type de PE effectué. En pratique, trois modalités de stimulation sont utilisées : visuelle (obtention de potentiels évoqués visuels ou PEV), somesthésique (potentiels évoqués somesthésiques ou PES) ou auditive (potentiels évoqués auditifs ou PEA).

Le signal électrique est recueilli à la surface du scalp (et de la moelle épinière pour les PES) à l'aide d'électrodes collées en regard du cortex stimulé (par exemple, recueil occipital pour les PEV).

La réponse enregistrée est constituée d'une succession d'ondes négatives et positives caractérisées par leur polarité, leur forme et surtout leur latence. À chaque composante est attribuée une lettre N ou P selon qu'elle est négative ou positive, et un nombre correspondant à sa latence normale (par exemple, l'onde P100 est l'onde positive survenant chez la majorité des sujets sains avec une latence de 100 ms).

Chaque onde traduit le passage de l'influx nerveux dans les différents relais des voies sensorielles explorées (par exemple, l'onde P100 correspond à l'arrivée de l'influx sur le cortex visuel).

En raison de la faible amplitude du potentiel provoqué par rapport au bruit de fond (électroencéphalographie...) et aux artefacts (d'origine musculaire, cardiaque...), l'obtention de courbes interprétables nécessite des systèmes d'amplification et de filtrage du signal, ainsi que le moyennage des différentes courbes obtenues par les stimulations successives (environ 200 stimulations pour un PEV, jusqu'à 2 000 pour des PES !).

L'interprétation des tracés repose sur l'analyse systématique de ses différentes composantes. L'absence d'une onde, une asymétrie franche d'amplitude ou surtout un allongement de latence sont anormaux et permettent de localiser l'atteinte (par exemple, un allongement unilatéral de la latence de l'onde P100 évoque une atteinte des voies visuelles en avant du chiasma).

Potentiels évoqués somesthésiques

Rappel anatomique

Il existe différents types de sensibilités. À chacun correspond un type de récepteur périphérique, de fibre nerveuse et de voie de transmission jusqu'au cerveau : celle-ci est plus ou moins rapide selon que les fibres qui la composent sont de calibre plus ou moins gros et entourées ou non de myéline. Le nombre de relais (ou synapses) est également un facteur important : une transmission plurisynaptique est forcément plus lente.

Système lemniscal, système à conduction rapide et hautement spécialisé :

La sensibilité profonde et superficielle fine est captée par des récepteurs spécialisés situés dans la peau, les articulations et les muscles. Le message est véhiculé par des grosses fibres myélinisées à conduction rapide. La transmission jusqu'au cortex pariétal ne fait intervenir que trois neurones.

Système extralemniscal, système plus lent :

Les sensibilités superficielle grossière et thermoalgique sont captées par des récepteurs cutanés. Elles sont véhiculées par des fibres plus petites et peu ou pas myélinisées. Il existe de nombreux relais aux différents niveaux de la conduction médullaire et cérébrale.

La sensibilité lemniscale est véhiculée du récepteur périphérique vers les racines postérieures de la moelle, gagne les cordons postérieurs de la moelle (faisceaux de Goll et Burdach) et fait relais au niveau du bulbe. De là, naît le ruban de Reil médian qui croise la ligne médiane et gagne le thalamus. Le troisième neurone de cette voie lemniscale rejoint le cortex pariétal (aire pariétale ascendante) controlatéral au récepteur.

La sensibilité thermique et algique est transportée par le faisceau néo-spino-thalamique (qui croise au niveau médullaire). Celui-ci traverse le tronc cérébral sans faire relais et atteint le thalamus.

La sensibilité tactile grossière non discriminative gagne le tronc cérébral par le faisceau spino-réticulo-thalamique qui — comme son nom l'indique — se projette sur la substance réticulée du tronc cérébral. Les fibres gagnent ensuite le thalamus non spécifique.

Les voies spino-cérébelleuses véhiculent la sensibilité proprioceptive inconsciente. Elles sont directes et atteignent le cervelet sans faire relais.

Les PES ne permettent d'explorer que la voie lemniscale.

Technique

Les PES correspondent donc à la réponse du système nerveux périphérique et central à la stimulation d'un nerf périphérique mixte ou sensitif ou d'un dermatome (territoire cutané innervé par un nerf).

La stimulation se fait par des chocs électriques répétés (environ 3 à 5 chocs par minute), non douloureux (intensité correspondant à 2 ou 3 fois le seuil sensitif).

Le recueil se fait à l'aide d'électrodes étagées placées en regard du nerf périphérique, de la moelle épinière et du cortex sensitif (figures 5.16 et 5.17).

La durée totale de l'examen est de 45 minutes.

Intérêt

Les PES permettent de localiser une atteinte des voies de la sensibilité lemniscale. Par exemple, une anomalie de l'onde N20, dont on sait qu'elle traduit le passage de l'influx dans le thalamus, évoque une altération au niveau thalamique. Un autre exemple : en comparant les PES effectués aux membres supérieurs et aux membres inférieurs, on peut déterminer une atteinte médullaire (des PES anormaux aux membres inférieurs (MI) et normaux aux membres supérieurs (MS) orientent vers une pathologie dorso-lombaire) (figure 5.18).

Citons le cas particulier du monitoring peropératoire qui consiste à enregistrer les PES au cours d'une intervention chirurgicale comportant un risque de léser la moellre. Par exemple, lors d'un redressement de scoliose, la détection d'une anomalie fonctionnelle sur les PES permet de prévenir le chirurgien qui ajustera sa technique et limite le risque de survenue d'une lésion définitive.

Potentiels évoqués visuels

Rappel anatomique

Sous l'influence de la lumière, les cellules sensorielles visuelles (les cônes et les bâtonnets) génèrent un potentiel électrique transmis aux cellules bipolaires et aux cellules ganglionnaires dont les axones se regroupent et constituent le nerf optique. Au niveau du chiasma optique, les fibres se séparent selon leur origine : les fibres temporales gagnent la bandelette optique ipsilatérale, tandis que les fibres issues de la rétine nasale croisent et rejoignent la bandelette optique controlatérale. Elles font relais dans le corps genouillé externe puis forment les radiations optiques qui atteignent le cortex occipital visuel. Ainsi, chaque

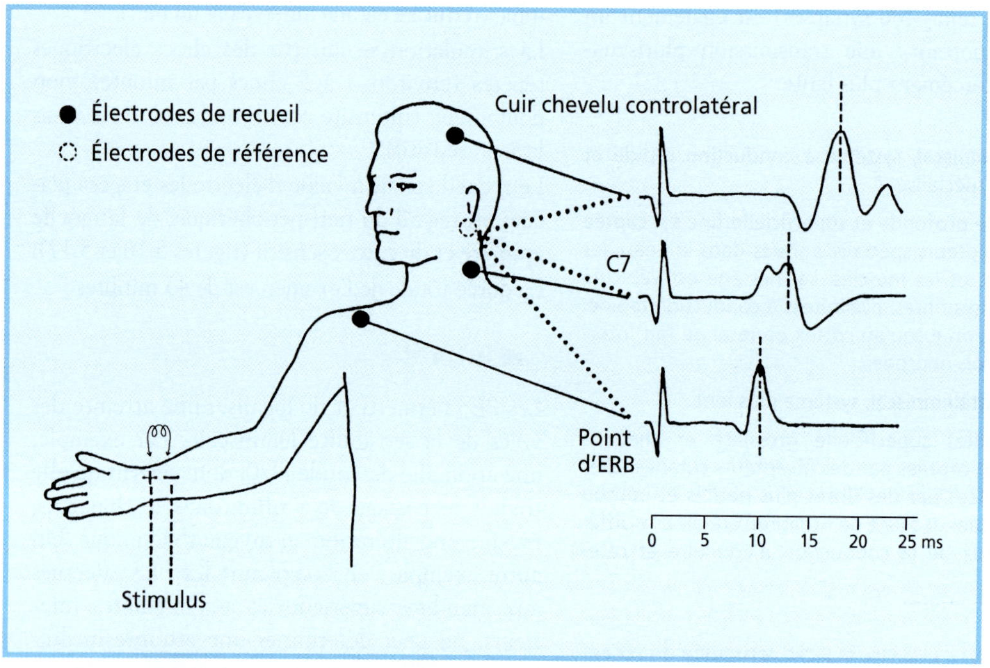

Fig. 5.16 Potentiels évoqués somesthésiques aux membres supérieurs.

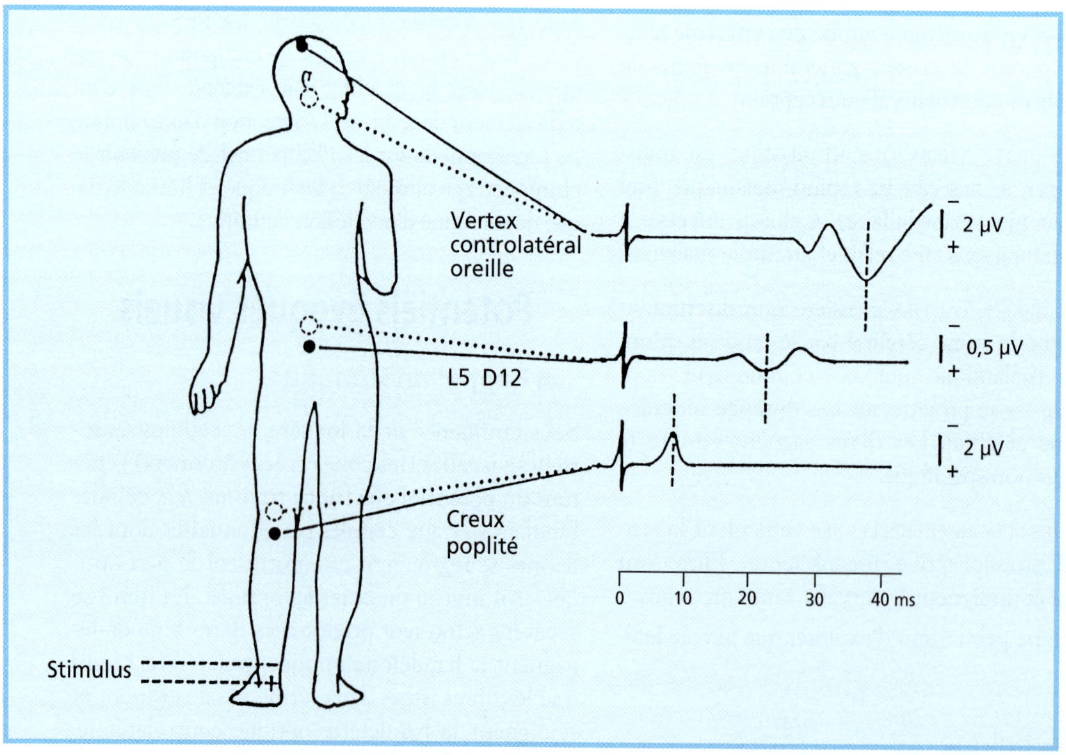

Fig. 5.17 Potentiels évoqués somesthésiques aux membres inférieurs.

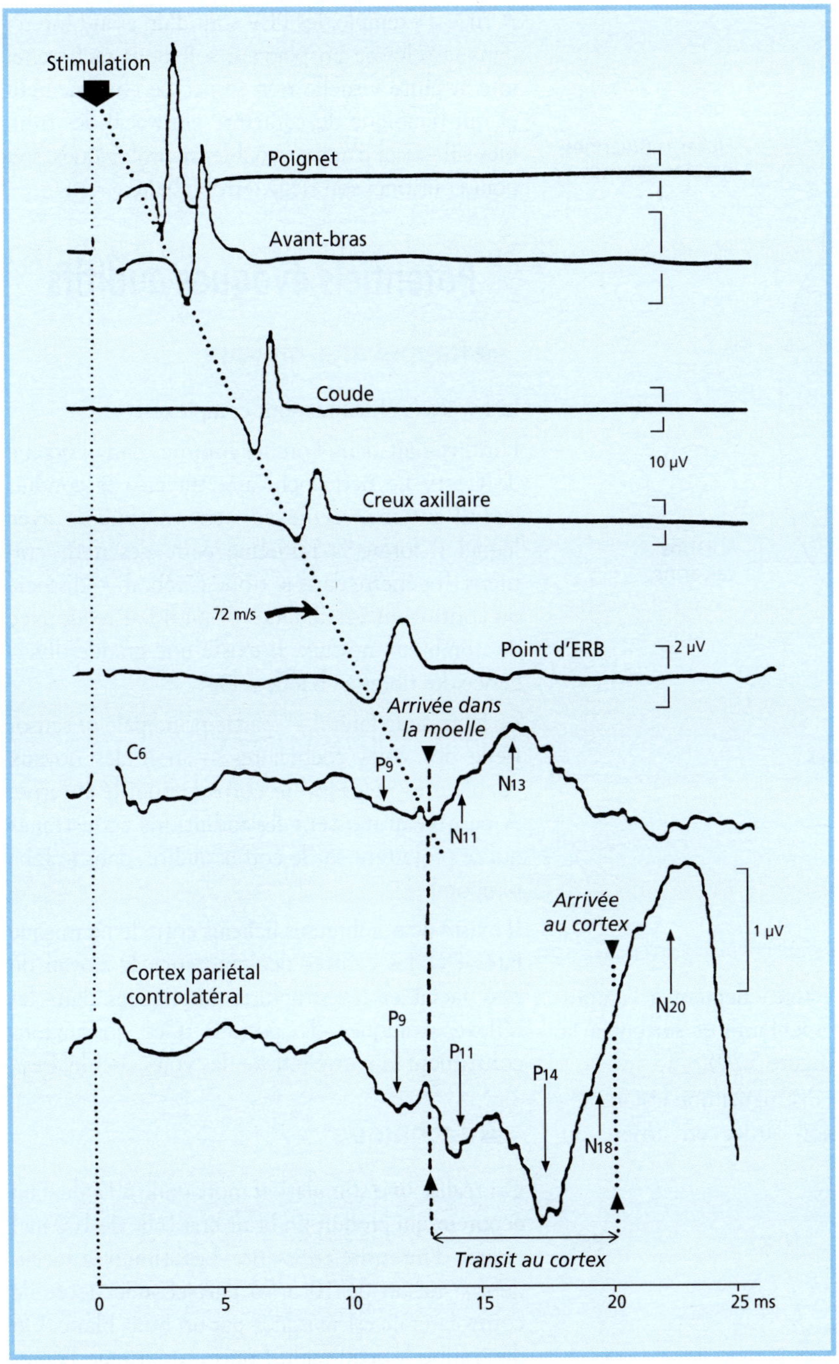

Fig. 5.18 Potentiels évoqués somesthésiques aux membres supérieurs.
Les électrodes de recueil étagées le long de la voie lemniscale enregistrent un signal électrique correspondant au passage de l'influx nerveux : l'électrode placée en regard de la 6e vertèbre cervicale (C6), par exemple, enregistre l'arrivée de l'influx sensitif dans la moelle (entre les ondes P9 et N11). De même, l'électrode placée sur le cuir chevelu pariétal controlatéral à la stimulation enregistre une succession d'ondes correspondant au transit de l'influx jusqu'au cortex sensitif (ondes P11, P14, N18 et N20).

cortex visuel reçoit un influx provenant de l'hémirétine temporale ipsilatérale et de l'hémirétine nasale controlatérale et « voit » l'hémichamp visuel controlatéral.

Technique

Chaque œil est étudié séparément et successivement, puis les deux yeux sont stimulés ensemble. On utilise le plus souvent un écran sur lequel est projeté un damier dont les carreaux noirs et blancs s'inversent toutes les secondes.

Le recueil se fait à l'aide d'électrodes de surface collées sur la partie postérieure du scalp, en regard du cortex visuel.

La durée totale de l'enregistrement est de l'ordre de 30 minutes.

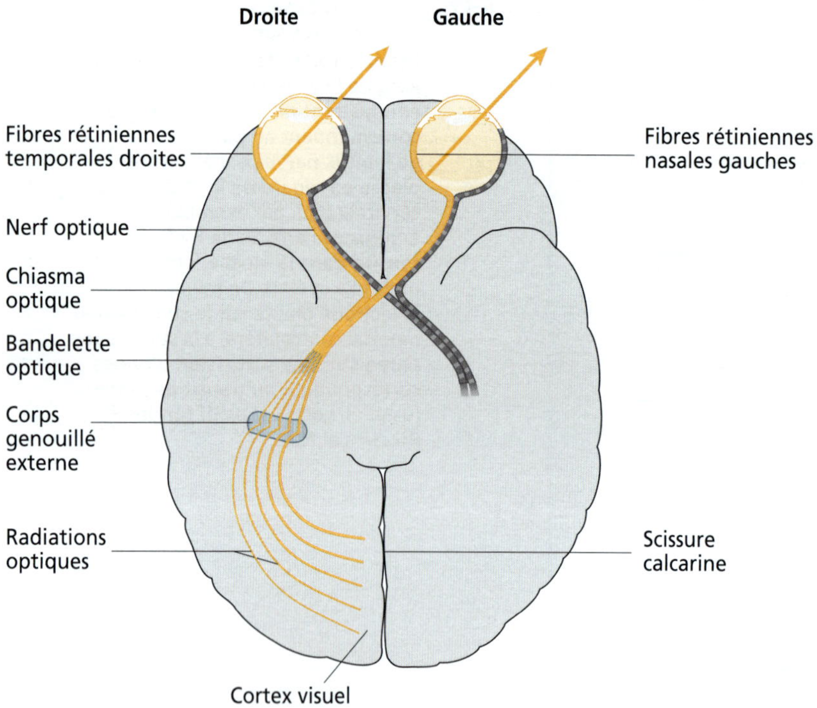

Les fibres rétiniennes temporales droites et nasales gauches « voient » l'hémichamp visuel gauche.

Fig. 5.19 Anatomie des voies optiques.

Intérêt

Le médecin s'intéresse essentiellement à l'amplitude, ses variations interoculaires et surtout à la latence de l'onde P100 (figure 5.20).

Son anomalie permet de distinguer une lésion préchiasmatique d'une lésion située en arrière du chiasma.

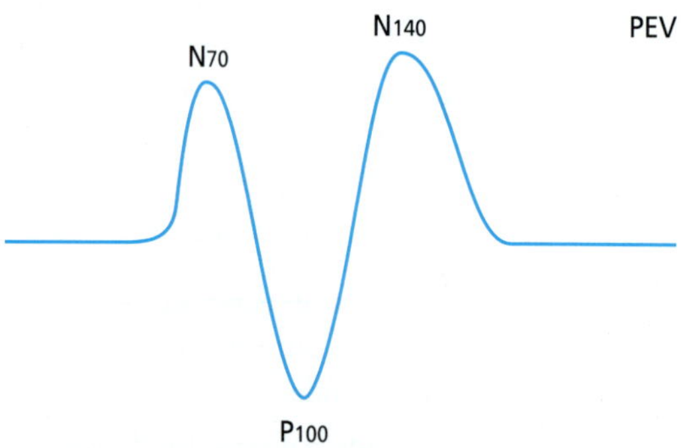

Fig. 5.20 Tracé de PEV. L'onde P100 traduit la réponse du cortex visuel aux influx provenant de la région centrale de la rétine. Elle est précédée et suivie de deux ondes négatives N70 et N140.

À titre d'exemple, les PEV sont d'un grand intérêt dans la sclérose en plaques, soit pour rechercher une atteinte visuelle non suspectée cliniquement et qui témoigne du caractère plurifocal des troubles s'il existe d'autres troubles neurologiques, soit pour confirmer son siège rétrobulbaire.

Potentiels évoqués auditifs

Rappel anatomique

Les voies cochléaires sont complexes.

L'influx naît dans l'oreille interne, dans l'organe de Corti. Le nerf cochléaire traverse le conduit auditif interne accolé au nerf vestibulaire avec lequel il forme la huitième paire des nerfs crâniens. Il pénètre dans le tronc cérébral — dissocié du contingent vestibulaire — où il fait relais avec de nombreux noyaux. Il existe une grande divergence des fibres à chaque relais.

Le lemnisque latéral — partie principale et sensorielle des voies cochléaires — naît des noyaux cochléaires et gagne le corps genouillé interne. À ce niveau naissent les radiations acoustiques qui se projettent sur le cortex auditif, dans le lobe temporal.

Il existe de nombreuses liaisons entre le lemnisque latéral et les centres oculomoteurs, le noyau du nerf facial et les structures impliquées dans les réflexes toniques de posture. Ces connexions constituent la partie réflexe des voies cochléaires.

Technique

On réalise une stimulation monaurale à l'aide d'un écouteur qui produit un bruit bref (clic de 100 ms) et aigu d'intensité croissante. Les stimuli se succèdent à raison de 10 à 70 par seconde. L'oreille controlatérale est masquée par un bruit blanc. On détermine le seuil auditif puis on pratique l'enregistrement des PEA en utilisant une intensité de 70 décibels au-dessus du seuil auditif normal. Il faut environ 2 000 réponses pour obtenir une courbe stable et suffisamment ample.

L'examen dure une demi-heure.

Intérêt

On obtient une succession de 6 pics numérotés de I à VI. On s'intéresse surtout à l'intervalle interpics chez un même sujet d'une oreille à l'autre et à l'amplitude de V (figure 5.21).

Les PEA permettent de localiser une atteinte sur les voies auditives : ils permettent de distinguer une lésion périphérique située dans la cochlée d'une lésion rétrocochléaire ou d'une atteinte du tronc cérébral. Ainsi ils prennent tout leur intérêt dans le bilan d'une surdité : ils différencient une surdité de transmission d'une surdité de perception endocochléaire ou rétrocochléaire. Les PEA sont également d'un apport précieux dans l'exploration d'un neurinome de la huitième paire des nerfs crâniens. Enfin, ils offrent la possibilité d'explorer le fonctionnement du tronc cérébral et à ce titre sont pratiqués au cours des comas.

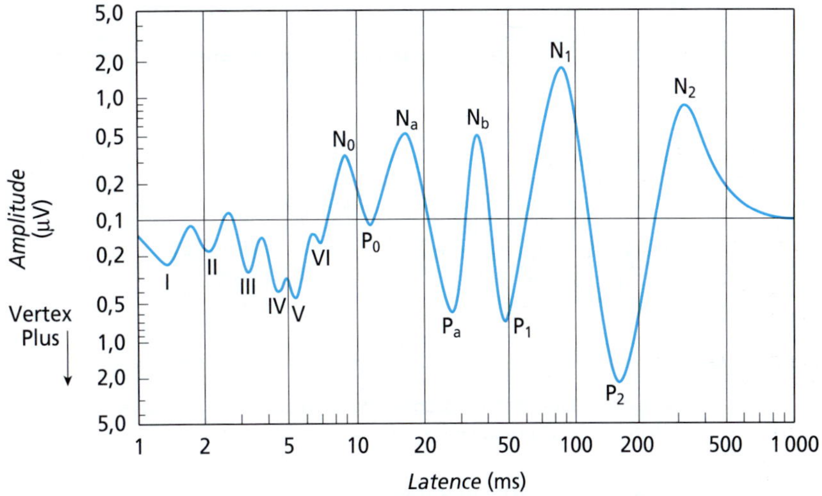

Fig. 5.21 Potentiels évoqués auditifs (stimulation à l'aide d'un clic de 60 dB).

Conclusion

Les potentiels évoqués correspondent à la réponse corticale (et médullaire pour les PES) à une stimulation externe sensorielle. Ils permettent, confrontés à l'histoire et à l'examen clinique, de déceler ou confirmer une anomalie et d'en préciser le niveau. Ils nécessitent un laboratoire équipé en appareil et en personnel habitué à leur réalisation et leur interprétation.

Le patient doit être prévenu de l'utilisation de stimulations électriques pour les PES.

Il s'agit d'examens relativement longs, notamment lorsque chez un même malade on pratique les trois types de PE.

Exploration du sommeil

Architecture interne du sommeil

Il existe un continuum entre veille et sommeil. La veille comprend le stade d'éveil ou vigilance et le stade d'endormissement ou stade I. Le sommeil se divise en sommeil orthodoxe : stades II, III et IV et en sommeil paradoxal. L'identification des stades I à IV est purement électrophysiologique (voir chapitre *EEG*). En revanche, la description du sommeil paradoxal repose sur des critères électroencéphalographiques (EEG), électro-oculographiques (EOG) et électromyographiques (EMG). En effet, il est caractérisé par la survenue simultanée d'un tracé EEG proche de celui du stade I, de mouvements oculaires rapides, dans toutes les directions, et d'une suppression complète du tonus musculaire. Le terme de « paradoxal » provient du contraste entre un état d'activation du système nerveux central et une inhibition comportementale donnant l'impression d'une personne profondément endormie.

Le sommeil est un processus cyclique : on passe du stade II aux stades III et IV, puis le sommeil s'allège brièvement avec retour au stade II et ensuite apparaît le sommeil paradoxal. Cette succession constitue un cycle d'environ 60 à 100 minutes. Un sommeil nocturne de 8 heures est organisé en 5 à 6 cycles. La composition de chaque cycle est variable au cours de la nuit. Les stades III et IV de sommeil lent profond prédominent lors des deux ou trois premiers cycles, tandis que la production de sommeil paradoxal croît régulièrement pendant le sommeil et est maximale en fin de nuit. La quantité de sommeil lent profond est relativement indépendante de la

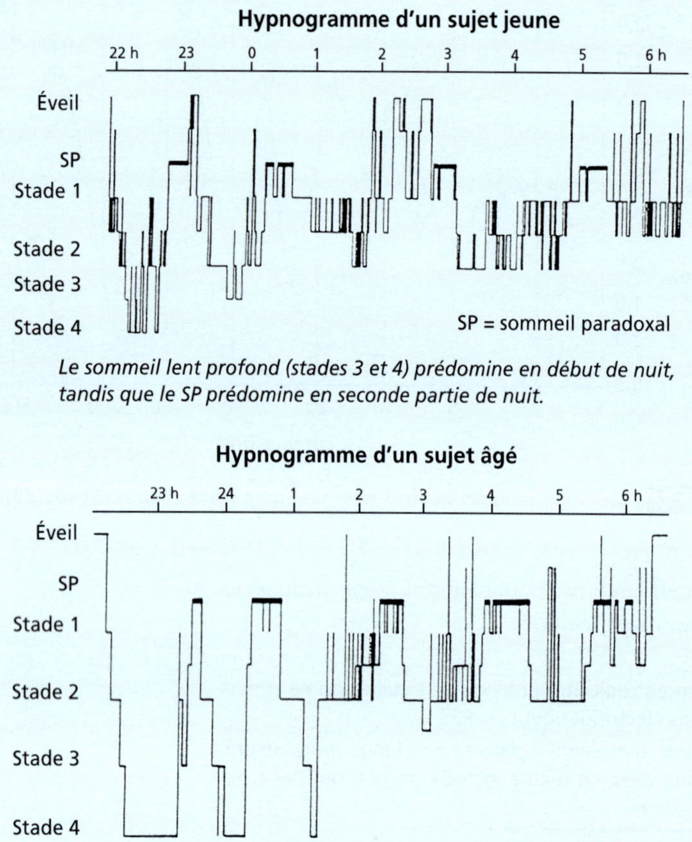

Le sommeil lent profond (stades 3 et 4) prédomine en début de nuit, tandis que le SP prédomine en seconde partie de nuit.

Chez le sujet âgé, le sommeil lent profond diminue, le SP apparaît plus tôt et les éveils nocturnes sont plus fréquents.

Fig. 5.22 Comparaison de l'hypnogramme d'un sujet jeune avec celui d'un sujet âgé.

durée totale du sommeil. En revanche, la production de sommeil paradoxal augmente avec la durée totale du sommeil. La survenue maximale du SP est concomitante du minimum circadien de la température corporelle.

Techniques d'exploration du sommeil : la polysomnographie

Outre l'interrogatoire du sujet, l'EEG constitue depuis longtemps le moyen essentiel d'étude du sommeil. Plus récemment, la polygraphie permet de visualiser graphiquement la veille et le sommeil en enregistrant simultanément l'activité corticale (EEG), les mouvements des globes oculaires (EOG) et l'activité des muscles du menton (EMG). Au laboratoire et selon le contexte clinique, on ajoute à ces enregistrements celui de l'activité cardiaque (ECG), des mouvements respiratoires, des flux aériens nasal et buccal, de la saturation en oxygène du sang par un oxymètre, de la température corporelle… Cette polygraphie est réalisée dans des laboratoires spécialisés disposant de chambres isolées sensoriellement et reproduisant au mieux les conditions habituelles d'environnement du sujet. Il est également possible d'effectuer des enregistrements ambulatoires. On utilise alors des cassettes magnétoscopiques qui permettent de confronter au laboratoire le comportement du sujet et les différents tracés.

L'enregistrement dure généralement une nuit, mais il peut être prolongé à la journée voire à plusieurs nuits et journées consécutives.

Les paramètres d'étude du sommeil sont multiples : le nombre et la durée moyenne de chaque cycle, de chaque stade, la latence de survenue de chaque stade, et notamment la latence d'endormissement en sommeil paradoxal, le temps de sommeil total, le nombre d'éveils…

On peut représenter graphiquement les différents stades de sommeil en fonction du temps : c'est l'hypnogramme (figure 5.22).

Principales pathologies du sommeil

Il existe des troubles extrinsèques du sommeil liés à des pathologies neurologiques, psychiatriques ou endocriniennes qui altèrent le sommeil. Les maladies intrinsèques du sommeil comprennent la narcolepsie, les hypersomnies, le syndrome d'apnée du sommeil et les parasomnies.

Nous n'aborderons ici que la narcolepsie et le syndrome d'apnée du sommeil.

Narcolepsie ou syndrome de Gélineau

ELLE ATTEINT L'ADULTE JEUNE PRÉDISPOSÉ GÉNÉTIQUEMENT (HLA DR2 DQW1). Elle se caractérise par des accès brutaux et irrésistibles d'endormissement de quelques minutes pendant la journée. S'y associent de façon variable des épisodes de cataplexie (résolution brutale du tonus de la musculature axiale responsable de chutes et favorisée par les émotions), des hallucinations visuelles angoissantes lors de l'endormissement ou au contraire lors de l'éveil, des épisodes de paralysie lors du sommeil… Ces symptômes correspondent à du *sommeil paradoxal dissocié*.

LE DIAGNOSTIC est affirmé par la polysomnographie qui montre un endormissement direct en sommeil paradoxal, sans passage par les stades intermédiaires du sommeil orthodoxe.

LE TRAITEMENT repose sur des stimulateurs des récepteurs centraux alpha-2-postsynaptiques, dopaminergiques et GABAergiques : le *Modiodal*. Il est instauré à vie.

Syndrome d'apnée du sommeil ou SAS

Il survient habituellement chez l'homme obèse et hypertendu de plus de 50 ans au morphotype particulier : cou court, hypertrophie des amygdales et de la luette.

Il est responsable de symptômes diurnes : somnolence excessive, troubles cognitifs, céphalées, et de troubles nocturnes : ronflement et énurésie.

La polysomnographie avec enregistrement de la ventilation (capteurs sensibles à la température de l'air inspiré et expiré placés dans chaque narine) et des muscles respiratoires (EMG des derniers muscles intercostaux, ballonnet placé dans l'œsophage pour mesurer la pression œsophagienne, jauge de contrainte placée sur une sangle abdominale) prend ici tout son intérêt. On enregistre également le ronflement à l'aide de micros et l'agitation nocturne à l'aide de caméras. C'est l'enregistrement polygraphique du sommeil qui permet d'affirmer le diagnostic. Le SAS se définit par la survenue de 5 apnées ou plus, de durée supérieure ou égale à 10 secondes par heure de sommeil ou encore, plus de 30 arrêts respiratoires supérieurs ou égaux à 10 secondes par nuit. La polysomnographie apprécie aussi le retentissement du syndrome sur l'organisation du sommeil, l'alternance des différents états de vigilance, le rythme cardiaque et la saturation en oxygène de l'hémoglobine.

ELLE PERMET DE DISTINGUER PLUSIEURS TYPES D'APNÉES :

- **les apnées centrales** (arrêt des mouvements respiratoires) ;
- **les apnées obstructives** (persistance des mouvements respiratoires avec blocage de la sortie d'air) ;
- **les apnées mixtes** (début central et fin périphérique le plus souvent).

Les apnées obstructives restent les plus nombreuses. Cette catégorisation n'est pas purement théorique mais comporte une importance pratique notamment dans la décision thérapeutique. Le SAS a des conséquences cardio-circulatoires et ventilatoires importantes qui font toute sa gravité chez l'insuffisant cardiaque ou respiratoire.

LE TRAITEMENT devra avant tout éliminer les facteurs aggravants. Ainsi, quand une surcharge pondérale existe, il est logique d'essayer d'obtenir une perte de poids. Il faut interdire l'absorption de boissons alcoolisées et la prise de toutes substances sédatives (telles que des benzodiazépines prescrites pour l'insomnie dont se plaint le patient) ou dépresseurs respiratoires. Il faut impérativement obtenir l'arrêt d'une intoxication tabagique si elle existe et lutter contre les phénomènes allergiques. La rétention hydrique doit être combattue et les affections pleuro-pulmonaires aiguës comme chroniques vigoureusement traitées. Ces simples mesures sont importantes pouvant parfois amener une amélioration suffisante, évitant de recourir à des traitements plus radicaux. Différents traitements médicaux (dérivés progestatifs, tricycliques, stimu-

PHARMACOLOGIE

HYPNOTIQUES

Leur prescription doit être ponctuelle, limitée dans le temps.
Selon que le patient présente des difficultés d'endormissement ou de réveils fréquents et matinaux, on choisit des molécules à demi-vie plus ou moins longue.
En voici quelques exemples :

Classe médicamenteuse	*Spécialités*	*Demi-vies*
BENZODIAZÉPINES	*Halcion*	2,7 h
	Havlane	8 h
	Mogadon	10 h
	Noctamide	20 à 30 h
	Rohypnol	25 h
Contenant un NEUROLEPTIQUE	*Mépronizine*	6 à 16 h
	Noctran	40 h
AUTRES CLASSES	*Stilnox*	2,4 h
	Imovane	5 h

lants ventilatoires) ont été proposés mais se sont révélés, dans l'ensemble, décevants. La correction chirurgicale d'anomalies ORL dans les apnées obstructives peut être efficace. Elle a en tous cas l'intérêt d'offrir une solution définitive quand le résultat est bon. L'alternative actuelle et seule envisageable en cas d'apnées centrales ou mixtes est la ventilation nocturne en pression positive continue par voie nasale. Son efficacité paraît totale mais il s'agit d'une méthode très contraignante. La trachéotomie semble devenir une technique marginale et n'a d'avantages que lors d'apnées périphériques.

Imagerie neuroradiologique

Scanner ou tomodensitométrie

Le principe du scanner repose sur l'utilisation de rayons X. Il peut être réalisé sans ou avec l'injection d'un produit de contraste iodé. Il permet de réaliser *in vivo* des images de cerveau en coupes. Il a révolutionné les problèmes diagnostiques en neurologie.

Il est indiqué sans injection dans les traumatismes et les accidents vasculaires. L'injection de produit de contraste iodé permet d'affiner le diagnostic dans de nombreuses pathologies, notamment tumorales. Une prise de contraste traduit soit une rupture de la barrière hémato-encéphalique (extravasation du produit) soit une hypervascularisation.

DÉMARCHE INFIRMIÈRE

SCANNER CÉRÉBRAL

S'ASSURER DE L'ABSENCE DE CONTRE-INDICATIONS

- ***Liées à l'utilisation des rayons X :***

– Grossesse, notamment pendant les trois premiers mois.

- ***Liées à l'injection de produit de contraste iodé :***

– Allergie connue à l'iode (risque de choc anaphylactique).

– Terrain allergique : asthme, « rhume des foins », eczéma, allergies alimentaires. Dans tous ces cas une prémédication est indispensable : généralement sur trois jours et associant un antihistaminique (par exemple *Atarax* 100 mg le soir) et un corticoïde (*Cortancyl* 30 mg).

– Diabète, myélome, insuffisance rénale : le risque d'insuffisance rénale aiguë impose des précautions particulières (hyperhydratation, dose réduite de produit iodé, surveillances clinique et biologique accrues).

– Traitement antidiabétique par biguanides (exemple *Glucophage*) en raison du risque d'acidose lactique.

EXPLIQUER

– le déroulement de l'examen ;
– la nécessité de rester allongé, immobile ;
– le caractère indolore de l'examen.

IRM ou examen par résonance magnétique

Comme le scanner, l'IRM permet de voir le système nerveux en coupe. Sa définition étant cependant supérieure, l'IRM est beaucoup plus performante dans l'exploration de la moelle, du tronc cérébral, du cervelet et de la région hypophysaire. L'injection de gadolinium (produit de contraste non iodé) permet d'affiner encore le diagnostic. Le principe de l'IRM repose non pas sur l'utilisation de rayons X mais d'un champ magnétique.

En plus des séquences standard (T1, T1 gadolinium, T2), cette technique permet de visualiser les vaisseaux (AngioIRM) et, par l'IRM de diffusion, de confirmer le diagnostic d'accident ischémique.

Myélographie

Généralités

La myélographie est un examen destiné à visualiser la moelle épinière dans le canal rachidien. Les racines sont également observables. L'inconvénient de cette technique réside en son caractère « invasif » puisque le principe consiste à injecter dans l'espace méningé (par l'intermédiaire d'une ponction) un produit de contraste radio-opaque (contenant donc de l'iode) qui « moule » les contours médullaires et ceux des racines. Il n'y a donc pas de visualisation des structures médullaires et radiculaires qui sont vues en « négatif ». Cet examen a été supplanté dans beaucoup d'indications par l'IRM médullaire. Il est pratiqué quand l'IRM est contre-indiquée, non disponible dans des délais satisfaisants compte tenu de l'urgence,

DÉMARCHE INFIRMIÈRE

IRM

Avertir des modalités de l'examen

– Le patient (ou toute personne se trouvant dans la pièce d'IRM) devra ôter tout objet métallique tel que clef, barrette à cheveux… ou susceptible de se démagnétiser (cartes à puces…). Il peut garder les bijoux en or véritable.
– Il doit demeurer allongé pendant 30 à 60 minutes dans une sorte de tunnel obscur à l'intérieur de l'appareil.
– L'acquisition de certaines images peut durer de 5 à 10 minutes et nécessite une immobilité parfaite (la réalisation de cet examen est donc illusoire chez un patient agité ou non coopérant).
– L'acquisition des images s'accompagne d'un bruit de tam-tam pouvant être un peu pénible ou angoissant.

Vérifier l'absence de contre-indications (CI)

– Le port d'un pacemaker constitue une CI absolue.
– La présence de corps étrangers magnétiques capables de se déplacer au contact de structure vulnérables : implant cochléaire, clips neurochirurgicaux métalliques, certaines valves cardiaques, éclats métalliques notamment intra-oculaires, sont des contre-indications absolues. En revanche, la présence de matériel orthopédique (prothèse, broches…) solidement scellé, de même que le stérilet (non magnétique) ne sont pas des contre-indications à l'IRM.
– La claustrophobie : pour éviter des réactions de panique durant l'examen, prévenir le malade, lui expliquer l'innocuité de l'examen, son déroulement et, si nécessaire, suggérer au médecin une prémédication.
– Grossesse : l'injection de gadolinium est contre-indiquée. La réalisation d'une IRM est à éviter dans les trois premiers mois (l'effet d'un champ magnétique puissant sur l'organogenèse n'est pas encore suffisamment connu).

• ***Savoir que le personnel soignant*** pénétrant sur le site de l'aimant est soumis aux mêmes contre-indications; de plus tout objet métallique (paire de ciseaux…) peut être brutalement projeté et provoquer des accidents.

ou lorsqu'elle n'est pas de qualité satisfaisante et nécessite un complément d'examen. La myélographie reste indiquée lorsque l'on veut disposer d'images « dynamiques » pour juger par exemple de l'effet de l'orthostatisme sur une pathologie lombaire, l'IRM ne permettant pas ce type d'examen. L'avantage de la myélographie est de permettre d'avoir aussi une analyse du liquide céphalo-rachidien. Les cas de compression médullaire ou radiculaire restent les principales indications de cet examen avec un intérêt particulier pour une pathologie comme le canal lombaire étroit où l'examen dynamique peut être fondamental.

Modalités pratiques de réalisation

L'examen se déroule en service de radiologie, patient à jeun, sous écran de scopie. Le geste initial correspond à la réalisation d'une ponction lombaire (voir *supra*) avec les mêmes précautions d'asepsie d'autant plus indispensables que l'on injecte un produit dans l'espace méningé. Il s'agit d'un produit de contraste iodé ce qui implique de prendre les mêmes précautions que pour le scanner avec injection (voir *Scanner*) : prévention des allergies, de l'insuffisance rénale, etc. Lorsque l'injection du produit a été effectuée, des clichés radiologiques sont réalisés permettant de visualiser la région lombaire. Dans certains cas, notamment en cas de suspicion de compression médullaire, il peut être intéressant voire indispensable de s'assurer de l'absence d'un obstacle à un autre niveau sur le rachis, comme le rachis dorsal par exemple. Pour obtenir ces images, on est alors obligé de basculer le patient en lui mettant la tête en bas afin que le produit de contraste remonte. Les images obtenues dans ces cas sont habituellement satisfaisantes jusqu'au niveau dorsal haut. Si l'on désire visualiser la moelle au niveau cervical, soit après une épreuve de basculement n'ayant montré aucune anomalie, soit parce que la clinique oriente d'emblée vers une pathologie cervicale, il faut pratiquer une ponction du canal rachidien

DÉMARCHE INFIRMIÈRE

MYÉLOGRAPHIE

ÉLIMINER LES CONTRE-INDICATIONS

Celles de la ponction lombaire : anomalies de l'hémostase, hypertension intracrânienne, infection cutanée en regard du lieu de la biopsie (voir *supra*).
Celles de l'injection iodée (voir *Démarche infirmière*, page 146).

DANS LES SUITES D'UNE MYÉLOGRAPHIE

– Recommander au patient de rester en position demi-assise pendant plusieurs heures pour éviter le passage du produit iodé dans les espaces méningés encéphaliques, le risque étant la survenue de céphalées et/ou vomissements (syndrome méningé).
– Surveiller les constantes, au moins 3 fois par jour, dans les 24 premières heures suivant cet examen, et cela afin de détecter le plus précocement possible une éventuelle méningite d'inoculation.
– Surveiller l'état neurologique car certaines pathologies peuvent s'aggraver après ce type d'examen.

DÉMARCHE INFIRMIÈRE

ANGIOGRAPHIE CÉRÉBRALE

ÉLIMINER LES CONTRE-INDICATIONS

– patient non à jeun;
– celles de l'injection iodée (voir *Démarche infirmière*, page 146);
– risque hémorragique : troubles majeurs de l'hémostase, traitement antiagrégant plaquettaire arrêté depuis moins d'une semaine;
– risque infectieux : sepsis non contrôlé, lésions cutanées en regard du ou des points de ponction artérielle.

PRÉLÈVEMENT DU BILAN PRÉOPÉRATOIRE

À laisser en évidence dans le dossier :
– biologie récente comportant ionogramme sanguin, fonction rénale, hémostase complète, groupe Rhésus et recherche d'agglutinines irrégulières (RAI);
– ECG et radiographie de thorax.

APRÈS L'EXAMEN

– Laisser le patient à jeun plusieurs heures (selon les prescriptions de l'anesthésiste), au repos au lit.
– Surveillance des constantes qui sont notées sur une feuille de surveillance spécifique toutes les 2 à 4 heures (selon les prescriptions de l'anesthésiste).
– Alerter le médecin si :
  - chute de tension artérielle à moins de 11 de systolique;
  - élévation de température à plus de 37,5 °C;
  - variation du pouls (inférieur à 50 ou supérieur à 110 pulsations par min).
– Surveillance attentive du pansement au point de ponction afin de dépister tout problème hémorragique ou au contraire la survenue d'un hématome compressif.
– Être attentif aux problèmes douloureux qui peuvent survenir et le signaler pour qu'une prescription d'antalgiques puisse être envisagée.

par voie sous-occipitale. Il s'agit d'une ponction par voie latérale en cervical haut qui nécessite un examinateur entraîné et dont le geste est dirigé de façon impérative sous scopie. Le risque majeur de cette voie d'abord est de léser la moelle cervicale haute avec un risque fonctionnel (risque de paraplégie), voire même vital.

Angiographie cérébrale

Généralités

Le principe de cet examen est de visualiser les vaisseaux du cou et/ou intracrâniens pour objectiver des anomalies susceptibles de justifier une intervention chirurgicale ou à défaut, une thérapeutique particulière. On injecte pour cela un produit de contraste iodé directement en intra-artériel. La voie d'abord pour l'injection est choisie en fonction de la pathologie que l'on désire explorer. Les principales indications sont la mise en évidence de malformations artério-veineuses, d'anévrysmes artériels, d'artérites (maladies inflammatoires des artères pouvant être responsable d'AVC), de lésions athéromateuses des vaisseaux du cou, voire de thrombophlébites cérébrales (thromboses veineuses). Dans certains cas, l'angiographie peut être nécessaire avant une intervention pour un processus expansif, soit pour préciser les pédicules de vascularisation de la tumeur, soit pour préciser les rapports anatomiques de la tumeur avec les vaisseaux.

Modalités pratiques de réalisation

Il s'agit d'un examen de réalisation délicate nécessitant un opérateur entraîné. Un service de chirurgie vasculaire doit être à proximité du service de radiologie où l'angiographie est réalisée, prêt à intervenir en cas de complications. Le patient doit être à jeun. L'examen est habituellement réalisé sous neuroleptanalgésie ce qui nécessite l'avis d'un anesthésiste pris au moment de l'examen. Plusieurs voies de ponction sont possibles pour la réalisation de l'injection : voie fémorale avec cathétérisme rétrograde et sélectif des artères carotides et/ou des vertébrales, voie humérale avec

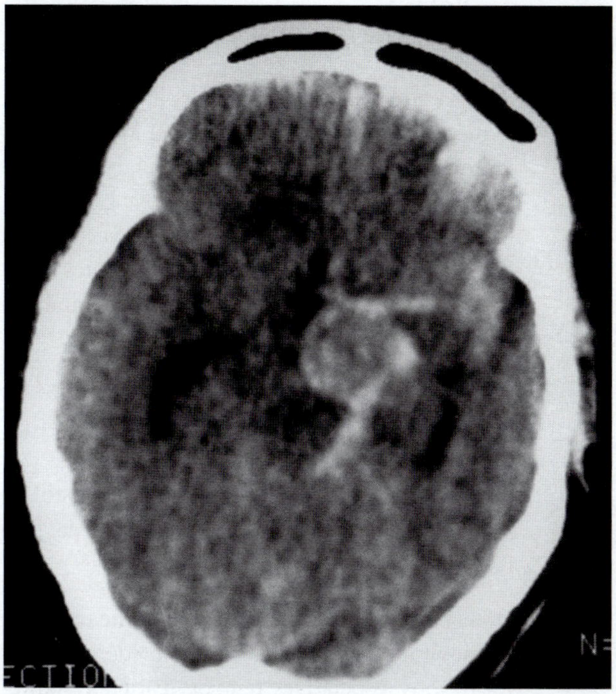

Fig. 5.23 TDM cérébral avec injection : anévrisme géant de la terminaison de la carotide interne gauche.

Fig. 5.24 Le même anévrisme carotidien mis en évidence sur l'artériographie.

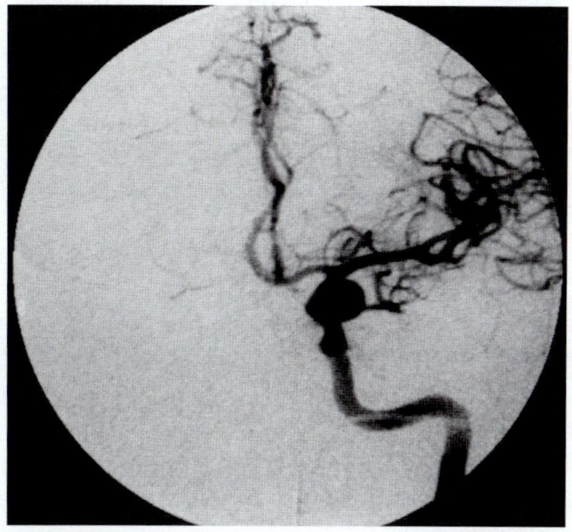

cathétérisme rétrograde, ponction carotidienne directe. La ponction artérielle est effectuée dans des conditions chirurgicales. Une fois l'artère choisie ponctionnée, le produit de contraste est injecté et des clichés radiologiques sont effectués à différents temps permettant de visualiser l'ensemble de l'arbre artériel et même, aux temps les plus tardifs, le système veineux. Après l'angiographie, un pansement compressif est mis en place au point de ponction artérielle. Le patient est surveillé dans le service où a eu lieu l'examen au décours immédiat de celui-ci avant de revenir dans son service d'origine (figures 5.23 et 5.24).

Imagerie fonctionnelle cérébrale : tomographie par émission de positons (TEP) et par émission monophotonique (TEMP)

Modalités pratiques de l'examen

Définition

La TEP (acronyme anglais *PET*) et la TEMP (*SPECT*) sont deux techniques utilisées pour étudier selon des méthodes physiques proches, le métabolisme cérébral et le débit sanguin cérébral (DSC). On administre au patient un marqueur radioactif (isotope) par voie veineuse. Les isotopes utilisés ont la particularité d'émettre un positon, c'est-à-dire un électron non naturel chargé positivement (e^+).

Matériel

La caméra à positons est constituée d'un anneau permettant de localiser précisément le lieu d'émission des positons dans le plan d'étude. Un système informatique permet de reconstruire les coupes dans le plan transversal. La réalisation d'une trentaine de coupes tomographiques jointives permet d'étudier le cerveau dans son ensemble. Les informations sont représentées sous forme d'une carte où la couleur est différente en chaque point : par exemple, pour la mesure du débit sanguin cérébral, les couleurs « froides » (bleu) représentent les débits bas, tandis que les couleurs chaudes (rouge et jaune) représentent les débits élevés.

Contre-indications

L'utilisation de particules radio-actives contre indique ces examens chez les femmes enceintes ou susceptibles de l'être.

Précautions

Le sujet est perfusé, allongé avec la tête au centre de l'anneau de la caméra à positons. L'équipe médicale présente dans la pièce est protégée des radiations (gants, tabliers de plomb). L'examen dure environ une heure et étudie le métabolisme cérébral région par région, au repos et lors de l'exécution de certaines tâches (parler, compter).

Indications et principaux résultats

La TEP est une technique difficile et coûteuse, réservée à des protocoles de recherche ; le SPECT est plus facilement utilisé en pratique clinique. Le DSC peut être mesuré par les deux méthodes, les mesures métaboliques restent l'apanage de la TEP. Les mesures du métabolisme cérébral et du DSC sont utilisées principalement dans la pathologie vasculaire, dans les maladies dégénératives (maladie d'Alzheimer et maladie de Pick par exemple) et dans l'épilepsie.

Chez le sujet sain, il existe un couplage net entre le métabolisme et le DSC qui rend identiques les images de débit sanguin et de métabolisme. Le métabolisme est grossièrement homogène entre les différentes régions ; il diminue avec l'âge ; la stimulation sensorielle active certaines aires corticales (augmentation du métabolisme occipital lors de stimulations visuelles par exemple).

Au cours de l'ischémie cérébrale, il existe un découplage du métabolisme et du DSC ; l'étude fonctionnelle permet d'apprécier l'étendue de l'ischémie, son retentissement sur le reste du parenchyme cérébral et les possibilités de suppléance.

Dans la maladie d'Alzheimer, il existe un hypométabolisme cortical bilatéral qui prédomine dans les régions associatives temporo-pariétales postérieures et temporales internes. La topographie des atteintes métaboliques traduit la diffusion des lésions histologiques. Dans la maladie de Pick (démence avec une prédominance de signes frontaux), il existe un hypométabolisme et une hypoperfusion frontales étendus et sévères.

Dans l'épilepsie, malgré les difficultés techniques qui peuvent gêner l'examen pendant une crise, on peut mettre en évidence un hypométabolisme du foyer entre les crises et un hypermétabolisme du foyer pendant les crises.

Explorations fonctionnelles et pathologies psychiatriques

Aide au diagnostic entre symptôme psychiatrique et maladie organique

L'origine psychiatrique d'un symptôme n'est pas toujours évidente à affirmer, surtout en l'absence d'antécédent psychiatrique. Si le patient est un malade psychiatrique connu, il convient de ne pas négliger une maladie organique qui nécessiterait une prise en charge spécifique. L'anorganicité d'un trouble est un diagnostic d'élimination pour lequel le recours à des examens complémentaires est souvent utile.

Par exemple, un malaise brutal avec de grands mouvements désordonnés peut simuler une crise comitiale. L'interrogatoire minutieux du sujet et de son entourage, l'examen clinique soigneux permettent le plus souvent de trancher. Toutefois, il existe des situations difficiles pour lesquelles le diagnostic reste hésitant. L'EEG prend alors tout son intérêt. S'il existe des anomalies de type comitial, l'organicité devient probable (à moins qu'il ne s'agisse d'un épileptique simulateur présentant de véritables crises comitiales !). L'absence d'anomalie électrique en revanche n'élimine pas d'authentiques crises comitiales et le diagnostic restera incertain, sauf si l'on parvient à enregistrer le patient en « crise », puisqu'il n'existe pas d'enregistrement EEG de crises comitiales sans anomalies de tracé caractéristiques.

Un autre exemple est la présentation hémiplégique ou paraplégique d'un accident de conversion hystérique ou encore la survenue brutale et dans un contexte théâtral d'un déficit moteur ou de troubles sensitifs qui peuvent poser un problème diagnostique si les troubles sont bien systématisés, mimant un déficit périphérique dans un territoire tronculaire ou radiculaire. On aura alors recours à l'EMG. Sa normalité élimine une atteinte des nerfs périphériques. Il faut toutefois savoir qu'un manque de participation lors de l'examen peut rendre le tracé ininterprétable et n'autorise pas de conclusion définitive quant à l'organicité ou non du trouble.

Bien souvent, c'est un faisceau d'arguments cliniques et paracliniques qui permettra de résoudre le problème.

Bilan préthérapeutique

Certaines affections psychiatriques sévères et rebelles aux traitements médicamenteux relèvent de la sismothérapie. Celle-ci est contre-indiquée par l'existence d'une pathologie cérébrale organique (tumeur cérébrale, accident vasculaire cérébral récent...) et en cas d'épilepsie. La réalisation d'un EEG avant les électrochocs est systématique afin de dépister une affection latente.

Psychiatrie et troubles du sommeil

Des troubles du sommeil sont rencontrés au cours des troubles thymiques (dépressions et manies), des troubles alimentaires (anorexie mentale et boulimie), de la schizophrénie et de certains troubles anxieux. L'étude polysomnographique montre des perturbations de l'architecture interne du sommeil. Elle n'est toutefois pas de pratique courante et est réservée dans ces cas très particuliers, à des travaux de recherche.

Références bibliographiques

Ouvrages :

Cambier J., Masson M. et Dehen H., *Neurologie*, Collections abrégés, 11e édition, Masson.

Rohkamm R., Güther M. et Grosshans B., *Atlas de poche de neurologie*, Collections Médecine/Sciences, Flammarion.

Niclot P. et Amarenco P., *Urgences neurologiques*, Éditions DaTeBe.

Sites internet :

Neuro-anatomie

Site neur@anat

http ://www.chups.jussieu.fr/ext/neuranat/

Neurologie

Site du Centre Hospitalier Universitaire Pitié-Salpétrière

http ://www.chups.jussieu.fr/en-ligne/index.html

Glossaire

accident ischémique constitué (AIC). — *Voir* Infarctus cérébral.

accident ischémique transitoire (AIT). — Manifestations neurologiques déficitaires régressant très rapidement en rapport avec une occlusion artérielle de très brève durée. La souffrance ischémique est trop courte pour entraîner un infarctus. De manière conventionnelle, l'ensemble doit durer moins de 24 heures et l'imagerie cérébrale doit être normale.

accident vasculaire cérébral (AVC). — Terme regroupant les pathologies ischémiques et hémorragiques cérébrales.

acétylcholine. — Neurotransmetteur.

agnosie. — Incapacité du patient de dénommer un objet, un son ou une couleur alors que le canal sensoriel emprunté est sain, que l'épreuve est bien comprise et que l'expression orale est possible (absence d'aphasie).

akinésie. — Trouble moteur le plus fréquent au cours de la maladie de Parkinson. Elle touche les automatismes primaires (comme la marche par exemple) et interfère avec toutes les activités de la vie courante (écriture, lever d'une chaise…).

alexie. — Incapacité de lire (en l'absence d'atteinte visuelle). Il s'agit d'une atteinte partielle du langage.

algie vasculaire de la face. — Douleur faciale unilatérale, intense, survenant par crises (voir page 38).

amimie. — Aspect anormalement figé et triste du visage, s'accompagnant d'une diminution du clignement des paupières que l'on observe par exemple au cours de la maladie de Parkinson.

anesthésie. — Absence de perception sensitive dans un territoire défini. Elle peut être dissociée c'est-à-dire ne concerner qu'une modalité sensitive : thermo-algique ou épicritique.

anévrysme. — Dilatation d'une paroi vasculaire fragilisant le vaisseau et pouvant conduire à sa rupture.

angiopathie amyloïde. — Pathologie de la paroi artérielle due à un dépôt anormal de substance amyloïde.

anosognosie. — Ignorance et négation par le patient de son déficit neurologique.

antiagrégants plaquettaires. — Médicaments entraînant une inhibition de l'agrégation des plaquettes entre elles et donc la formation des caillots plaquettaires.

antivitamines K (AVK). — Médicaments anticoagulants agissant en inhibant la vitamine K qui permet la synthèse hépatique de certains facteurs de la coagulation (appelés de ce fait les facteurs vitamine K-dépendants).

aphasie. — Trouble du langage écrit ou oral qui porte sur l'expression et/ou la compréhension et n'est lié, ni à une atteinte sensorielle (hypoacousie gênant l'audition et donc la compréhension par exemple), ni à un dysfonctionnement de la motricité pharyngo-laryngée. Dans ce dernier cas, seule la production est altérée et l'on parle de dysarthrie.

aphasie de Broca. — Atteinte de la région de Broca responsable de troubles prédominant sur l'expression, alors que la compréhension est moins atteinte. Le patient parle peu, simplifie les phrases et a souvent des difficultés pour articuler (troubles arthriques). Il est habituellement conscient de son trouble et le vit douloureusement.

aphasie de Wernicke. — Atteinte de la région de Wernicke se caractérisant par un patient « bavard » (logorrhée) mais que l'on ne comprend pas (jargon). Il présente souvent des troubles importants de la compréhension. Habituellement, il n'est pas conscient de son handicap et « s'énerve » facilement parce qu'on ne le comprend pas.

apraxie. — Trouble affectant la réalisation d'un geste ou une succession de gestes, qui n'est pas dû à une atteinte de la motricité volontaire ou à une incoordination motrice et qui s'observe en l'absence de trouble de la compréhension.

apraxie constructive. — Incapacité de dessiner un cube ou une maison en perspective.

apraxie de l'habillage. — Le sujet est incapable d'enfiler son pantalon, de mettre sa chemise, de rétablir l'agencement de ses vêtements.

apraxie idéatoire. — Les objets (peigne, brosse à dents, ciseaux) ne peuvent être utilisés correctement ou bien, parfois, le trouble se limite à une difficulté de l'exécution d'une séquence gestuelle plus complexe (allumer une bougie avec des allumettes).

apraxie idéomotrice. — L'exécution des gestes symboliques ou le mime de l'utilisation de certains objets (sur ordre ou en imitant l'examinateur) sont impossibles : signe de croix, salut militaire, pied de nez, enfoncer un clou…

arachnoïde. — Feuillet méningé situé entre la dure-mère et la pie-mère synthétisant une partie du LCR (liquide céphalo-rachidien).

artérite. — Affection inflammatoire et/ou infectieuse des parois artérielles.

astéréognosie. — Incapacité du patient, quand on place un objet (trombone, rondelle de caoutchouc, stylo…) dans sa main, de l'identifier, sans le regarder.

astrocytome. — Tumeur cérébrale dérivée des astrocytes (voir page 100).

ataxie. — Incoordination des mouvements volontaires avec conservation de la force musculaire. L'ataxie peut être en rapport avec un syndrome cérébelleux ou avec un trouble de la proprioception.

athérome artériel. — Dépôts lipidiques (principalement du cholestérol) s'accumulant de façon anormale dans les parois internes des artères et pouvant constituer des plaques responsables d'un rétrécissement du diamètre de l'artère.

axone. — Prolongement neuronal conduisant l'influx nerveux du corps cellulaire vers la périphérie.

bradyphrénie. — Ralentissement du cours de la pensée avec une grande lenteur d'idéation associée à des troubles de concentration, aboutissant à une perte de l'intérêt, une réduction de l'initiative et une tendance au repli sur soi en dehors d'une authentique détérioration intellectuelle.

Brudzinski (signe de). — Il traduit un syndrome méningé : la tentative de flexion de la nuque se traduit par une flexion des membres inférieurs.

bulbe. — Partie inférieure du tronc cérébral.

calendrier mictionnel. — Relevé des heures et des volumes de chaque miction et relevé de la quantité des liquides ingérés.

canal de l'épendyme. — Il est creusé dans la moelle épinière.

cardiopathies emboligènes. — Pathologies cardiaques à haut risque de formation d'emboles qui peuvent migrer et être responsables d'infarctus cérébraux (valvulopathies, notamment mitrale, *a fortiori* si elles s'accompagnent de troubles du rythme comme une fibrillation auriculaire).

cataplexie. — Résolution brutale du tonus de la musculature axiale, responsable de chutes.

cécité monoculaire transitoire (CMT). — Obstruction très brève de l'artère ophtalmique se traduisant par une baisse d'acuité visuelle d'installation très rapide, souvent décrite comme « un rideau qui tombe » devant un seul œil.

cellules gliales. — Cellules de soutien au sein du système nerveux, les cellules gliales participent aussi activement à la transmission de l'influx nerveux et au métabolisme des neurones.

cérebelleux (syndrome). — Traduit une atteinte du cervelet ou des voies cérébelleuses (voir page 40).

cervelet. — Structure située à la face postérieure du tronc cérébral régulant l'activité motrice.

circonvolution cérébrale. — Région d'un lobe cérébral correspondant à une aire fonctionnelle.

comitialité. — Épilepsie.

corps de Lewy. — Inclusion anormale observée dans le corps cellulaire de certains neurones à l'examen microscopique *post mortem* du cerveau de patients atteints d'une maladie de Parkinson.

cortex cérébelleux. — Écorce de substance grise située à la surface du cervelet.

cortex cérébral. — Écorce de substance grise située à la surface de l'encéphale.

démence. — Ensemble de symptômes et signes comportant une altération constante de la mémoire associée à au moins l'un des troubles suivants :

– syndrome aphaso-apraxo-agnosique ;

– troubles du jugement perturbant l'estimation des situations de la vie courante ;

– troubles du raisonnement et de la pensée abstraite ;

– troubles de la personnalité et de l'équilibre psychique.

Ce syndrome doit retentir sur la vie quotidienne et les relations sociales du patient et survenir en l'absence de troubles mentaux (psychiatriques) qui pourraient à eux seuls expliquer la présentation.

dendrite. — Prolongement neuronal conduisant l'influx de la périphérie vers le corps cellulaire.

dissection artérielle. — Clivage de la paroi artérielle par un hématome à l'occasion d'une brèche de la paroi interne de l'artère (l'intima), le plus souvent sur une artère carotide interne ou vertébrale. Au maximum, le développement de l'hématome peut être responsable d'une occlusion de la lumière de l'artère.

dopamine. — Neurotransmetteur fabriqué par les neurones du locus niger qui est en quantité insuffisante dans le cerveau des parkinsoniens.

dure-mère. — Feuillet méningé externe.

dysesthésie. — Impression anormale provoquée par l'attouchement (voir page 47).

dysplasie artérielle. — Anomalies de la structure des parois artérielles qui peuvent être à l'origine d'anévrysme et de dissection artérielle par exemple.

dysurie. — Difficulté de vidange vésicale lors de la miction.

électroencéphalographie ou EEG. — Enregistrement de l'activité électrique spontanée du cerveau à partir d'électrodes posées sur le scalp.

électromyographie ou EMG. — Technique d'exploration fonctionnelle du système nerveux périphérique et du muscle.

embole. — Corps étrangers déterminant l'embolie. Souvent, ce sont des « caillots » de sang provenant des cavités cardiaques (embolie cardiaque) ou encore d'une artère en amont (embolie artérielle).

embolie. — Migration d'un embole transporté par le courant sanguin. La conséquence habituelle est l'occlusion d'une artère.

EMG de stimulo-détection. — Mesure des vitesses de conduction nerveuses motrices et sensitives par stimulation électrique d'un nerf et recueil à distance du potentiel nerveux.

encéphale. — Partie du système nerveux située dans la boîte crânienne.

endartériectomie. — Intervention chirurgicale consistant en une ablation du matériel athéromateux obstruant l'artère par un clivage de la musculeuse de l'artère, emportant la partie interne et moyenne de la paroi artérielle.

engagement. — Hernie de tissu cérébral à travers un orifice inextensible, consécutive à une hypertension intracrânienne. L'engagement diencéphalique ou temporal à travers le foramen ovale ou du bulbe à travers le foramen magnum (trou occipital) constitue une menace vitale (voir page 97).

épicritique. — Modalité sensitive se rapportant au tact fin, discriminatif, et à la proprioception. Elle est véhiculée par le système lemniscal (voir page 46).

épilepsie (crise d'). — Décharge spontanée, répétitive et simultanée, de neurones du cortex cérébral, souvent à l'origine de pertes de connaissance et de convulsions (crises généralisées), parfois seulement à l'origine de troubles moteurs, sensitifs ou sensoriels localisés (crises partielles).

état de mal épileptique. — Crises d'épilepsie prolongées plus de 10 minutes, ou succession de crises sans résolution intercritique.

examen EMG de détection. — Enregistrement des activités électriques produites par le muscle, soit au repos, soit lors de contractions volontaires.

faisceaux de Goll et Burdach. — Faisceaux véhiculant la sensibilité lemniscale.

festination. — Tendance, chez les patients parkinsoniens, à partir vers l'avant lors de la marche. Classiquement, on dit que le patient court après son centre de gravité.

foyer. — Point de départ des crises d'épilepsie focales ou généralisées.

freezing. — Incapacité transitoire de passer le pas se traduisant par un piétinement sur place du patient parkinsonien. On parle parfois d'un « bégaiement de la marche ».

gastrostomie d'alimentation. — Mise en communication de l'estomac avec l'extérieur au travers des plans cutanés. Il s'agit d'un geste simple, le plus souvent effectué sous endoscopie gastrique et sous anesthésie locale.

gliome. — Tumeur primitive dérivée des cellules gliales, astrocytes (voir Astrocytome), oligodendrocytes (voir Oligodendrogliome), épendymocytes (épendynome).

griffe cubitale. — Attitude de la main lors de la paralysie complète du nerf cubital, avec flexion des deux dernières phalanges des quatrième et cinquième doigts et hyperextension de la métacarpo-phalangienne.

Guillain-Barré. — *Voir* Polyradiculonévrite.

hématome intracérébral. — Collection de sang à l'intérieur du parenchyme cérébral qui le dilacère et se comporte comme un processus expansif pouvant parfois se rompre dans les cavités ventriculaires (inondation ventriculaire) ou dans les espaces méningés.

hémianopsie latérale homonyme (HLH). — Amputation de la moitié du champ visuel par lésion de l'hémisphère cérébral controlatéral.

hémiplégie (ou hémiparésie). — Déficit moteur complet (ou incomplet) touchant un hémicorps.

hémisphères cérébraux. — Ils constituent l'étage supratentoriel (c'est-à-dire au-dessus de la tente du cervelet) de l'encéphale.

hémorragie méningée. — Irruption de sang dans l'espace méningé existant entre l'arachnoïde et la pie-mère (espace sous-arachnoïdien ou méningé).

hyperesthésie. — Exagération de la sensation tactile (voir page 37).

hypertension intracrânienne. — Association d'une céphalée, de nausées, de vomissements, de signes oculaires (paralysie de la VIe paire crânienne, œdème papillaire), parfois de troubles de la conscience (voir page 36).

hypertonie plastique. — Augmentation cireuse du tonus au cours de la maladie de Parkinson, s'accompagnant du phénomène de roue dentée (voir ce terme). Sa mise en évidence est facilitée, au stade précoce, par la manœuvre de Froment qui consiste à évaluer le tonus sur un membre pendant que le membre controlatéral effectue un mouvement volontaire.

hypnogramme. — Représentation graphique des différents stades de sommeil en fonction du temps.

hypoesthésie. — Diminution de la sensibilité. Elle peut être dissociée, c'est-à-dire ne concerner qu'une modalité sensitive : thermo-algique ou épicritique (voir page 46).

hypotension orthostatique. — Chute tensionnelle d'au moins deux points de systolique survenant lors du passage de la position couchée à la position debout. Le patient se plaint d'une sensation d'instabilité, ce qui peut occasionner des chutes.

hystérie. — Perte ou altération des fonctions physiques (malaises avec chutes en particulier), non explicable par une maladie physique. C'est un trouble d'origine psychiatrique, pouvant entraîner des désordres graves, à ne pas confondre avec la simulation qui est beaucoup plus grossière, et dont les bénéfices attendus par le patient sont souvent plus évidents : « le simulateur trompe le médecin alors que l'hystérique se trompe lui-même. »

infarctus cérébral. — Conséquence d'une privation de sang dans un territoire plus ou moins étendu du tissu cérébral. Les signes cliniques de cette ischémie sont liés à l'importance et au nombre des structures cérébrales intéressées.

jonction neuro-musculaire. — Synapse entre la terminaison de l'axone moteur et la plaque motrice.

Kernig (signe de). — Impossibilité, en décubitus dorsal, de maintenir tendus les deux membres inférieurs lorsqu'on les élève au-dessus du plan du lit ; traduit l'existence d'un syndrome méningé (voir page 36).

lacunes. — Petits infarctus profonds consécutifs à l'occlusion d'une artère perforante (artère profonde de petit calibre). Elles donnent lieu à des syndromes assez caractéristiques comme, par exemple, « l'hémiplégie motrice pure » (lacune de la capsule interne), « l'hémianesthésie pure » (lacune thalamique), l'association « dysarthrie-main malhabile » (lacune protubérantielle).

lemniscal (système). — Ensemble des voies qui véhiculent la sensibilité épicritique (tact fin et proprioception) par opposition au système extralemniscal qui véhicule la sensibilité thermoalgique et le tact grossier (protopathique).

lipohyalinose. — Dégénérescence (dépôts hyalins) de la paroi artériolaire favorisée par l'hypertension artérielle et le diabète.

lipothymie. — Malaise général avec sensation de dérobement des jambes, voile noir devant les yeux : elle peut rester isolée ou précéder une syncope.

liquide céphalo-rachidien (LCR). — Liquide stérile dans lequel baigne le système nerveux central.

lobe cérébral. — Région de l'encéphale.

locus niger ou substance noire. — Noyau situé dans le tronc cérébral apparaissant noir lors de sa coupe en *post mortem*. Les neurones du locus niger activent ceux du striatum grâce à un neurotransmetteur : la dopamine.

lymphome primitif du système nerveux central. — Tumeur cérébrale dérivée des lymphocytes (B le plus souvent) (voir page 101).

manœuvre de Barré. — Maintien de la position : jambes à la verticale, patient couché sur le ventre, genoux fléchis à 90°.

manœuvre de Mingazzini. — Maintien de la position : en décubitus dorsal, hanches et genoux fléchis à 90°.

médulloblastome. — Tumeur maligne de la fosse postérieure, dérivée de cellules cérébrales peu différenciées touchant habituellement l'enfant ou l'adulte jeune (voir page 101). Le médulloblastome fait partie des tumeurs primitives neuro-épithéliales.

méninge. — Tissu entourant le système nerveux central.

méningiome. — Tumeur bénigne dérivée des cellules méningées (voir page 100).

méningite. — Inflammation aiguë ou chronique des méninges dont les principales causes sont infectieuses (bactériennes, virales, fungiques, parasitaires) ou néoplasiques (méningite carcinomateuse). Se traduit habituellement par un syndrome méningé (céphalée, raideur de la nuque, photophobie, vomissements) (voir page 36).

mésencéphale. — Partie supérieure du tronc cérébral.

migraine (déformation de « hémicrânie »). — Céphalée pulsatile survenant par crise, décrite page 34.

moelle épinière. — Partie du système nerveux située dans le canal rachidien.

mononeuropathie (anciennement « mononévrite »). — Déficit dû à l'atteinte d'un tronc nerveux; **mononeuropathie multiple :** déficit dû à l'atteinte de plusieurs troncs nerveux (anciennement « multinévrite »).

monoplégie (ou monoparésie). — Déficit moteur complet (ou incomplet) touchant un seul membre.

myasthénique (syndrome). — Tableau neurologique dû à l'atteinte de la plaque motrice (ou synapse) entre le nerf moteur et le muscle qu'il innerve. Il se caractérise par la variabilité des signes dans le temps (majoration du déficit au cours de l'effort ou en fin de journée).

mydriase. — Dilatation de la pupille due à une dilatation de l'iris.

myéline. — Substance isolante entourant l'axone.

myogène (syndrome). — Tableau neurologique dû à l'atteinte du muscle lui-même.

myosis. — Constriction de la pupille due à une constriction de l'iris.

narcolepsie ou syndrome de Gélineau. — Maladie du sommeil caractérisée par des accès brutaux d'endormissement de quelques minutes pendant la journée.

neurinome. — Tumeur bénigne développée à partir des cellules de Schwann qui entourent les nerfs périphériques (voir page 101).

neurogène (syndrome). — Tableau neurologique dû à l'atteinte du deuxième neurone, au niveau de l'émergence de la moelle (racine), du regroupement des racines (plexus) ou de la division du plexus en troncs nerveux. Il constitue une atteinte périphérique (réflexes diminués ou abolis, hypotonie).

neurone. — Cellule nerveuse.

neurotransmetteur. — Substance chimique transmettant le message nerveux au niveau de la synapse.

névralgie du trijumeau. — Douleur faciale intense, en éclair, décrite page 38.

névrite optique. — Atteinte inflammatoire du nerf optique, se traduisant par une baisse de l'acuité visuelle et, au fond d'œil, une décoloration de la papille. La cause la plus fréquente est la sclérose en plaques.

noyaux gris centraux. — Gros noyaux situés dans la profondeur de l'encéphale.

nystagmus. — Mouvement conjugué périodique des globes oculaires comprenant une secousse lente et une secousse rapide en sens opposé. Il peut être horizontal, horizonto-rotatoire ou vertical (voir page 39).

oligodendrocytes. — Cellules gliales synthétisant la myéline.

oligodendrogliome. — Tumeur primitive du système nerveux dérivée des oligodendrocytes (voir page 100).

on-off (phénomènes). — Phases de blocage alternant avec des moments, de plus en plus brefs, de motricité satisfaisante et ce malgré les modifications thérapeutiques effectuées survenant lors du déclin moteur des patients parkinsoniens.

pallesthésie. — Sensibilité aux vibrations. Elle est explorée en appliquant un diapason en vibration sur les éminences osseuses. Elle fait partie de la proprioception.

paresthésie. — Sensation anormale, non douloureuse, mais le plus souvent désagréable (voir page 47).

photophobie. — Sensation désagréable voire douloureuse provoquée par la lumière. Elle se rencontre dans certaines affections ophtalmologiques (conjonctivite, kératite) ou neurologiques (migraine, syndrome méningé).

pie-mère. — Feuillet méningé interne.

plasmaphérèse (ou échange plasmatique). — Technique lourde à mettre en œuvre, consistant à filtrer le plasma d'un patient pour éliminer certains anticorps pathogènes (par exemple les anticorps antirécepteurs de l'acétylcholine dans la myasthénie).

polyneuropathie (anciennement « polynévrite »). — Déficit dû à l'atteinte de la partie distale des nerfs périphériques, souvent à prédominance sensitive, donnant alors une hypoesthésie en « chaussettes » aux membres inférieurs ou en « gants » aux membres supérieurs (voir page 111).

polyradiculonévrite. — Atteinte inflammatoire des racines et des nerfs, d'origine infectieuse ou dysimmunitaire, à prédominance motrice, d'évolution ascendante, pouvant aboutir à une tétraplégie; lorsque l'évolution est aiguë, il s'agit d'un syndrome de Guillain-Barré.

polysomnograhie. — Enregistrement simultané de l'EEG, des mouvements des globes oculaires et de l'activité des muscles du menton (EMG) permettant d'étudier les cycles veille-sommeil.

ponction lombaire. — Prélèvement de liquide céphalo-rachidien par ponction du fourreau dural dans sa partie inférieure entre les vertèbres L3/L4, L4/L5 ou L5/S1.

potentiel d'action. — Dépolarisation ponctuelle de la membrane axonale.

potentiel d'unité motrice. — Potentiel d'action d'une seule unité motrice.

potentiel de repos. — Différence de potentiel aux bornes de la membrane axonale générée par une différence de concentration des ions sodium et potassium de part et d'autre de la membrane.

potentiel évoqué. — Potentiel électrique provoqué par la stimulation d'un système sensoriel (visuel, sensitif ou auditif).

proprioception. — Partie de la sensibilité qui informe notamment sur les positions des segments de membres et la perception des vibrations (pallesthésie). Cette modalité sensitive est véhiculée par les voies lemniscales. Elle est notamment altérée dans le syndrome cordonal postérieur.

protubérance. — Partie moyenne du tronc cérébral.

pyramidal (syndrome). — Tableau neurologique dû à l'atteinte du faisceau pyramidal (ou premier neurone moteur), dans les hémisphères cérébraux, le tronc cérébral ou la moelle. Il constitue une atteinte centrale (réflexes vifs, signe de Babinski, hypertonie pyramidale ou spastique).

radiculaire (syndrome). — Correspond à l'atteinte d'une racine nerveuse. La douleur en est le principal signe et suit la topographie sensitive de cette racine. La sciatique est l'exemple le plus caractéristique de syndrome radiculaire par compression des racines L5 ou S1.

réaction d'arrêt visuel. — Disparition du rythme alpha à l'ouverture des yeux lors de l'enregistrement EEG.

recrutement spatial. — Recrutement des unités motrices en réponse à une augmentation de la stimulation se traduisant par un enrichissement du tracé en détection lors d'un examen EMG.

recrutement temporel. — Augmentation pathologique de la fréquence des contractions motrices élémentaires donnant en détection un tracé accéléré à l'effort lors d'un examen EMG.

résidu postmictionnel (RPM). — Volume d'urines apprécié par un sondage postmictionnel, c'est-à-dire effectué immédiatement après la miction volontaire. Le RPM physiologique est inférieur à 100 cc. Une augmentation du RPM indique une vidange vésicale incomplète (rétention chronique).

Romberg (signe de). — Impossibilité de tenir en équilibre pieds joints et yeux fermés : traduit une atteinte de la sensibilité proprioceptive. Dans le syndrome vestibulaire, on observe un pseudo-Romberg ou Romberg vestibulaire : la perte d'équilibre se fait toujours du même côté et apparaît retardée de quelques secondes par rapport à l'occlusion des yeux.

roue dentée. — Phénomène de « lâchage » par à-coups de l'hypertonie de la maladie de Parkinson lors de la mobilisation passive des segments de membres.

rythme alpha. — Tracé de fond EEG de fréquence comprise entre 8 à 13 cycles par seconde.

rythme bêta. — Tracé de fond EEG de fréquence supérieure à 13 c/s.

rythme delta. — Tracé de fond EEG de fréquence inférieure à 4 c/s.

rythme thêta. — Tracé de fond EEG de fréquence comprise entre 4 et 7 c/s.

sciatalgie. — Douleur due à une lésion du nerf sciatique, de ses racines (L5 ou S1) ou de ses branches : sciatique poplité externe (SPE) ou sciatique poplité interne (SPI).

sclérose en plaques. — Maladie inflammatoire, polymorphe, du système nerveux central, évoluant par poussées (voir page 85).

scotome. — Tache immobile qui masque une partie du champ visuel.

sensibilité extralemniscale. — Sensibilités superficielles grossière, thermique et algique.

sensibilité lemniscale. — Sensibilités profonde et superficielle fine.

signe de Babinski. — Réponse anormale du réflexe cutané plantaire à type d'extension du gros orteil, spécifique d'une atteinte pyramidale.

sommeil orthodoxe. — Comprend les stades II, III et IV.

sommeil paradoxal. — Phase de sommeil caractérisée par des mouvements oculaires rapides.

spino-thalamique. — Faisceau médullaire appartenant au système extralemniscal qui véhicule la sensibilité thermo-algique.

steppage. — Déficit des muscles releveurs du pied, souvent d'origine périphérique, caractérisé par une chute de la pointe du pied qui accroche le sol, obligeant le patient à lever plus haut le genou.

substance blanche. — Elle est composée des prolongements neuronaux regroupés en faisceaux au niveau de l'encéphale et de la moelle.

substance grise. — Renferme les corps cellulaires des neurones.

synapse. — Jonction entre deux cellules nerveuses.

syncope. — Perte de connaissance brève, due à une hypoxie cérébrale reflétant un trouble cardiocirculatoire général.

syndrome d'apnée du sommeil. — Maladie du sommeil caractérisée par la survenue d'arrêts respiratoires au cours du sommeil.

syndrome de Claude-Bernard-Horner. — Association d'un myosis (constriction d'une pupille), d'un ptosis (chute d'une paupière) et d'une énophtalmie (globe oculaire plus enfoncé dans l'orbite).

syndrome parkinsonien. — Association d'un tremblement de repos, d'une hypertonie plastique et d'une akinésie. Ces différents éléments ne sont pas forcément tous présents. Ils sont d'intensité variable et chacun d'eux peut prédominer.

syringomyélie. — Trouble sensitif suspendu en hauteur et dissocié (ne touchant que la sensibilité thermo-algique), traduisant l'existence d'une lésion centro-médullaire.

système nerveux autonome ou végétatif. — Il a pour fonction de réguler le milieu intérieur.

système nerveux périphérique. — Constitué par les nerfs rachidiens et les nerfs crâniens.

tétraplégie (ou tétraparésie), quadriplégie (ou quadriparésie). — Déficit moteur complet (ou incomplet) touchant les quatre membres.

thalamus. — Gros noyau situé dans la profondeur de l'encéphale, principal relais des voies sensitives.

thermo-algique. — Concerne la sensibilité au chaud et au froid ainsi qu'à la douleur. Cette modalité sensitive est véhiculée par les voies extralemniscales. Elle peut être altérée de façon isolée, par exemple dans la syringomyélie.

thrombose artérielle. — Formation d'un caillot obstruant une artère *in situ*. Elle survient sur une paroi artérielle altérée, le plus souvent par des plaques d'athérome qui rétrécissent la lumière du vaisseau (comme une canalisation entartrée).

tremblement de repos. — Mouvement involontaire relativement lent (4 à 7 hertz) d'oscillations autour d'une position d'équilibre qui s'observe en relâchement musculaire complet mais disparaît lors du sommeil. Il est caractéristique de la maladie de Parkinson et prédomine aux mains (émiettement du pain ou comptage de la monnaie). Le caractère asymétrique de ce tremblement est souvent marqué.

tronc cérébral. — Partie du SNC située entre la moelle épinière et le cerveau proprement dit.

unité motrice. — Unité fonctionnelle élémentaire constituée par un axone et toutes les fibres musculaires qu'il innerve.

ventricules. — Cavités creusées dans l'encéphale où circule le liquide céphalo-rachidien.

vertige. — Sensation erronée de déplacement de l'environnement, le plus souvent rotatoire.

voie pyramidale. — Voie de la motricité volontaire.

voies extrapyramidales. — Voies de la motricité involontaire.

SUJETS CORRIGÉS

- Tests de connaissances
- Mini-cas concrets
- Cas concrets types

Table des matières du cahier d'entraînement

TESTS DE CONNAISSANCES

MINI-CAS CONCRETS

CAS CONCRETS TYPES

Anatomie-physiologie

1. Quels sont les trois systèmes que l'on peut distinguer au sein du système nerveux ?

2. Quels sont les trois éléments constituant le tronc cérébral ? (cocher la ou les bonnes réponses)

a. Thalamus. ❑
b. Pédoncules cérébraux. ❑
c. Protubérance. ❑
d. Bulbe. ❑
e. Cervelet. ❑

3. Quels sont les quatre lobes du cerveau ?

4. Citer une fonction principale pour chaque lobe.

5. Combien y a-t-il de paires de nerfs crâniens ? (cocher la ou les bonnes réponses)

a. 2. ❑
b. 4. ❑
c. 8. ❑
d. 12. ❑
e. 31. ❑

6. Décrire les grands systèmes intervenant dans l'équilibre.

7. La conduction de l'influx le long d'une fibre nerveuse : (cocher la bonne réponse)

a. se fait à vitesse constante quel que soit le type de fibre. ❑
b. est liée à des phénomènes de transports ioniques. ❑
c. fait intervenir une pompe à sodium qui fonctionne sans consommer d'ATP. ❑
d. est liée à la transmission d'une substance chimique appelée neurotransmetteur. ❑
e. peut être étudié par l'EMG de stimulo-détection. ❑

8. Le système nerveux central : (cocher la bonne réponse)

a. fonctionne de manière totalement indépendante du système nerveux périphérique. ❑
b. peut être subdivisé en systèmes anatomiquement et fonctionnellement distincts. ❑
c. la distinction entre substance grise et substance blanche repose sur des caractéristiques tinctoriales lors de l'examen macroscopique du cerveau. ❑
d. la substance grise renferme les oligodendrocytes. ❑
e. la substance blanche est le lieu de passage des grandes voies ascendantes et descendantes. ❑

CORRIGÉS p. 167

Physiopathologie clinique

1. Quelles sont les caractéristiques d'une migraine commune ? (cocher la ou les bonnes réponses)

a. Plus fréquente chez l'homme. ❑
b. Hémicrânie pulsatile. ❑
c. Durée de quelques heures à un jour. ❑
d. Associée à une phonophotophobie. ❑
e. Calmée par la prise d'alcool ou de chocolat. ❑

2. Citer quatre causes d'hypertension intracrânienne.

3. Donner deux signes de l'examen clinique évoquant un syndrome méningé.

4. Quels sont les éléments en faveur d'une hémorragie méningée ? (cocher la ou les bonnes réponses)

a. Survenue toujours au repos. ❑
b. Début très brutal. ❑
c. Ponction lombaire : eau de roche. ❑
d. Céphalée violente pouvant se compliquer d'un coma. ❑
e. Hyperdensité spontanée des espaces méningés au scanner. ❑

5. Face à un trouble de l'équilibre et des « vertiges », quels sont les trois syndromes neurologiques à rechercher ?

6. Lequel des trois ne s'aggrave pas dans l'obscurité ?

7. Quels sont les mécanismes physiopathologiques de la myasthénie ? (cocher la ou les bonnes réponses)

a. Blocage de la transmission neuro-musculaire. ❑
b. Anticorps bloquant les récepteurs à l'adrénaline. ❑
c. Anticorps bloquant les récepteurs à l'acétylcholine. ❑
d. Atteinte démyélinisante du nerf périphérique .❑

8. Quelles sont les caractéristiques du syndrome pyramidal ? (cocher la ou les bonnes réponses)

a. Déficit sensitif. ❑
b. Déficit moteur hypotonique puis hypertonique. ❑
c. Hypertonie prédominant sur les fléchisseurs aux membres inférieurs et sur les extenseurs aux membres supérieurs. ❑
d. Marche en fauchant. ❑
e. Signe de Babinski. ❑
f. Réflexes ostéo-tendineux abolis. ❑

9. Quels sont les deux grands systèmes de la sensibilité ?

Sujets

10. Définir le *syndrome de Brown-Séquard.*

11. Quel est le premier signe que doit rechercher l'infirmier(e) devant un patient ayant perdu connaissance ? En l'absence de ce dernier, quel(s) geste(s) doit(vent) être réalisé(s) immédiatement ?

12. Quelles sont les trois fonctions étudiées pour mesurer le score de Glasgow d'un patient dans le coma ? (cocher la ou les bonnes réponses)

a. Ouverture des yeux. ❑
b. Ouverture de la bouche. ❑
c. Réponse verbale. ❑
d. Taille des pupilles. ❑
e. Réponse motrice. ❑

13. L'aphasie de Broca (cocher la ou les bonnes réponses) :

a. est due à une atteinte de la région antérieure ou frontale du cerveau. ❑
b. touche surtout la compréhension. ❑
c. entraîne une logorrhée. ❑
d. le patient est conscient de son trouble. ❑
e. est souvent associée à un déficit moteur ou sensitivo-moteur. ❑

14. **L'apraxie est** (cocher la bonne réponse) :

a. une incapacité à dénommer un objet, un son ou une couleur. ❑
b. un trouble de la réalisation du geste ou d'une succession de gestes. ❑

15. Citer cinq facteurs de risque vasculaire et d'accident vasculaire cérébral.

16. Quels signes peuvent exister en cas d'infarctus dans le territoire superficiel de l'artère cérébrale moyenne de l'hémisphère dominant ? (cocher la ou les bonnes réponses)

a. Hémiparésie à prédominance brachio-faciale. ❑
b. Hémianesthésie. ❑
c. Hémianopsie latérale homonyme. ❑
d. Aphasie. ❑

17. Quels signes cliniques orientent vers un infarctus du territoire vertébro-basilaire ? (cocher la ou les bonnes réponses)

a. Des troubles de l'équilibre. ❑
b. Des troubles visuels. ❑
c. Des troubles du langage. ❑
d. Une modification de la voix. ❑
e. Des troubles de la déglutition. ❑

18. Quelle est la durée maximale qui définit un accident ischémique transitoire (AIT) ? (cocher la bonne réponse)

a. 8 heures. ❑
b. 12 heures. ❑
c. 24 heures. ❑
d. 36 heures. ❑
e. 72 heures. ❑

19. Quelles sont les caractéristiques des crises d'épilepsie de type « petit mal » ? (cocher la ou les bonnes réponses)

a. Plus fréquentes chez l'enfant. ❑
b. Mouvements tonico-cloniques. ❑
c. Suspension de la conscience. ❑
d. Fixité du regard. ❑
e. Durée de plusieurs heures. ❑
f. Mauvais pronostic. ❑

20. Quels signes peuvent se voir dans une crise d'épilepsie partielle simple ? (cocher la ou les bonnes réponses)

a. Déviation conjuguée de la tête et des yeux. ❑
b. Paresthésies. ❑
c. Hallucinations visuelles ou auditives. ❑
d. Mouvements tonico-cloniques. ❑
e. Perte de connaissance. ❑

21. Définir l'expression *état de mal.*

22. Quels sont les trois premiers gestes à effectuer, avant l'arrivée du médecin, en cas de crise d'épilepsie généralisée de type « grand mal » ?

23. Citer trois causes classiques à rechercher devant la persistance de crises chez un épileptique traité.

24. La lésion élémentaire de la sclérose en plaques est (cocher la ou les bonnes réponses) :

a. une atteinte du système nerveux périphérique. ❑
b. une atteinte de la substance grise. ❑
c. une plaque de démyélinisation. ❑
d. toujours localisée au même endroit. ❑

25. Quels signes cliniques peuvent se voir chez une patiente atteinte d'une sclérose en plaques ? (cocher la ou les bonnes réponses)

a. Troubles oculaires. ❑
b. Troubles urinaires. ❑
c. Syndrome cérébelleux. ❑
d. Paresthésies intenses. ❑
e. Paraparésie. ❑
f. Troubles psychiques. ❑

26. Que montre l'IRM en cas de sclérose en plaques ?

27. Quelle est la principale caractéristique de l'évolution d'une sclérose en plaques ?

28. Quel est le traitement habituel d'une poussée de sclérose en plaques ?

29. Quels sont les trois grands signes cliniques de la maladie de Parkinson ? (cocher les bonnes réponses)

a. Tremblement de repos. ❑
b. Syndrome pyramidal. ❑
c. Hypertonie extrapyramidale. ❑
d. Akinésie. ❑
e. Troubles sensitifs. ❑

30. Quel neurotransmetteur est déficitaire dans la maladie de Parkinson ? (cocher la bonne réponse)

a. Adrénaline. ❑
b. Noradrénaline. ❑
c. Dopamine. ❑
d. Acétylcholine. ❑

31. Un patient parkinsonien depuis 20 ans peut présenter (cocher la ou les bonnes réponses) :

a. un état grabataire. ❑
b. une dysarthrie. ❑
c. des troubles de la déglutition. ❑
d. des troubles cognitifs. ❑
e. des hallucinations. ❑

32. Citer trois modes de révélation d'une tumeur cérébrale.

33. Que signifie l'apparition d'une mydriase unilatérale chez un patient porteur d'une tumeur cérébrale évolutive ?

34. Parmi ces tumeurs, quelles sont celles qui ne sont pas malignes ? (cocher la ou les bonnes réponses)

a. Astrocytome grade 3. ❑
b. Méningiome. ❑
c. Neurinome. ❑
d. Méduloblastome. ❑
e. Lymphome cérébral primitif. ❑

35. Citer trois cancers qui métastasent souvent au cerveau.

36. Quel est le risque majeur en cas de compression médullaire au-dessus de C4 (4e vertèbre cervicale) ?

37. Quelles sont les trois contre-indications à la réalisation d'une ponction lombaire (PL) ?

38. Lors d'une neuropathie périphérique, on peut voir (cocher la ou les bonnes réponses) :

a. un déficit moteur. ❑
b. des troubles sensitifs. ❑
c. une atrophie musculaire. ❑
d. des réflexes ostéo-tendineux vifs et diffusés. ❑

CORRIGÉS p. 167-169

Pharmacologie

1. Quel test médicamenteux peut-on faire pour confirmer une myasthénie ?

2. Citer deux noms d'antivitamines K (AVK).

3. Quel examen biologique faut-il surveiller lors d'un traitement par antivitamines K ? (cocher la bonne réponse)

a. TCA. ❑
b. Héparinémie. ❑
c. TP-INR. ❑
d. Taux de fibrinogène. ❑

4. Citer trois classes de médicaments disponibles pour traiter la maladie de Parkinson.

5. Citer cinq effets indésirables des corticoïdes.

6. Citer un exemple de molécule pour chaque classe d'antalgique (simple, intermédiaire, majeur).

CORRIGÉS p. 169

Soins infirmiers

1. Quel matériel préparez-vous pour une ponction lombaire (PL) ?

2. Après une ponction lombaire :

a. Quelle complication fréquente peut survenir ?
b. Quelles mesures prendre pour l'éviter ?

3. Quelle surveillance faut-il avoir chez un patient qui vient de subir une angiographie cérébrale ?

4. Quelles recommandations faites-vous à un patient ayant subi une biopsie neuro-musculaire de la jambe droite ?

Sujets

5. Quelle surveillance mettez-vous en place chez un patient ayant subi une exérèse chirurgicale d'une tumeur cérébrale ?

6. Quelle précaution prenez-vous lors de la pose d'une sonde urinaire pour une rétention aiguë d'urine ? Pouquoi ?

7. Quand réalise-t-on des sondages postmictionnels ?

CORRIGÉS p. 170

Examens complémentaires

1. Citer trois contre-indications de l'imagerie par résonance magnétique (IRM).

2. Quelle est la teneur en cellules et en protéines d'un liquide céphalo-rachidien (LCR) normal ?

CORRIGÉS p. 170

Corrigés

Anatomie-physiologie

1. Quels sont les trois systèmes que l'on peut distinguer au sein du système nerveux ?

– Le système nerveux central.

– Le système nerveux périphérique.

– Le système nerveux végétatif ou autonome.

2. Quels sont les trois éléments constituant le tronc cérébral ?

Réponses : b, c, d.

NB : le cervelet fait partie de la fosse postérieure mais n'est pas un constituant du tronc cérébral.

3. Quels sont les quatre lobes du cerveau ?

Les quatre lobes du cerveau sont les lobes frontal, temporal, pariétal et occipital.

4. Citer une fonction principale pour chaque lobe.

Réponses acceptées :

– Lobe frontal : motricité volontaire ou langage (expression) ou organisation intellectuelle.

– Lobe temporal : audition ou mémoire.

– Lobe pariétal : sensibilité ou langage (compréhension).

– Lobe occipital : vision.

5. Combien y a-t-il de paires de nerfs crâniens ?

Réponse : d.

6. Décrire les grands systèmes intervenant dans l'équilibre.

Le maintien de l'équilibre lors de la station debout et lors des mouvements met en jeu un système effecteur et 3 systèmes d'afférences : visuelles, proprioceptives et vestibulaires. Le système visuel donne des informations visuelles quant à l'environnement et à la position du corps dans cet environnement. Le système de la sensibilité lemniscal, en particulier la proprioception, renseigne sur la position des articulations et des différents segments de membres les uns par rapport aux autres. Le système vestibulaire transmet les informations à propos de la position de la tête et du cou. Le système effecteur moteur est régulé en permanence et de manière inconsciente par ces différentes afférences. Le système efférent extrapyramidal comporte le système cérébelleux et le système nigro-strié.

7. La conduction de l'influx le long d'une fibre nerveuse :

Réponses : b, d, e.

8. Le système nerveux central :

Réponses : b, c, e.

NB : les oligodendrocytes sont situés dans la substance blanche et synthétisent la myéline.

Physiopathologie clinique

1. Quelles sont les caractéristiques d'une migraine commune ?

Réponses : b, c, d.

NB : l'alcool et le chocolat sont, au contraire, des facteurs déclenchants des crises de migraine.

2. Citer quatre causes d'hypertension intracrânienne.

– Tumeur cérébrale.

– Hématome cérébral.

– Abcès intracérébral.

– Hydrocéphalie.

3. Donner deux signes de l'examen clinique évoquant un syndrome méningé.

– Raideur de nuque.

– Signe de Kernig et de Brudzinski.

– Et aussi position en chien de fusil.

4. Quels sont les éléments en faveur d'une hémorragie méningée ?

Réponses : b, d, e.

NB : la céphalée apparaît le plus souvent lors d'un effort; la ponction lombaire retrouve du sang dans le LCR.

5. Face à un trouble de l'équilibre et des « vertiges », quels sont les trois syndromes neurologiques à rechercher ?

– Le syndrome vestibulaire.

– Le syndrome cérébelleux.

– Le syndrome proprioceptif (ataxie).

6. Lequel des trois ne s'aggrave pas dans l'obscurité ?

Le syndrome cérébelleux ne s'aggrave pas dans l'obscurité.

7. Quels sont les mécanismes physiopathologiques de la myasthénie ?

Réponses : a, c.

NB : il n'y a pas d'atteinte du nerf périphérique.

8. Quelles sont les caractéristiques du syndrome pyramidal ?

Réponses : b, d, e.

NB : le syndrome pyramidal est une atteinte purement motrice. C'est le déficit, et non pas l'hypertonie, qui prédomine sur les fléchisseurs aux membres inférieurs et sur les extenseurs aux membres supérieurs; les réflexes ostéo-tendineux sont très vifs, polycinétiques et diffusés. Le signe de Babinski est spécifique de l'atteinte pyramidale.

Corrigés

9. Quels sont les deux grands systèmes de la sensibilité ?

– Le système lemniscal : sensibilité épicritique (tact fin et proprioception).

– Le système extralemniscal : sensibilité thermo-algique (stimuli douloureux et thermiques).

10. Définir le *syndrome de Brown-Séquard.*

Il correspond à une section de l'hémimoelle : association d'un syndrome cordonal postérieur (altération du tact fin et du sens de position des membres) et d'un syndrome pyramidal homolatéral à la lésion, à un déficit de la sensibilité thermo-algique controlatéral à la lésion.

11. Quel est le premier signe que doit rechercher l'infirmier(e) devant un patient ayant perdu connaissance ? En l'absence de ce dernier, quel(s) geste(s) doit(vent) être réalisé(s) immédiatement ?

– Rechercher le pouls artériel carotidien ou fémoral.

– En l'absence de pouls perceptible, effectuer un coup de poing sternal suivi d'un massage cardiaque externe et appeler à l'aide le médecin et l'équipe.

12. Quelles sont les trois fonctions étudiées pour mesurer le score de Glasgow d'un patient dans le coma ?

Réponses : a, c, e.

13. L'aphasie de Broca :

Réponses : a, d, e.

NB : cette aphasie touche surtout l'expression, le patient parle peu spontanément.

14. L'apraxie est :

Réponse : b.

15. Citer cinq facteurs de risque vasculaire et d'accident vasculaire cérébral.

Réponses acceptées :

– Age.

– Sexe.

– HTA.

– Tabac.

– Troubles du rythme cardiaque.

– Diabète.

– Hypercholestérolémie.

– Obésité.

– Contraception œstroprogestative.

16. Quels signes peuvent exister en cas d'infarctus de l'artère cérébrale moyenne dans le territoire superficiel de l'hémisphère dominant ?

Réponses : a, b, c, d.

17. Quels signes cliniques orientent vers un infarctus du territoire vertébro-basilaire ?

Réponses : a, b, d, e.

NB : le système vertébro-basilaire vascularise les territoires cérébraux postérieurs (lobe occipital) et la fosse postérieure (tronc cérébral et cervelet).

18. Quelle est la durée maximale qui définit un accident ischémique transitoire (AIT) ?

Réponse : c.

19. Quelles sont les caractéristiques des crises d'épilepsie de type « petit mal » ?

Réponses : a, c, d.

NB : ces crises durent quelques secondes, parfois plusieurs fois par jour ; l'évolution est généralement bonne avec disparition des crises à la puberté.

20. Quels signes peuvent se voir dans une crise d'épilepsie partielle simple ?

Réponses : a, b, c, d.

NB : si les symptômes précédents s'accompagnent d'une perte de connaissance, il s'agit d'une crise partielle complexe.

21. Définir l'expression *état de mal.*

L'état de mal correspond à la survenue de crises subintrantes pendant une durée de plus de trente minutes.

NB : c'est une urgence thérapeutique.

22. Quels sont les trois premiers gestes à effectuer, avant l'arrivée du médecin, en cas de crise d'épilepsie généralisée de type « grand mal » ?

– Protéger le patient pour éviter qu'il ne se blesse.

– Position latérale de sécurité, une fois la phase tonicoclonique terminée.

– Libérer les voies aériennes (canule de Guédel).

23. Citer trois causes classiques à rechercher devant la persistance de crises chez un épileptique traité.

– Manque de sommeil.

– Mauvaise observance du traitement.

– Prise excessive d'alcool.

24. La lésion élémentaire de la sclérose en plaques est :

Réponse : c.

NB : les lésions sont multifocales.

Corrigés

25. Quels signes cliniques peuvent se voir chez une patiente atteinte d'une sclérose en plaques ?

Réponses : a, b, c, d, e, f.

26. Que montre l'IRM en cas de sclérose en plaques ?

L'IRM montre des hypersignaux de la substance blanche en T2.

27. Quelle est la principale caractéristique de l'évolution d'une sclérose en plaques ?

Une évolution par poussées dans le temps et dans l'espace est la principale caractéristique de l'évolution d'une sclérose en plaques.

28. Quel est le traitement habituel d'une poussée de sclérose en plaques ?

Une corticothérapie à fortes doses en bolus sur une durée brève (3 à 5 jours), puis une corticothérapie *per os à doses dégressives constitue le traitement habituel d'une poussée de sclérose en plaques.*

29. Quels sont les trois grands signes cliniques de la maladie de Parkinson ?

Réponses : a, c, d.

30. Quel neurotransmetteur est déficitaire dans la maladie de Parkinson ?

Réponse : c.

NB : le traitement principal étant la L-Dopa.

31. Un patient parkinsonien depuis 20 ans peut présenter :

Réponses : a, b, c, d, e.

32. Citer trois modes de révélation d'une tumeur cérébrale.

- Crise d'épilepsie partielle ou généralisée.
- Hypertension intracrânienne.
- Signe déficitaire focal (déficit moteur, sensitif ou visuel...).

33. Que signifie l'apparition d'une mydriase unilatérale chez un patient porteur d'une tumeur cérébrale évolutive ?

Chez un patient porteur d'une tumeur cérébrale évolutive, un tel signe indique une paralysie du 3e nerf crânien homolatéral, traduisant un engagement temporal (dont l'évolution peut se faire en quelques heures vers le coma et le décès).

34. Parmi ces tumeurs, quelles sont celles qui ne sont pas malignes ?

Réponses : b, c.

35. Citer trois cancers qui métastasent souvent au cerveau.

Réponses acceptées : poumons, sein, rein, mélanome et cancers digestifs.

36. Quel est le risque majeur en cas de compression médullaire au-dessus de C4 (4e vertèbre cervicale) ?

Réponse : le risque majeur est une insuffisance respiratoire aiguë car le nerf phrénique dépend de C4.

37. Quelles sont les trois contre-indications à la réalisation d'une ponction lombaire (PL) ?

- Anomalie de l'hémostase (TP, plaquettes).
- Hypertension intracrânienne (car risque d'engagement).
- Infection cutanée au site de ponction.

38. Lors d'une neuropathie périphérique, on peut voir :

Réponses : a, b, c.

NB : les réflexes ne sont pas vifs mais au contraire abolis dans le territoire de l'atteinte.

Pharmacologie

1. Quel test médicamenteux peut-on faire pour confirmer une myasthénie ?

Il s'agit du test au *Tensilon (édrophonium) ou à la Prostigmine (néostigmine) qui induit une amélioration du déficit moteur pendant quelques minutes.*

2. Citer deux noms d'antivitamines K (AVK).

Réponses acceptées :

- *Sintrom (acénocoumarol).*
- *Préviscan (fluindione).*
- *Coumadine (warfarine).*

3. Quel examen biologique faut-il surveiller lors d'un traitement par antivitamines K ?

Réponse : c.

4. Citer trois classes de médicaments disponibles pour traiter la maladie de Parkinson.

Réponses acceptées :

- L-Dopa.
- Agonistes dopaminergiques.
- Anticholinergiques.
- Inhibiteurs de la COMT.
- Apomorphine.

5. Citer cinq effets indésirables des corticoïdes.

Réponses acceptées : intolérance aux glucides, diabète, ulcère gastro-duodénal, hémorragie digestive, rétention hydrosodée, hypokaliémie, atrophie musculaire, atrophie cutanée, ostéoporose, acné, troubles psychiques.

Corrigés

6. Citer un exemple de molécule pour chaque classe d'antalgique (simple, intermédiaire, majeur).

– Paracétamol ou acide salicylique (antalgique simple).

– Dextropropoxyphène ou codéine (antalgique intermédiaire).

– Morphine (antalgique majeur).

Soins infirmiers

1. Quel matériel préparez-vous pour une ponction lombaire (PL) ?

Pour une PL, l'infirmier(e) prépare sur un plateau : une paire de gants stériles; 5 tubes stériles; plusieurs aiguilles à PL; de quoi désinfecter (compresses stériles et alcool iodé) et faire un pansement.

2. Après une ponction lombaire :

a. Quelle complication fréquente peut survenir ?

b. Quelles mesures prendre pour l'éviter ?

Réponses :

a. Syndrome post-PL (céphalées tenaces et vomissements; dû à une hypotension du liquide céphalo-rachidien).

b. Pour l'éviter, l'infirmier(e) doit conseiller au patient de rester allongé à plat 24 heures si possible. On peut donner des antalgiques si ces mesures simples ne suffisent pas et on peut réaliser un « blood-patch » (injection de quelques cm^3 de sang dans l'espace péridural avec une asepsie chirurgicale) en cas de persistance de céphalées.

Pour plus de précisions, voir page 125.

3. Quelle surveillance faut-il avoir chez un patient qui vient de subir une angiographie cérébrale ?

– Patient à jeun plusieurs heures et repos au lit.

– Surveillance des constantes toutes les 2 ou 4 heures (selon les prescriptions); alerter le médecin si :

- chute de la TA systolique < 11;
- température > 37,5 °C;
- variation du pouls (< 50/min ou > 100/min).

– Surveillance du pansement au point de ponction : s'assurer de l'absence d'hématome ou de douleurs.

4. Quelles recommandations faites-vous à un patient ayant subi une biopsie neuro-musculaire de la jambe droite ?

– Ne pas prendre appui pendant 24-48 heures; surélever le membre inférieur pour éviter l'apparition d'œdème.

– Refaire le pansement le lendemain de la biopsie.

– Surveiller l'apparition de complications (hémorragie, infection, mauvaise cicatrisation).

– Prévenir le patient qu'il risque de ressentir des fourmillements ou des sensations désagréables du pied dans le territoire innervé par le nerf biopsié, voire parfois une zone d'anesthésie du pied, transitoire ou définitive.

– Enlever les fils au 8e jour.

5. Quelle surveillance mettez-vous en place chez un patient ayant subi une exérèse chirurgicale d'une tumeur cérébrale ?

L'infirmier(e) doit surveiller :

– l'aspect de la cicatrice,

– l'état clinique du patient (vigilance et fièvre),

– l'absence de phlébite, fréquente chez les patients atteints de gliome,

Elle retire les fils au dixième jour.

6. Quelle précaution prenez-vous lors de la pose d'une sonde urinaire pour une rétention aiguë d'urine ? Pourquoi ?

Il ne faut jamais vider trop rapidement la vessie. L'infirmier(e) fait un premier clampage après l'évacuation de 400 à 500 mL d'urines. Ces précautions sont indispensables pour éviter des lésions des parois vésicales, une syncope vagale, des troubles métaboliques.

7. Quand réalise-t-on des sondages postmictionnels ?

Il faut réaliser un sondage postmictionnel quand on suspecte une vidange vésicale incomplète qui nécessiterait des sondages réguliers.

Examens complémentaires

1. Citer trois contre-indications de l'imagerie par résonance magnétique (IRM) ?

– Pacemaker.

– Présence de corps étrangers magnétiques intracorporels.

– Grossesse au cours du premier trimestre.

– Contre-indication relative : claustrophobie.

2. Quelle est la teneur en protéines et en cellules d'un liquide céphalo-rachidien (LCR) normal ?

Teneur en protéines : < 0,5 g/L et teneur en cellules : moins de 5 éléments par mm^3.

Mini-cas concret 1

M. D., 70 ans, est amené aux urgences par sa femme vers 19 heures pour syndrome confusionnel et troubles de l'équilibre récents.

Antécédents

Ce patient n'a pas d'antécédents particuliers en dehors d'une arythmie cardiaque il y a 6 mois pour laquelle il est encore traité par Préviscan (fluindione, 1 comp../jour) et une anxiété chronique traitée par Lexomil (bromazépam, 1/4-1/4-1/2).

Histoire de la maladie

Il a fait une chute avec traumatisme crânien la nuit précédente, sans perte de connaissance initiale. Depuis midi, il présente des troubles de l'équilibre, responsables de chutes; il dévie vers la droite en marchant, il est de plus en plus ralenti, confus et a du mal à parler.

À l'arrivée aux urgences, il est vigilant, confus, se plaint de légères céphalées et présente un léger déficit moteur de l'hémicorps droit ainsi que quelques troubles du langage. Il a une plaie du cuir chevelu de 5 cm de long sur le côté gauche du crâne.

Examens

Le bilan biologique montre :

– NFS, plaquettes : normales.

– Na^+ : 140 mmol/L (normale : 136-144 mmol/L); K^+ : 4,0 mmol/L (normale : 3,8-4,5 mmol/L); glycémie : 6,25 mmol/L (normale : 4,4-6,1 mmol/L); créatinine : 90 µmol/L (normale : < 115 µmol/L).

– Hémostase : TP 10 %, INR > 5 (normale : 2,0-3,0 lors d'un traitement aux antivitamines K).

– Le scanner cérébral montre la présence d'un hématome sous-dural aigu de l'hémisphère gauche avec un petit effet de masse sur le ventricule latéral.

Le patient est hospitalisé pour surveillance.

Questions

1. En vous fondant sur les éléments contenus dans ce texte, quels sont les deux facteurs responsables de l'apparition de l'hématome sous-dural ?

2. Quelle est la définition de l'hématome sous-dural ? Que montre le scanner en cas d'hématome sous-dural aigu (description de l'image) ?

3. Quel soin faut-il donner aux urgences ? Quels sont les éléments de surveillance dans les premières heures ?

4. Quel médicament faudra-t-il arrêter ? Pourquoi ?

5. Quel est le principal risque évolutif ? Par quel mécanisme ?

CORRIGÉS p. 173

Mini-cas concret 2

Mme T., 60 ans, présente une maladie de Parkinson évoluant depuis 15 ans. Elle est amenée à l'hôpital par ses voisins qui l'ont retrouvée allongée au sol dans le couloir de l'immeuble.

Mme T. n'a pas de famille et vit seule dans un appartement au 3e étage sans ascenseur. Une aide-ménagère passe 2 heures par jour, 5 jours sur 7. Elle n'a aucun autre antécédent médical.

Examens

À l'arrivée aux urgences, l'examen clinique retrouve une hypertonie majeure, invalidante, une marche très difficile à tout petits pas, un tremblement de la main droite, des grands mouvements amples involontaires du tronc et des membres inférieurs (dyskinésies) et une gêne pour articuler (dysarthrie). Elle est couverte d'ecchymoses et ressent une douleur intense au mollet droit, qui est dur, chaud et augmenté de volume. Elle est désorientée et confuse.

À l'interrogatoire, elle dit être tombée à la suite d'un malaise, ce qui lui arrive souvent quand elle se lève brutalement. Par ailleurs, elle est traitée par du *Modopar* (L-Dopa, bensérazide) mais ne se souvient pas des doses ni des horaires des prises.

Sa tension artérielle est : 13/7 en position couchée et 8/5 debout.

L'ECG est normal.

Le bilan biologique est normal en dehors d'une élévation des CPK (créatine phosphokinase) à 654 U/L (normale : 10 à 130 U/L).

Cette patiente devra rester hospitalisée plusieurs jours afin de rééquilibrer son traitement.

Questions

1. En vous appuyant sur le diagnostic et les éléments du texte, dégagez les problèmes actuels de Mme T.

2. Quels sont les effets secondaires du traitement par la L-Dopa présentés par la patiente, dans le texte ?

3. Quelle surveillance allez-vous adopter pour la prise en charge de cette patiente ?

4. Quelles mesures sociales faudra-t-il envisager après son hospitalisation ?

CORRIGÉS p. 173-174

Mini-cas concret 3

Un jeune patient de 30 ans est amené aux urgences par les pompiers pour une crise d'épilepsie généralisée de type « grand mal » survenue dans la rue à 6 h 30

Sujets

du matin. Il est accompagné d'amis avec qui il a passé la nuit en discothèque. Selon eux, il a bu beaucoup d'alcool ce qui n'est pas dans ses habitudes. Il est suivi pour son épilepsie depuis un an et est traité par *Dépakine chrono 500* (acide valproïque sel de sodium, acide valproïque, 3 comp../jour).

Examen clinique

À l'arrivée aux urgences, il est vigilant mais confus, très ralenti, désorienté et ne se souvient pas des événements. Il s'est mordu la langue et a perdu ses urines pendant la crise. Il ne présente pas de déficit moteur et ses constantes sont bonnes. On note un petit tremblement d'attitude des membres supérieurs.

Examens complémentaires

Son bilan biologique montre :

- Alcoolémie : 2 g/L.
- Glycémie : 0,5 g/L (normale : 0,8-1 g/L).
- Une perturbation du bilan hépatique avec des transaminases à trois fois la valeur normale (normale : ≤ 30 UI/L à 25 °C).
- GB : 5 500/mm ^{3} (normale : 4 000-10 000/mm^3).
- Hb : 14 g/dL (normales : 13-15 g/dL).
- Plaquettes : 100 000/mm^3 (normale : 150 000-400 000).
- Dosage valproate de sodium *(Dépakine)* : 35 mg/mL (taux thérapeutique : 50 à 100 mg/mL).

Questions

1. Grâce aux éléments contenus dans le texte et sur vos connaissances, donner les problèmes actuels posés par ce jeune patient (sous forme d'hypothèses de diagnostics infirmiers) ?

2. Quels effets secondaires biologiques dus à la *Dépakine* présente ce patient ?

On hospitalise le patient pour modifier son traitement : remplacement progressif de la Dépakine par du *Tégrétol* (carbamazépine).

3. Quels conseils d'hygiène de vie donnez-vous au patient, en dehors de la surveillance de son traitement ?

4. Citer cinq causes de crises d'épilepsie.

CORRIGÉS p. 174

Mini-cas concret 4

Histoire de la maladie

Mme V., âgée de 74 ans, est suivie dans le service depuis 6 mois pour un glioblastome cérébral. Elle est hospitalisée en urgence à la demande de son mari pour une aggravation de son état.

Dans ses antécédents, on retrouve un terrain allergique (rash cutané lors de la prise de pénicilline et lors d'une injection d'iode pour un scanner).

Il y a 6 mois, elle a présenté un tableau d'hypertension intracrânienne. L'imagerie cérébrale avait montré une volumineuse tumeur cérébrale de l'hémisphère droit. Une exérèse partielle de la tumeur avait été réalisée, suivie d'une radiothérapie, puis d'une chimiothérapie. Les traitements avaient permis une stabilisation clinique et radiologique.

Il y a deux mois, l'IRM cérébrale avait montré une reprise évolutive et une 2e ligne de chimiothérapie avait été débutée.

Depuis la dernière hospitalisation le mois dernier, son mari a constaté une aggravation progressive.

Examens

À l'examen clinique, la patiente est dans un coma non vigil ; elle réagit à la douleur et à la mobilisation.

Un scanner cérébral montre une volumineuse tumeur fronto-pariéto-temporale avec un œdème péritumoral majeur ; il existe un engagement sous la faux du cerveau.

Devant l'état clinique de la patiente, la progression rapide de la tumeur et l'absence de réaction au traitement par chimiothérapie, une abstention thérapeutique est décidée.

Questions

1. Donner l'échelle de Glasgow qui permet de coter la profondeur d'un coma.

2. Décrire la prise en charge de la patiente par l'équipe à son arrivée.

3. La patiente présente une rétention aiguë d'urine. Quel geste faut-il réaliser ? Le décrire.

4. Comment peut-on déceler des signes de douleurs chez une patiente dans le coma ?

CORRIGÉS p. 174-175

Corrigés

Mini-cas concret 1

1. En vous fondant sur les éléments contenus dans ce texte, quels sont les deux facteurs responsables de l'apparition de l'hématome sous-dural ?

– Chute avec traumatisme crânien et plaie du cuir chevelu.

– Surdosage en antivitamine K (TP très bas; INR > 3,5) qui favorise le saignement. L'INR étant l'élément de surveillance du traitement par AVK; un traitement bien équilibré doit être corrélé à un INR > 2 et < 3; un INR > 3,5 témoigne d'un surdosage.

2. Quel est la définition de l'hématome sous-dural ? Que montre le scanner en cas d'hématome sous-dural aigu (description de l'image) ?

L'hématome sous-dural est une collection de sang veineux entre l'arachnoïde et la dure-mère. Le scanner montre une hyperdensité spontanée à limite concave à la surface d'un hémisphère cérébral.

3. Quel soin faut-il donner aux urgences ? Quels sont les éléments de surveillance dans les premières heures ?

Le premier soin à donner à M. D est la désinfection de la plaie du cuir chevelu, puis il faut évaluer s'il y a ou non nécessité de points de suture et de vaccination antitétanique et ou de sérothérapie (à voir avec le médecin).

La surveillance clinique de ce patient est très importante; il faut surveiller :

– L'état de conscience (toutes les 2 heures) à la recherche d'une aggravation (somnolence, coma) et la réactivité.

– L'état hémodynamique (pouls, TA, coloration cutanée).

– La taille des pupilles (asymétrie ? mydriase ? réactivité ?).

– La majoration des céphalées ou l'apparition de vomissements (hypertension intracrânienne).

– La survenue de crises comitiales.

– Un saignement d'une autre origine favorisé par le surdosage en antivitamines K; lui conseiller de rester au calme pour éviter de nouvelles chutes.

– La majoration de son déficit moteur ou de ses troubles du langage.

– L'apparition d'écoulement par le nez (rhinorrhée) ou l'oreille (otorrhée), signes en faveur d'une fracture du rocher.

– D'éventuelles complications de décubitus et les prévenir pour les éviter.

4. Quel médicament faudra-t-il arrêter ? Pourquoi ?

Il faudra s'assurer que le patient arrête son traitement par *Préviscan* pour éviter la majoration de son hématome sous-dural.

5. Quel est le principal risque évolutif ? Par quel mécanisme ?

Le principal risque évolutif est la majoration de l'hématome sous-dural (même après l'arrêt du *Préviscan*) avec majoration de la compression cérébrale, puis un engagement cérébral responsable d'un coma, voire du décès du patient.

Mini-cas concret 2

1. En vous appuyant sur le diagnostic et les éléments du texte, dégager les problèmes actuels de Mme T.

– La maladie : l'hypertonie sévère, la marche difficile, les dyskinésies et la dysarthrie intense témoignent d'une maladie de Parkinson évoluée et mal équilibrée.

– Les conséquences de la maladie : chutes fréquentes et perte d'autonomie avec des déplacements moins fréquents. La confusion et les troubles cognitifs ne lui permettent plus de gérer son traitement ni de se prendre en charge correctement.

– Les effets secondaires du traitement (voir réponse à la question 2).

– Une probable phlébite ou thrombose veineuse profonde du mollet droit favorisée par la diminution de ses déplacements et de ses activités et probablement compliquée d'une embolie pulmonaire.

– Situation sociale difficile : pas de famille, 3e étage sans ascenseur, peu d'aide à domicile, altération des fonctions cognitives invalidante pour la gestion de son argent et tous les problèmes administratifs ou sociaux.

2. Quels sont les effets secondaires du traitement par la L-Dopa présentés par la patiente, dans le texte ?

La patiente présente une hypotension orthostatique, responsable de ses malaises en se levant et de ses chutes (voir sa tension debout/couchée).

Elle présente également des dyskinésies très gênantes et le syndrome confusionnel peut être majoré par la L-Dopa.

3. Quelle surveillance allez-vous adopter pour la prise en charge de cette patiente ?

– Prise en charge de la phlébite ou thrombose veineuse profonde : écho-Doppler veineux, traitement anticoagulant adapté aux constantes biologiques d'hémostase, repos strict au lit pendant les premiers jours, bas de contention, surélévation des membres inférieurs selon les prescriptions du médecin.

– Surveillance des constantes habituelles (pouls, TA) et aussi de la fréquence respiratoire, recherche d'une douleur thoracique évocatrice d'une embolie pulmonaire.

Corrigés

– Surveiller l'hypotension orthostatique, lever progressif avec port de bas de contention lorsque le lever sera autorisé par le médecin.

– Stimuler et aider à la toilette et lors des repas; surveiller l'apparition de fausses routes.

– Surveillance et explication du traitement : prise des médicaments à heures fixes et surveillance de l'efficacité et des effets secondaires (effets « on-off », dyskinésies).

– Soutien psychologique.

– Une fois la phase aiguë de la phlébite passée, stimuler et aider la patiente pour ses déplacements (s'assurer de la prise en charge par le kinésithérapeute).

– Prévention des complications de décubitus.

4. Quelles mesures sociales faudra-t-il envisager après son hospitalisation ?

Si la patiente reste confuse avec une altération des fonctions supérieures, il faudra faire une demande de mise sous tutelle ou curatelle et envisager un placement en long séjour. Sinon un retour à domicile avec une structure d'aide pourra être mise en place avec infirmier(e), kinésithérapeute et aide-ménagère.

Mini-cas concret 3

1. Grâce aux éléments contenus dans le texte et sur vos connaissances, donner les problèmes médicaux et infirmiers actuels posés par ce jeune patient (sous forme d'hypothèses de diagnostics infirmiers) ?

Ce patient présente des perturbations de son bilan biologique :

– Bilan hépatique perturbé : élévation des transaminases (effet secondaire du traitement).

– Thrombopénie à 100 000/mm^3; risque de saignement.

On peut énoncer deux hypothèses de diagnostics infirmiers.

« Prise en charge inefficace du programme thérapeutique par l'individu »

Lié à la mauvaise observance de son traitement et des règles d'hygiène de vie.

Se manifestant par :

– sommeil insuffisant (nuit blanche);

– prise d'alcool (alcoolémie à 2 g/L);

– dépakinémie basse corroborant une prise de traitement irrégulière;

– patient à jeun (hypoglycémie à 0,5 g/L).

« Risque d'accident » : hémorragie, malaise hypoglycémique.

« Facteurs de risque »

Crise comitiale, chute avec traumatisme crânien et perte de connaissance, déséquilibre glycémique.

2. Quels effets secondaires dus à la *Dépakine* présente ce patient ? On hospitalise le patient pour modifier son traitement : remplacement progressif de la *Dépakine* par du *Tégrétol* (carbamazépine).

Les effets secondaires sont d'ordre biologique :

– cytolyse hépatique (élévation des transaminases);

– thrombopénie.

3. Quels conseils d'hygiène de vie donnez-vous au patient, en dehors de la surveillance de son traitement ?

L'infirmier(e) doit conseiller au patient de :

– Ne jamais arrêter le traitement, sauf sur avis médical.

– Prendre très régulièrement le traitement.

– Consulter un médecin avant de prendre d'autres médicaments associés.

– Éviter le manque de sommeil.

– Éviter l'abus d'alcool (risque d'interaction avec les médicaments).

– Éviter les sports à risque : plongée sous-marine, alpinisme...

– Être prudent en cas de conduite automobile.

4. Citer cinq causes de crises d'épilepsie.

Réponses acceptées : accident vasculaire cérébral, abcès, malformation vasculaire, méningite ou encéphalite, tumeur cérébrale, sevrage éthylique, trouble métabolique (hypoglycémie, hypercalcémie, hyponatrémie), traumatisme crânien, intoxication (cocaïne, alcool), neurochirurgie, épilepsie essentielle.

Mini-cas concret 4

1. Donner l'échelle de Glasgow qui permet de coter la profondeur d'un coma.

- Ouverture des yeux :
  - Spontanée 4
  - Au bruit 3
  - À la douleur 2
  - Jamais 1
- Réponse verbale :
  - Orientée 5
  - Confuse 4

Corrigés

– Inappropriée	3
– Incompréhensible	2
– Aucune	1

• Réponse motrice :

– Exécution des ordres	6
– Orientée	5
– Évitement	4
– Décortication	3
– Décérébration	2
– Aucune	1

2. Décrire la prise en charge de la patiente par l'équipe à son arrivée.

Accueil et installation de la patiente

– Installation en chambre seule.

Soins d'hygiène et de confort

Soins de nursing :

– bains de bouche;

– soins des yeux;

– toilette de tout le corps sans oublier la toilette intime (signaler toute rougeur ou écoulement anormal).

Prévention des complications de décubitus : lit anti-escarres; positionnement correct des segments de membres : poignets et mains laissés en position fonctionnelle, cales anti-équins pour les pieds, arceau dans le lit, mobilisation au lit par kiné; prévention des escarres.

Surveillance des paramètres vitaux

– Surveillance clinique : prise des constantes (pouls, tension, température, glycémie capillaire); surveillance des mollets à la recherche de signes précoces de phlébite.

Soins sur prescription médicale

– Discuter la mise en place d'une voie d'abord périphérique pour hydrater la patiente et éventuellement passer les médicaments; discuter avec les médecins de la pose d'une sonde naso-gastrique, en fonction de l'état veineux de la patiente, du type de médicament prescrit (voie orale ou voie veineuse), en sachant qu'il s'agit d'une prise en charge palliative et qu'il faut éviter tout acte agressif (notamment, s'il est nécessaire de repiquer régulièrement la patiente); vérifier la propreté des points de perfusion.

– Voies respiratoires : aérosols mucolytiques en fonction de la prescription médicale. Si besoin, kiné respiratoire.

– Prise en charge de la douleur : détecter la douleur, la coter à l'aide d'une échelle (au repos et lors de la mobilisation) à l'arrivée du patient puis plusieurs fois par équipe. Sur prescription médicale, utilisation d'antalgiques faibles dans un premier temps, puis d'antalgiques forts (morphine et dérivés morphiniques en patch ou par voie intraveineuse au pousse-seringue électrique).

– Soutien psychologique de son mari.

3. La patiente présente une rétention aiguë d'urine. Quel geste faut-il réaliser ? Le décrire.

La rétention urinaire nécessite un sondage urinaire (prescription médicale) à demeure ou simplement évacuateur. Dans le second cas, si le problème de rétention urinaire est chronique, on peut avoir recours aux sondages intermittents (2 à 3 fois par jour).

En cas de rétention aiguë d'urines, il ne faut jamais vider la vessie trop rapidement et un premier clampage doit être effectué après l'évacuation de 400 à 500 mL d'urines. Les risques d'une vidange trop rapide des urines sont des lésions des parois vésicales, une syncope vagale, des troubles métaboliques.

Le sondage urinaire doit se faire dans des conditions d'asepsie stricte : toilette stérile préalable, champ stérile, manipulation avec des gants stériles de la sonde. La sonde urinaire doit être lubrifiée avant d'être introduite dans l'urètre et elle sera reliée à une poche à urines stérile afin de réaliser un circuit fermé qui réduit les risques d'infection urinaire.

4. Comment peut-on déceler des signes de douleur chez une patiente dans le coma ?

Lors des changements de position, lors de la toilette, il faut rechercher des gémissements, un rictus douloureux, un froncement de sourcils, des réponses motrices d'évitement, une accélération de la fréquence respiratoire, des sueurs.

Cas concrets

Sujets

Cas concret 1

Mme M., âgée de 69 ans, veuve sans enfant, est hospitalisée en service de neurologie par l'intermédiaire des urgences pour un syndrome confusionnel.

Histoire de la maladie

Dans ses antécédents, on retrouve un syndrome dépressif ancien et un cancer du sein traité il y a 10 ans par une tumorectomie et une radiothérapie; le dernier bilan de contrôle est normal, la patiente est en rémission complète.

Elle a été amenée aux urgences par les pompiers suite à un appel des voisins qui l'ont retrouvée à minuit dans le couloir; elle était très agitée, cherchant la cave à la recherche de saucisson.

Examens

À l'examen clinique, il existe :

- une désorientation temporo-spatiale;
- des troubles mnésiques antérogrades;
- des troubles du comportement avec un risque de fugue.

Les examens biologiques sont sans particularité.

Le scanner cérébral montre une lésion située près des ventricules, prenant le contraste de façon homogène, entourée d'un œdème.

Les marqueurs tumoraux sont à un taux normal; le scanner thoracique ne montre pas de récidive tumorale.

L'examen ophtalmologique est normal.

Évolution

La patiente est transférée en neurochirurgie pour réaliser une biopsie de la lésion. Le résultat de l'examen anatomopathologique montre un lymphome cérébral primitif.

Le 3e jour après la biopsie, la patiente est retransférée dans le service. Une chimiothérapie par voie intraveineuse est débutée, associée à une corticothérapie par voie orale.

La patiente s'améliore sur le plan clinique; elle prend conscience de sa pathologie.

À plusieurs reprises, le personnel la retrouve en larmes; elle se replie sur elle-même; elle mange et dort peu. Elle cherche ses vêtements et a été retrouvée dans les escaliers, cherchant à partir.

Questions

1. En vous appuyant sur vos connaissances et les éléments cités dans le texte, dégager les problèmes réels et/ou potentiels de Mme M. à ce jour.

Consignes : l'argumentation des problèmes est attendue sous la forme : signes, causes, conséquences éventuelles. Deux hypothèses de diagnostic infirmier sont attendues.

2. Quelle est la surveillance infirmière à apporter en postopératoire, en sachant que la patiente est revenu à J + 3 dans votre service.

3. Quelle est la surveillance infirmière à apporter au cours d'une chimiothérapie ?

4. Quels sont les effets secondaires des corticoïdes, les mesures adjuvantes nécessaires à un traitement par corticoïdes, et la surveillance infirmière à réaliser à la recherche de ces complications ?

CORRIGÉS p. 178-179

Cas concret 2

M. X., âgé de 65 ans, marié, est hospitalisé pour une aggravation de ses troubles de la déglutition.

Histoire de la maladie

Ce patient est suivi pour une sclérose latérale amyotrophique (ou maladie de Charcot) diagnostiquée il y a 10 mois.

Le premier symptôme, apparu il y a un an, a été une difficulté à articuler qui s'est progressivement aggravée. Parallèlement se sont développés des troubles de la déglutition, avec apparition de fausses routes de plus en plus fréquentes. Le patient a rapidement constaté une diminution de la force musculaire des deux mains, qui a progressivement touché l'ensemble des bras. Il existe une fatigabilité à la marche.

Ce patient vit seul avec sa femme dans un appartement sans ascenseur. Il est au courant du diagnostic de sa maladie et sait que toute aggravation sera définitive. Il se rend compte de l'évolution rapide de sa maladie ce qui génère une angoisse importante

Examen clinique

Sur le plan neurologique :

- Dysarthrie (trouble de l'articulation du langage); hypophonie (son de la voix peu fort) : le patient est très difficilement compréhensible. En revanche, il a conservé une activité intellectuelle normale et n'a aucune altération de la compréhension d'autrui.
- Diminution de la force musculaire des deux membres supérieurs, cotée à 3 en distal, 4 en proximal, associée à une rigidité.
- Diminution de la force musculaire des deux membres inférieurs, cotée à 4, associée à une rigidité.
- Trouble de la déglutition aux solides et aux liquides; le patient mange des repas mixés. Depuis trois jours, il n'avale quasiment plus d'eau. Il fait de nombreuses fausses routes.

Le reste de l'examen clinique montre :

- un pli cutané traduisant une déshydratation;

- une maigreur : perte de 18 kg en 10 mois ;
- que la peau est fine et fragile.

Durant l'examen, le patient présente à plusieurs reprises des crampes douloureuses des bras et des membres inférieurs responsables de gémissements et d'un rictus douloureux.

Le patient est très anxieux ; il est tendu et n'apparaît pas toujours très compliant à l'examen clinique. La nuit, l'équipe a noté des difficultés d'endormissement et des réveils fréquents. La journée, il appelle fréquemment et exprime le besoin d'être rassuré.

Le traitement institué dès que le diagnostic a été posé associe :

- *Rilutek* (riluzole) : 2 comp. matin et soir (produit destiné à inhiber le processus glutaminergique, la glutamine étant toxique pour les neurones moteurs).
- *Liorésal* (baclofène) : 2 comp. matin et soir (décontractant musculaire).
- Vitamine E.

Le patient doit se rendre chez le kinésithérapeute plusieurs fois par semaine et suit également une rééducation orthophonique.

À l'arrivée dans le service, le traitement suivant est associé :

- réhydratation par voie IVL par du sérum physiologique 2 L/24 heures ;
- *Lexomil* (bromazépam) : 1/4 comp. matin et soir ;
- antidépresseur type sérotoninergique : 1 comp. par jour ;
- augmentation des posologies de *Liorésal* à 6/jour ;
- renutrition.

Questions

1. En vous appuyant sur vos connaissances et les éléments cités dans le texte, dégager les problèmes réels et/ou potentiels de M. X. à ce jour.

Consignes : l'argumentation des problèmes est attendue sous la forme : signes, causes, conséquences éventuelles. Deux hypothèses de diagnostic infirmier sont attendues.

2. Quelles sont les actions infirmières à entreprendre face à ce patient ?

3. Étant donné la gravité des troubles de déglutition et leurs conséquences, les médecins décident après discussion avec le patient et sa famille de réaliser une gastrostomie. En quoi consiste une gastrostomie ? Comment se déroule une alimentation par une sonde de gastrostomie ? Quel est le rôle infirmier après la réalisation d'une gastrostomie ?

CORRIGÉS p. 179-182

Cas concrets

Corrigés

Cas concret 1

1. En vous appuyant sur vos connaissances et les éléments cités dans le texte, dégager les problèmes réels et/ou potentiels de Mme M. à ce jour.

Problèmes réels et potentiels

LYMPHOME CÉRÉBRAL

• **Signes**

– Signes cliniques : désorientation temporo-spatiale, troubles mnésiques antérogrades, troubles du comportement.

– Sur l'imagerie, il existe une image de localisation périventriculaire, qui prend le contraste, entourée d'un œdème.

– La biopsie cérébrale a confirmé le diagnostic de lymphome cérébral.

• **Conséquences éventuelles en l'absence de traitement**

– Aggravation du syndrome confusionnel, apparition d'autres signes de localisations neurologiques par croissance tumorale et des signes d'hypertension intracrânienne, puis à un stade ultime engagement cérébral, et décès.

– État grabataire.

– Crises d'épilepsie.

– Décès.

DÉPRESSION

• **Signes**

– Repli sur soi.

– Pleurs.

– Trouble du sommeil.

– Anorexie.

– Amaigrissement.

• **Causes**

– Syndrome dépressif ancien.

– Annonce du diagnostic médical.

• **Consignes**

– Risque de suicide ; les mesures à prendre sont : fermer les fenêtres, lui enlever tout objet dangereux ; intensifier la surveillance ; soutien psychologique ; discuter la mise sous antidépresseurs.

– Non-observance du traitement ; la patiente peut refuser de se battre contre cette nouvelle maladie ; il faut surveiller la prise médicamenteuse.

RISQUE DE FUGUE

• **Signes**

– Cherche ses vêtements.

– Est retrouvée dans les escaliers à plusieurs reprises.

• **Causes**

– Syndrome confusionnel.

– Dépression.

• **Conséquences**

– Intensifier la surveillance.

– Noter « sur » la patiente, son nom et le service d'hospitalisation dans lequel elle est admise.

PERTE D'AUTONOMIE AVEC PROJET SOCIAL À REDÉFINIR EN FONCTION DE L'ÉVOLUTION DE LA PATIENTE

Signes

– Syndrome confusionnel.

– Dépression.

– Vit seule et est veuve sans enfant.

• **Conséquences**

Il faut joindre l'assistante sociale du service pour qu'elle prenne en charge la patiente sur le plan social : instauration d'aides à domicile, voire précision d'une entrée en institution.

Hypothèses de diagnostic infirmier

ALTÉRATION DES OPÉRATIONS DE LA PENSÉE

Liée à la localisation de la lésion cérébrale.

Se manifestant par une désorientation temporo-spatiale, un trouble du comportement avec risque de fugue, et une impossibilité d'assurer seule chez elle les différentes activités de la vie quotidienne.

INCAPACITÉ D'ORGANISER ET D'ENTRETENIR LE DOMICILE

Liée au syndrome confusionnel.

Se manifestant par une incapacité à se laver, s'habiller, se nourrir, et des troubles du comportement.

2. Quelle est la surveillance à apporter en post-opératoire, en sachant que la patiente revient à J + 3 dans votre service ?

– État clinique du patient : état de conscience, existence de signes déficitaires, céphalées, vomissement, pouls, TA, température.

– Aspect de la cicatrice : on recherchera une rougeur locale, un écoulement purulent ou non.

– Douleur locale.

– Absence de signes de phlébite qui se manifeste par une rougeur, une douleur spontanée et à la palpation, une diminution du ballant du mollet, et à l'examen clinique par le signe de Homans (douleur aiguë dans le mollet à l'antéflexion du pied).

– Au 10e jour, il faut retirer les fils.

Corrigés

3. Quelle est la surveillance à apporter au cours d'une chimiothérapie ?

AVANT LA PERFUSION

– Expliquer les effets secondaires au patient : hématologiques, perte de cheveux, nausées et vomissements.

– Apprécier le capital veineux et discuter la pose d'un site implantable.

– Vérifier que la numération et les autres examens sanguins ont été vus par le médecin.

PENDANT LA PERFUSION

– Absence d'inflammation locale.

– Bon fonctionnement de la perfusion.

ENTRE LES CURES

Surveillance des numérations et parfois de la créatininémie et du bilan hépatique.

4. Quels sont les effets secondaires des corticoïdes, les mesures adjuvantes nécessaires à un traitement par corticoïdes, et la surveillance infirmière à réaliser à la recherche de ces complications ?

Les effets secondaires des corticoïdes au long cours sont :

– obésité facio-tronculaire ;

– amyotrophie, myopathie ;

– effets rhumatologiques : ostéoporose, ostéonécrose aseptique de la tête du fémur ;

– effets cutanés : acné, hypertrichose, atrophie cutanée, vergetures, purpura, ecchymoses, télangiectasies, infections cutanées, retard de cicatrisation ;

– effets digestifs : ulcère gastro-duodénal, nausées, vomissements ;

– effets psychiques : insomnie, agitation, état maniaque ;

– effets endocriniens : diabète induit, hyperlipidémie, rétention hydrosodée ;

– perturbations hématologiques : hyperleucocytose à polynucléaires.

– risque infectieux : immunodépression induite avec risque de sensibilité accrue à tous les agents infectieux.

Les mesures adjuvantes à un traitement par des corticoïdes sont :

– régime normocalorique excluant les sucres d'absorption rapide,

– régime sans sel,

– apport potassique,

– régime hyperprotidique,

– pansements gastriques,

– prévention de l'ostéoporose cortisonique.

Surveillance

La surveillance d'un patient sous corticoïdes associe :

– surveillance de l'état cutané,

– absence de douleur gastrique,

– contrôle de l'état de sommeil nocturne,

– température,

– absence de consommation de sel et de sucre rapide en quantité importante,

– poids,

– état musculaire, force musculaire.

Cas concret 2

1. En vous appuyant sur vos connaissances et les éléments cités dans le texte, dégager les problèmes réels et/ou potentiels de M. X. à ce jour.

Problèmes réels et potentiels

SCLÉROSE LATÉRALE AMYOTROPHIQUE (SLA)

• Signes

La SLA est une maladie qui touche le neurone moteur. Chez ce patient, elle se traduit par :

– une diminution de la force musculaire des quatre membres ;

– des troubles de la déglutition ;

– des difficultés pour articuler ;

– une hypophonie.

• Cause

La cause de cette maladie n'est pas connue.

• Conséquences

– Perte d'autonomie.

– Difficultés pour se faire comprendre et pour s'alimenter.

– Risque de fausses routes, d'asphyxie et de pneumopathie par inhalation.

DÉSHYDRATATION

• Signe

Pli cutané.

• Cause

Troubles de la déglutition.

Corrigés

• **Conséquences**

Il faut réaliser sur prescription médicale :

– un bilan d'entrée comprenant un ionogramme sanguin et l'étude de la fonction rénale ;

– la pose d'une perfusion de réhydratation ;

– la prise des constantes ;

– une surveillance de la diurèse et du poids (dénutrition et déshydratation).

Dénutrition

• **Signes**

– Maigreur du patient.

– Peau fine et fragile.

• **Causes**

– Troubles de déglutition.

– État dépressif réactionnel devant la progression de la maladie.

• **Conséquences**

– Risque d'affaiblissement du patient.

– Risque de détérioration de son état cutané (apparition d'escarres, fragilité cutanée).

– Il faut envisager la réalisation d'une gastrostomie.

– Il faut prévenir la diététicienne afin de proposer des repas mixés et hyperprotidiques.

– En attendant la gastrostomie et en fonction de la gravité des troubles, il faut discuter la pose d'une sonde naso-gastrique.

Difficultés pour s'exprimer

• **Causes**

La sclérose latérale amyotrophique est responsable d'une atteinte du motoneurone. Une atteinte de la face se traduit par une dysarthrie (trouble de l'articulation) et une dysphonie (diminution de la force de la voix) qui altèrent progressivement la communication verbale.

• **Conséquences**

L'incapacité à communiquer est responsable d'angoisse et aggrave la dépression. Elle limite le patient au quotidien d'autant plus qu'il perd son autonomie physique.

Perte de l'autonomie

• **Signe**

Diminution de la force musculaire des quatre membres apparaissant progressivement jusqu'à une paralysie complète.

• **Cause**

La sclérose latérale amyotrophique est responsable d'une atteinte du motoneurone.

• **Conséquences**

Difficulté pour le patient de rester seul à domicile. Il faut organiser une hospitalisation à domicile avec l'aide de l'assistante sociale.

Incapacité d'avaler et de s'alimenter

• **Cause**

La sclérose latérale amyotrophique est responsable d'une part d'une atteinte du motoneurone, notamment de la sphère oro-pharyngéenne qui entraîne des difficultés pour déglutir et pour mastiquer ; d'autre part le déficit moteur des membres supérieurs rend impossible une alimentation seul car le patient ne peut porter les aliments à sa bouche.

• **Conséquence**

Dénutrition, fausses routes avec risque d'asphyxie, d'encombrement bronchique et de pneumopathies d'inhalation ainsi que des risques de complications infectieuses et trophiques (escarres).

Douleur

• **Signes**

– Gémissements.

– Visage grimaçant.

– Pleurs.

• **Cause**

L'atteinte du motoneurone s'accompagne — outre le déficit moteur — de crampes douloureuses.

• **Conséquence**

La douleur contribue au syndrome dépressif.

Dépression

• **Signes**

– Angoisse.

– Intensification d'un sentiment d'impuissance douloureux et persistant.

• **Cause**

La sclérose latérale amyotrophique est une affection invalidante, incurable et mortelle.

• **Conséquences**

– Agitation.

– Insomnie.

Hypothèses de diagnostic infirmier

Déficit nutritionnel

Lié aux troubles de la déglutition aux solides et à la dépression.

Se manifestant par

Corrigés

– une peau fine et fragile,

– une maigreur avec perte de 18 kg en 10 mois,

– une quantification par la biologie (albuminémie, préalbuminémie).

ALTÉRATION DE LA COMMUNICATION VERBALE

Liée à la maladie.

Se manifestant par une incapacité à communiquer, ce qui génère angoisse et dépression.

ALTÉRATION DE LA MOBILITÉ PHYSIQUE

Liée à la maladie.

Se manifestant par :

– fatigabilité à la marche,

– diminution de la force musculaire des deux membres inférieurs, cotée à 4, associée à une rigidité.

INCAPACITÉ D'AVALER ET DE S'ALIMENTER/ RISQUE DE FAUSSES ROUTES

Lié au trouble de la déglutition.

Se manifestant par des fausses routes de plus en plus fréquentes.

DOULEURS

Liées aux crampes douloureuses.

Se manifestant par des gémissements, un rictus douloureux.

ANXIÉTÉ

Liée à la maladie qui progresse sans récupération durable possible.

Se manifestant par :

– une agitation,

– une insomnie,

– des appels répétés au personnel.

2. Quelles sont les actions infirmières à entreprendre face à ce patient ?

L'infirmier(e) doit mettre en place plusieurs actions :

Surveillance des paramètres vitaux

– Assurer la surveillance clinique : prise des constantes (pouls, tension, température, dextro).

– Peser le patient à l'arrivée dans le service.

– Assurer la surveillance de la diurèse et du transit.

Soins d'hygiène et de confort, soutien psychologique

– Soins de nursing : aide pour la toilette, bains de bouche.

– Donner au patient une sonnette adaptée à son déficit moteur.

– Prévenir les complications de décubitus : mise à disposition d'un lit anti-escarres (prévention des escarres); positionnement correct des segments de membres : poignets et mains laissés en position fonctionnelle.

– Apporter un soutien psychologique du patient et de sa famille

Soins sur prescription médicale

– Mettre une voie d'abord périphérique pour hydrater le patient et éventuellement passer les médicaments.

– Prise en charge de la douleur liée aux crampes et à la rigidité :

- détecter la douleur,
- la coter à l'aide d'une échelle (au repos et lors de la mobilisation) à l'arrivée du patient puis régulièrement,
- discuter avec le médecin la nécessité d'augmenter la posologie du *Liorésal,*
- sur prescription médicale, utilisation d'antalgiques faibles dans un premier temps, puis d'antalgiques forts (morphine et dérivés morphiniques).

– Prévenir la diététicienne.

– Demander une prise en charge par le kinésithérapeute et par l'orthophoniste.

3. Étant donné la gravité des troubles de déglutition et leurs conséquences, les médecins décident après discussion avec le patient et sa famille de réaliser une gastrostomie. En quoi consiste une gastrostomie ? Comment se déroule une alimentation par une sonde de gastrostomie ? Quel est le rôle infirmier après la réalisation d'une gastrostomie ?

Définition

Une gastrostomie correspond à la mise en communication de l'estomac avec l'extérieur au travers des plans cutanés. Il s'agit d'un geste simple, le plus souvent effectué sous endoscopie gastrique et sous anesthésie locale.

L'alimentation est administrée sous forme de solutés, par une sonde placée dans l'orifice. Le patient doit être en L'orifice de stomie nécessite des soins réguliers et spécifiques.

Le rôle infirmier après la réalisation de la gastrostomie

L'infirmier(e) doit :

– faire les pansements;

– vérifier l'état cutané local;

– surveiller la température;

Corrigés

- assurer la prise en charge de la douleur;
- en collaboration avec la diététicienne et le médecin : définir le type d'apport, la quantité progressivement croissante;
- au cours de l'alimentation par la SNG, mettre le patient en position demi-assise, surveiller la vitesse d'alimentation, l'absence de nausée, de vomissements, de douleur;
- surveiller la reprise du transit;
- apporter un soutien psychologique au patient : la gastrostomie est une opération difficile à accepter pour le patient; l'infirmier aura pour rôle de soutenir le patient psychologiquement, afin que celui-ci accepte son corps et son état;
- l'éduquer ainsi que son entourage.

Index

ELSEVIER MASSON S.A.S.
62, rue Camille-Desmoulins
92442 Issy-les-Moulineaux Cedex
Dépôt légal : novembre 2007

401928-(II)-(6)-CSB-G90°-NOC

Achevé d'imprimer
par Pollina 85400
Luçon - n° L45077

Imprimé en France